Lehnen
Beratungspraxis
Depressionen

Beratungspraxis
Depressionen

Jutta Lehnen,
Bonn

Mit 11 Abbildungen und 54 Tabellen

Deutscher Apotheker Verlag

Anschrift der Autorin
Jutta Lehnen
Malteserstr. 7
53115 Bonn
E-Mail: lehnenjutta@web.de

Alle Angaben in diesem Buch wurden sorgfältig geprüft. Dennoch können die Autorin und der Verlag keine Gewähr für deren Richtigkeit übernehmen.

Ein Markenzeichen kann warenzeichenrechtlich geschützt sein, auch wenn ein Hinweis auf etwa bestehende Schutzrechte fehlt.

Bibliografische Information der Deutschen Nationalbibliothek
Die Deutsche Nationalbibliothek verzeichnet diese Publikation in der Deutschen National-bibliografie; detaillierte bibliografische Daten sind im Internet unter http://dnb.d-nb.de abrufbar.

1. Auflage 2012
ISBN 978-3-7692-5531-7

© 2012 Deutscher Apotheker Verlag
Birkenwaldstraße 44, 70191 Stuttgart
www.deutscher-apotheker-verlag.de

Printed in Germany

Satz: primustype Hurler GmbH, Notzingen
Druck und Bindung: Beltz Druckpartner, Hemsbach
Umschlaggestaltung: deblik, Berlin

Vorwort

Im Jahre 2010 kam mein erstes Buch mit dem Thema »Atemwegserkrankungen« im Rahmen der neuen Serie Beratungspraxis auf den Markt. Mit viel Spaß haben einige Autorinnen und ich zusammen mit dem Verlag und Frau Dr. Milek die Serie auf der Expopharm in München vorgestellt. Nach diesen positiven Erfahrungen habe ich nun mein zweites Buch im Rahmen dieser Serie geschrieben. Diesmal zum Thema »Depressionen«.

Das Thema »Depressionen« begegnet uns in der täglichen Beratungspraxis. Dazu benötigen wir im Handverkauf das entsprechende Hintergrundwissen und gerade bei diesem sensiblen Thema viel Einfühlungsvermögen. Wir müssen dem Patienten immer deutlich zeigen, dass wir wissen, dass seine Depression eine echte Erkrankung und keine menschliche Schwäche ist. Gerade am Anfang der Therapie geht es den Betroffenen schlecht. Mit den fünf Beratungsgrundsätzen geben wir dem Patienten viele nützliche Informationen. Wir müssen bei jedem Apothekenbesuch den Patienten unterstützen und motivieren, damit er seine Therapie durchhält.

Wir müssen uns Zeit für unsere Patienten mit Depressionen nehmen und sie offen auf ihre Erkrankung ansprechen. Jede Anteilnahme und motivierende Unterstützung hilft den Erfolgsweg zur vollständigen Gesundung weiter zu gehen.

Ich danke Frau Dr. Iris Milek, Frau Ines Winterhagen und dem DAV für das entgegengebrachte Vertrauen und die Begleitung. Mein Mann und meine drei Kinder haben mich auch dieses Mal liebevoll unterstützt und motiviert.

Bonn, im Herbst 2011   Jutta Lehnen

Inhaltsverzeichnis

4 Beratung bei der Abgabe von rezeptpflichtigen Arzneimitteln

5   Nichtmedikamentöse Therapiemaßnahmen

6   Pharmazeutische Dienstleistungen

Abkürzungsverzeichnis

BAK	Bundesapothekerkammer
COMT	Catechol-O-methyltransferase
CYP	Cytochrom P_{450}
D	Dezimalpotenz
DAZ	Deutsche Apotheker Zeitung
EKG	Elektrokardiogramm
EKT	Elektrokrampftherapie
g	Gramm
GABA	gamma amino butyric acid, Gamma-Aminobuttersäure
GKV	Gesetzliche Krankenversicherung
HDL	high density lipoproteins, Lipoprotein hoher Dichte
HIV	human immunodeficiency virus, menschliches Immunschwäche-Virus
HLA	human leucocyte antigen
5-HT	5-Hydroxytryptamin, Serotonin
HV	Handverkauf
ICD-10	International classification of disease – 10
I.E.	Internationale Einheit
kg	Kilogramm
KG	Körpergewicht
KI	Kontraindikation
Kps.	Kapseln
MAO	Monoaminoxidase
mg	Milligramm
min	Minute
ml	Milliliter
mmol/l	Millimol pro Liter

NSMRI	nicht selektive Monoamin-Reuptake-Inhibitoren
NSAR	nicht steroidale Antirheumatika
NVL	Nationale VersorgungsLeitlinie
OTC	over the counter, Handverkauf
PPI	Protonenpumpeninhibitor
rTMS	repetitive transkranielle Magnetstimulation
SNRI	selektiver Noradrenalin-Reuptake-Inhibitor
SSNRI	selektiver Serotonin-/Noradrenalin-Reuptake-Inhibitor
SSRI	selective serotonin reuptake inhibitor, selektiver Serotonin-Wiederaufnahmehemmer
TAH	Thrombozytenaggregationshemmer
Tbl.	Tabletten
TL	Teelöffel
Tr.	Tropfen
TZA	Tri- und tetrazyklische Antidepressiva
VNS	Vagus-Nerv-Stimulation
Vol %	Volumenprozent
WHO	World Health Organization, Weltgesundheitsorganisation, Genf
ZNS	Zentralnervensystem

1 Anatomie und Physiologie

Das Nervensystem nimmt von unserer Umwelt und im Körper entstehende Reize auf. Es wandelt diese Reize in nervöse Erregungen um, leitet diese weiter und verarbeitet sie. Das Nervensystem wird anatomisch unterteilt in das zentrale und das periphere Nervensystem. Eine Einteilung nach der Funktion unterscheidet in das autonome, vegetative und das willkürliche, somatische Nervensystem. Das Nervengewebe besteht aus Nervenzellen. Die Kommunikation zwischen den Nervenzellen bestimmt die Körperfunktionen, die Gedanken und die Psyche.

1.1 Anatomie des Nervensystems

1.1.1 Das zentrale Nervensystem

Zum zentralen Nervensystem gehören
- das Gehirn und
- das Rückenmark.

Das gesamte ZNS ist aus grauer und weißer Substanz aufgebaut. In der grauen Substanz befinden sich hauptsächlich die Nervenzellkörper. Die Nervenfasern und Leitungsbahnen liegen in der weißen Substanz. Im Wirbelkanal liegt das Rückenmark. Dieses zeigt im Querschnitt schmetterlingsartig die graue Substanz innerhalb der weißen Substanz.

Es gibt motorische und sensorische Nervenbahnen. Ankommende Erregungen werden von den sensorischen Bahnen entweder Richtung Gehirn weitergeleitet oder auf die motorischen Bahnen übertragen.

Das ZNS ist verantwortlich für die Informationsverarbeitung und die Steuerung der Körperfunktionen.

1.1.2 Das periphere Nervensystem

Zum peripheren Nervensystem gehören
- die aufsteigenden, sensorischen Leitungsbahnen von der Peripherie zum ZNS,
- die absteigenden, motorischen Leitungsbahnen vom ZNS zur Peripherie und
- das Darmnervensystem.

Unser zentrales Nervensystem besteht aus dem Gehirn und dem Rückenmark.

Über die Nervenbahnen werden Informationen in unserem Körper aufgenommen, verarbeitet, weitergegeben und gesteuert.

Die Informationsverarbeitung erfolgt sowohl vom Gehirn zum Körper als auch vom Körper zum Gehirn.

Somit stellt das periphere Nervensystem die Verbindung zwischen dem zentralen Nervensystem und der Körperperipherie dar.

1.1.3   Das autonome, vegetative Nervensystem

Die Aktivität des vegetativen Nervensystems ist weitgehend der willkürlichen Kontrolle entzogen. Es funktioniert selbstständig. Es besteht aus einem zentralen Teil, der im Rückenmark und Hirnstamm liegt, und einem peripheren Teil. Das vegetative Nervensystem kontrolliert zusammen mit dem endokrinen System das innere Gleichgewicht in unserem Körper. Folgende Funktionen steuert es ohne Bewusstsein und Willen:

— Kreislauffunktion durch Anpassung der Herztätigkeit und der Weite der Blutgefäße,
— Atmungsfunktion durch Anpassung der Atemfrequenz und der Weite der Bronchialmuskulatur,
— Magen-Darm-Funktion durch Anpassung der Peristaltik,
— Tonus von allen anderen glatten Muskeln (z. B. der Gallenblase, der Harnblase),
— Drüsenfunktion durch Anpassung der Sekretion (z. B. der Schweiß-, Speichel-, Magen- und Darmdrüsen) und
— Regulation des Zellstoffwechsels.

Das autonome, vegetative Nervensystem besteht aus dem Sympathikus und dem Parasympathikus.

Sympathikus

Eine Sympathikus-Aktivierung versetzt den Körper in einen Zustand höchster Leistungsbereitschaft.

— **ZNS:** Der Antrieb und die Aufmerksamkeit sind erhöht.
— **Augen:** Die Pupillen sind weitgestellt.
— **Herz:** Die Frequenz und die Kontraktionskraft nehmen zu, der Blutdruck steigt.
— **Blase:** Der Sphinctertonus ist erhöht und der Tonus des Wandmuskels ist erniedrigt.
— **Skelettmuskel:** Die Durchblutung steigt.
— **Magen/Darm:** Die Durchblutung sinkt, die Peristaltik nimmt ab und der Sphinctertonus ist erhöht.
— **Bronchien:** Die Bronchien sind weitgestellt.
— **Speichel:** Der Speichel ist wenig und zähflüssig.

Parasympathikus

Eine Parasympathikus-Aktivierung regelt die Nahrungsaufnahme, Verdauung und Speicherung.

— **Augen:** Die Pupillen sind verengt.
— **Herz:** Die Frequenz nimmt ab und der Blutdruck sinkt.

Es gibt Funktionen in unserem Körper, die ohne unser Bewusstsein und unseren Willen gesteuert werden. Dies sind zum Beispiel unser Kreislauf, unsere Atmung und unsere Darmtätigkeit.

Mit Hilfe des Sympathikus wird unser Körper in einen Zustand höchster Leistungsbereitschaft gebracht. Wir sind dann sehr aufmerksam, unsere Skelettmuskulatur ist sehr gut durchblutet und unsere Bronchien sind weitgestellt. In diesen Situationen ruht unsere Verdauung und somit bilden wir auch nur wenig Speichel.

- **Blase:** Der Sphinctertonus ist erniedrigt und der Tonus des Wandmuskels ist erhöht.
- **Magen/Darm:** Die Verdauungssäfte fließen, die Peristaltik ist erhöht und der Sphinctertonus ist erniedrigt.
- **Bronchien:** Die Bronchien sind enggestellt.
- **Speichel:** Der Speichel ist viel und dünnflüssig.

💬 Mit Hilfe des Parasympathikus wenden wir uns der Nahrungsaufnahme zu. Wir verdauen unsere Lebensmittel und wir bilden viel Speichel und Verdauungssäfte.

> **Hinweis**
>
> Anticholinerge Nebenwirkungen von Arzneimitteln sind durch folgende Symptome gekennzeichnet: weite Pupillen, hohe Herzfrequenz, Harnverhalten, Obstipation und Mundtrockenheit.

1.1.4 Das willkürliche, somatische Nervensystem

Das willkürliche, somatische Nervensystem steuert die Aufnahme, Weiterleitung und Verarbeitung von Informationen und es ist für das Bewusstsein verantwortlich. Es erfasst den Zustand der Umwelt und steuert situationsgerechte Körperbewegungen. Funktionell bilden das autonome und das willkürliche Nervensystem eine Einheit. Es bestehen viele Wechselwirkungen z. B. zwischen der Psyche und dem Vegetativum (Erröten, Erbleichen, Herzklopfen etc.).

💬 Durch unser willkürliches Nervensystem können wir aktiv unsere Umwelt wahrnehmen und situationsgerecht reagieren. Wenn wir uns z. B. auf einen Stuhl setzen möchten, können wir unsere Skelettmuskulatur entsprechend steuern.

1.1.5 Das Nervengewebe

Das Nervengewebe besteht aus Neuronen. Die Funktion der Neuronen ist die Informationsaufnahme, -verarbeitung und -übermittlung. Sie bestehen aus einem Zellleib mit meist mehreren Zellfortsätzen. Der Zellfortsatz, der die Informationen in Form von Aktionspotentialen zu anderen Zellen weiterleitet, wird Neurit oder Axon genannt. Alle anderen Zellfortsätze, die Informationen empfangen, werden Dendriten genannt. Die einzelnen Nervenzellen stehen nicht direkt miteinander in Verbindung. Sie sind durch den synaptischen Spalt voneinander getrennt. Die meisten Transmitter werden in den Nervenendigungen selbst gebildet und dort in Vesikeln gespeichert.

💬 Unser Nervengewebe besteht aus Nervenzellen. Diese haben einen Leib, einen Fortsatz der Informationen weitergibt und viele baumartige Fortsätze, die Informationen von Nachbarzellen aufnehmen. Die Zellen sind durch einen kleinen Spalt voneinander getrennt.

1.2 Physiologie

1.2.1 Erregungsweiterleitung von Nervenzellen

Die Informationsweiterleitung innerhalb der Nervenzellen erfolgt über einen elektrischen Impuls, das Aktionspotential. Es wird hauptsächlich von einem Natriumeinstrom durch spannungsabhängige Natriumkanäle getragen. In den Nervenendigungen öffnet das Aktionspotential die spannungsabhängigen Calciumkanäle. Durch das einströmende Calcium werden Neurotransmitter wie z. B. Serotonin und Noradrenalin aus ihrem Speicher durch Exozytose schnell

🗨 Am Ende des informations-
weitergebenden Fortsatzes
kommt ein elektrisches Signal
an. Dieses bewirkt, dass Botenstoffe aus unserem Nervenzel-
lende freigesetzt werden und in
den Spalt gelangen. Die Botenstoffe gelangen auf den infor-
mationsaufnehmenden Zellfortsatz der Nachbarzelle. In diese
wird der Botenstoff aufgenommen und dadurch wird wiederum ein elektrisches Signal ausgelöst. Damit ist unsere Infor-
mationsweitergabe über den
Spalt hinweg von einer Nervenzelle zur nächsten Nervenzelle
gelungen.

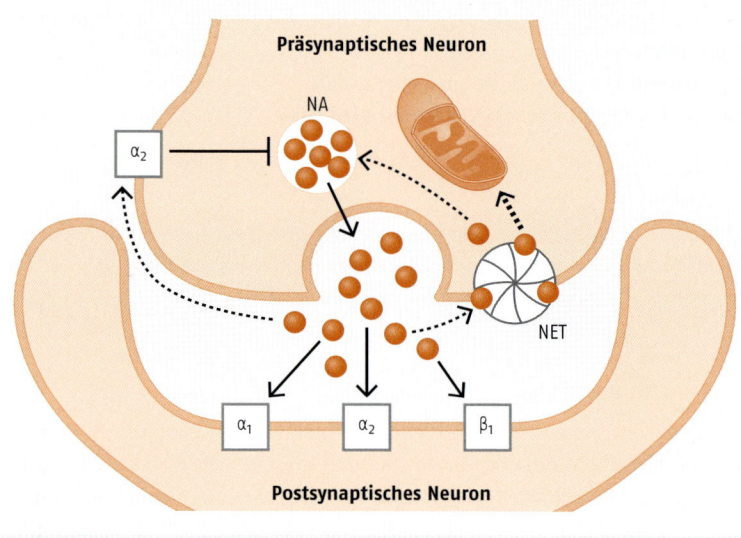

Abb. 1.1 Noradrenerge Synapse: normal. DAZ 05/2010

freigesetzt. Über präsynaptische Rezeptoren können körpereigene Stoffe und
Arzneimittel die Freisetzung modulieren. Die Nervenendigungen können auch
präsynaptische Autorezeptoren besitzen. Über diese kann dann der freigesetzte
Transmitter seine Freisetzung hemmen oder auch steigern. Die freigesetzten
Botenstoffe gelangen durch den synaptischen Spalt an die spezifischen Rezep-
toren in der postsynaptischen Membran des nächsten Neurons. Bei diesen
Transmitterrezeptoren handelt es sich um schnelle, ligandgesteuerte Ionen-
kanäle oder um langsame, G-Protein-gekoppelte Rezeptoren. Die Übersetzung

🗨 Überschüssige Botenstoffe
werden von der freisetzenden
Nervenzelle wieder aufgenommen oder mit Hilfe von Enzymen
abgebaut.

des Signals erfolgt auf unterschiedliche Weise. In der nachgeschalteten Nervenzelle wird ein Aktionspotential ausgelöst. Somit wurde die Information auf das
nächste Neuron weitergeleitet. Die im synaptischen Spalt überschüssigen Neurotransmitter werden entweder wieder in das Neuron aufgenommen und in den
Vesikeln gespeichert oder mit Hilfe von Enzymen wie zum Beispiel Monoaminoxidase (MAO) oder Catechol-O-methyltransferase (COMT) abgebaut.

1.2.2   Noradrenalin

🗨 Noradrenalin ist wichtig für
unsere Schlaf, unsere Nahrungsaufnahme und unseren
Kreislauf.

Noradrenalin ist ein Transmitter im ZNS. Die Noradrenalin-Zellkörper befinden sich im Gehirn in Pons und Medulla oblongata. Es reguliert den Schlaf-
Wach-Rhythmus, die Nahrungsaufnahme und den Kreislauf. Seine Synthese
erfolgt aus Dopamin. Mit Hilfe der Dopamin-β-Hydroxylase wird Dopamin zu
Noradrenalin hydroxyliert und in den Vesikeln der Nervenendigungen gespei-

chert. Alle Rezeptoren für Noradrenalin sind G-Protein-gekoppelte Rezeptoren. Man unterscheidet α_1-, α_2-, β_1- und β_2-Rezeptoren. Nach der Freisetzung in den synaptischen Spalt wird Noradrenalin hauptsächlich wieder rückaufgenommen und erneut in den Vesikeln der Nervenendigungen gespeichert. Der Abbau von Noradrenalin im synaptischen Spalt erfolgt hauptsächlich durch Monoaminoxidasen und durch Catechol-O-methyltransferasen.

1.2.3 Serotonin

Serotonin ist ebenfalls ein Transmitter im ZNS. Die Serotonin-Zellkörper liegen im Gehirn in der Formatio reticularis, in Pons und Medulla oblongata. Es reguliert die Stimmungslage, den Schlaf-Wach-Rhythmus, die Schmerzwahrnehmung, die Nahrungsaufnahme und die Körpertemperatur. Seine Synthese erfolgt aus der essentiellen Aminosäure Tryptophan. Mit Hilfe der Tryptophanhydroxylase entsteht 5-Hydroxytryptophan, welches dann durch Dopadecarboxylase zu 5-Hydroxytryptamin (= Serotonin) wird. Das Serotonin wird in den Vesikeln der Nervenendigungen gespeichert. Zu den postsynaptischen Rezeptoren für das freigesetzte Serotonin zählen ligandgesteuerte Ionenkanäle (5-HT_3-Rezeptor) und G-Protein-gekoppelte Rezeptoren (5-HT_1-, 5-HT_2- und 5-HT_4-Rezeptoren inklusive Subtypen). Nach der Freisetzung in den synaptischen Spalt wird Serotonin wieder in die Nervenendigungen rückaufgenommen und erneut in den Vesikeln gespeichert. Der Abbau von Serotonin im synaptischen Spalt erfolgt mit Hilfe von Monoaminoxidasen.

Serotonin ist wichtig für unsere Stimmung, unseren Schlaf, unsere Schmerzwahrnehmung, unsere Nahrungsaufnahme und unsere Körpertemperatur.

2 Beratung zum Krankheitsbild

Durch eine Stoffwechselstörung im Gehirn kommt es im synaptischen Spalt zu einem Neurotransmittermangel, insbesondere von Noradrenalin und Serotonin. Dadurch können die Informationen nicht mehr angemessen verarbeitet und weitergeleitet werden.

2.1 Depressionen

🗨 Eine Depression geht über eine vorübergehende Niedergeschlagenheit weit hinaus. Sie beeinflusst nicht nur die Gefühle und Gedanken, sondern auch die Körperfunktion.

Definition

Eine Depression ist eine ernste, behandlungsbedürftige, psychiatrische Erkrankung und kein vorübergehendes Stimmungstief. Die Gedanken, die Gefühle, die Körperfunktionen und die Motivation spiegeln nicht die bestehende Lebenssituation wider. Es gibt viele Risiken und Ursachen für eine Depression. Allen gemeinsam ist jedoch, dass die Erkrankung einen Neurotransmittermangel im synaptischen Spalt zeigt.

Hinweis

Die frühere Unterscheidung in endogene und reaktive Depression wird heute nicht mehr verwendet.

🗨 Wir unterscheiden Depressionen nach ihrem Schweregrad, nach ihren Tief- und Hochphasen und ob sie einmal oder wiederholt auftreten.

Die verschiedenen Arten von Depressionen werden eingeteilt
- nach ihrem Schweregrad (leicht, mittelgradig, schwer),
- nach ihren Phasen (unipolar, bipolar) und
- nach ihrer Häufigkeit (einmalig, rezidivierend).

Klassifikation nach ICD-10

Die Abkürzung ICD-10 steht für: International classification of disease in der 10. Fassung. Dieses internationale Klassifikationssystem wurde von der WHO festgelegt. Es dient in Europa, und somit auch in Deutschland, zur Einteilung

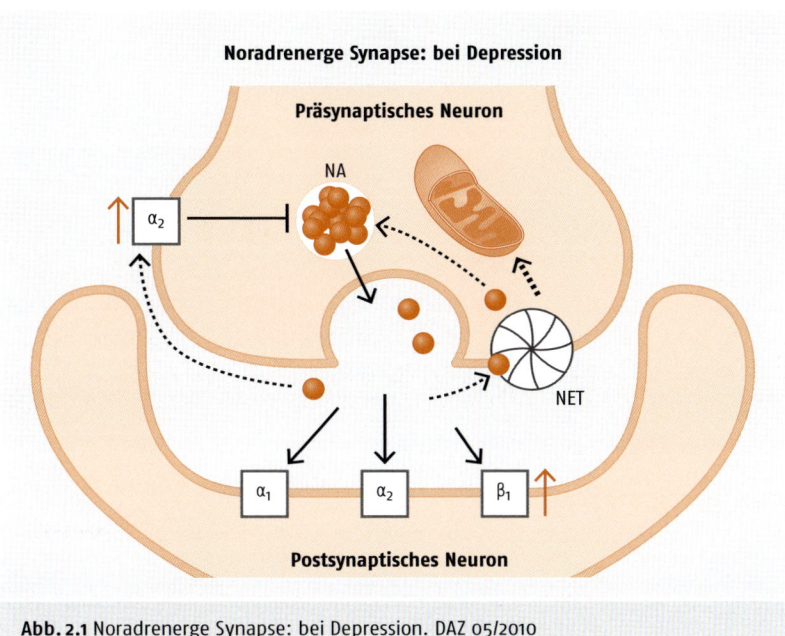

Noradrenerge Synapse: bei Depression

Präsynaptisches Neuron

NA

α₂

NET

α₁　α₂　β₁

Postsynaptisches Neuron

Abb. 2.1 Noradrenerge Synapse: bei Depression. DAZ 05/2010

💬 Sie sind an einer Depression erkrankt. Deshalb befinden sich zu wenige Botenstoffe im synaptischen Spalt zwischen den Nervenzellen. Dies hat zur Folge, dass Sie Informationen nicht mehr entsprechend verarbeiten und weiterleiten können.

der Depression in verschiedene Schweregrade mit Hilfe von Haupt- und Zusatzsymptomen. Betrachtet wird dabei ein Zeitraum von mindestens zwei Wochen (siehe Tab. 2.1).

Leichte Depression

Über einen Zeitraum von mindestens zwei Wochen liegen zwei Hauptsymptome und zwei Zusatzsymptome vor.

Mittelgradige Depression

Über einen Zeitraum von mindestens zwei Wochen liegen zwei Hauptsymptome und drei bis vier Zusatzsymptome vor.

Schwere Depression

Über einen Zeitraum von mindestens zwei Wochen liegen drei Hauptsymptome und vier Zusatzsymptome vor.

Major Depression

Für diese Bezeichnung gibt es keinen äquivalenten deutschen Ausdruck. Gemeint ist eine Depression bei der mindestens zwei von drei Hauptsymptomen über einen Zeitraum von mindestens zwei Wochen vorliegen.

💬 Die Einteilung der Depression in Schweregrade erfolgt in leicht, mittelgradig und schwer. Je mehr Haupt- und Zusatzsymptome Sie mit Ihrem Arzt zusammen ermittelt haben, desto ausgeprägter ist Ihre Depression.

Tab. 2.1 Klassifikation nach ICD-10

Hauptsymptome	Zusatzsymptome
Gedrückte, depressive Stimmung	Verminderte Konzentration und Aufmerksamkeit
Interessenverlust, Freudlosigkeit	Vermindertes Selbstwertgefühl und Selbstvertrauen
Antriebsmangel, erhöhte Ermüdbarkeit	Gefühle von Schuld und Wertlosigkeit
	Negative und pessimistische Zukunftsperspektiven
	Suizidgedanken/-handlungen
	Schlafstörungen
	Appetitlosigkeit

Nach der Weltgesundheitsorganisation WHO erfolgt die Schweregradeinteilung mit Hilfe von Haupt- und Zusatzsymptomen über einen Zeitraum von mindestens zwei Wochen.

Unipolare Depression

Die unipolare Depression zeigt nur depressive Phasen. Sie kann einmalig (siehe Abb. 2.2) oder auch rezidivierend auftreten. Unbehandelt liegt die Episodendauer der unipolaren Depression bei sechs bis acht Monaten. Mit Medikamenten behandelt verkürzt sich die mittlere Episodendauer auf zwei Monate. Zwischen den depressiven Episoden gibt es immer wieder unterschiedlich lange freie Intervalle.

Bei der sogenannten unipolaren Depression zeigt sich Ihre Erkrankung nur durch Tiefphasen.

Nach der Ausprägung der Haupt- und Zusatzsymptome unterscheidet man bei der unipolaren Depression in gehemmte, agitierte, somatisierte und psychotische Depression sowie Altersdepression.

Symptomabhängig zeigt die unipolare Depression viele Gesichter.

Gehemmte Depression

Der Patient ist in seinen Aktivitäten gehemmt, er fühlt sich niedergeschlagen und ohne Freude. Er zieht sich aus seinem sozialen Umfeld zurück und er verliert sein Interesse an sich und seinen Mitmenschen.

Es gibt Patienten, die sich in ihrer Depression ganz zurückziehen.

Agitierte Depression

Der Patient ist unruhig und rastlos. Er hat einen stark ausgeprägten Bewegungsdrang, aber kein Ziel. Das Suizidrisiko ist erhöht. Angst und Nervosität bestimmen den Tagesablauf. Dies kann sich bei älteren Patienten auch durch ein Jammern zeigen. Das ständig wiederkehrende leidvolle Klagen ist ein Ausdruck des schweren inneren Leidens.

Andere Patienten sind völlig unruhig und immer in Bewegung oder auch ständig am Jammern.

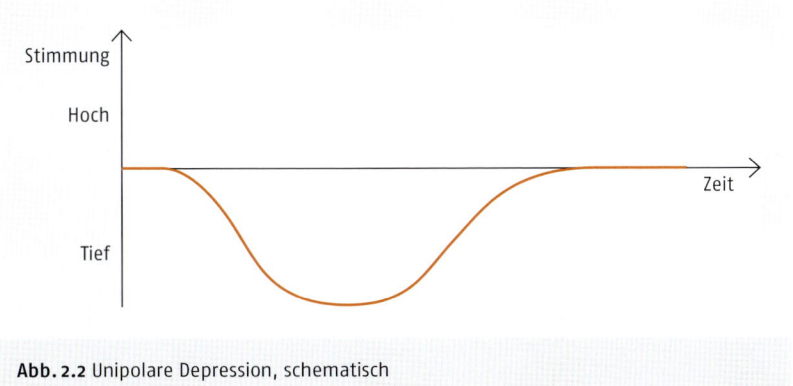

Unipolare Depressionen zeigen nur Tiefphasen.

Abb. 2.2 Unipolare Depression, schematisch

Somatisierte Depression

Diese Depressionsform wird auch als **larvierte Depression** bezeichnet, da sich die psychischen Symptome hinter den vortretenden körperlichen Symptomen verstecken. Hierbei treten körperliche Probleme wie Kopf- und Rückenschmerzen, Verdauungs- und Herz-Kreislauf-Schwierigkeiten in den Vordergrund. Die dahinter liegende leichte bzw. mittelgradige Depression kann nur schwer entdeckt werden. Hauptmerkmal sind der Verlust von Freude an normalerweise angenehmen Aktivitäten und fehlende emotionale Reaktion auf freudige Ereignisse. Depressive Patienten mit somatischem Syndrom neigen stärker zur Entwicklung psychotischer Symptome und sind vermehrt suizidgefährdet.

Eine Depression kann sich auch hinter anderen Symptomen wie Kopf- und Rückenschmerzen verstecken. Dadurch wird die Depression oft nicht entdeckt.

Psychotische Depression

Patienten mit schwerer Depression können noch zusätzlich unter psychotischen Symptomen wie zum Beispiel Wahnideen, Halluzinationen oder depressivem Stupor leiden. Eine Wahnidee ist zum Beispiel die Vorstellung des Patienten zu verarmen oder unheilbar krank zu sein. Manche Patienten haben Halluzinationen und leiden darunter Stimmen zu hören, die sonst keiner hört. Beim depressiven Stupor zieht der Betroffenen sich so weit zurück, dass er den Kontakt zu seiner Umwelt abbricht.

Einige Patienten leiden zu ihren schweren Depressionen zusätzlich unter Wahnvorstellungen und Halluzinationen.

Altersdepression

Die Altersdepression ist eine Sonderform der unipolaren Depression. Die älteren Patienten leiden häufig unter vielen körperlichen Beschwerden wie zum Beispiel Schmerzen, Schwindel, Appetitlosigkeit, Herzklopfen und Schlafstörungen. All diese Symptome können die psychischen Symptome in den Hintergrund treten lassen, so dass die Depression oft gar nicht erkannt wird. Oftmals erkennt der ältere Mensch seine geringeren Belastungsgrenzen durch die abnehmenden körperlichen und geistigen Leistungsfähigkeiten und empfindet dies als Belastung. Grunderkrankungen wie beispielsweise Demenz, Diabetes,

Die Altersdepression ist eine Sonderform der unipolaren Depression. Viele körperliche Beschwerden drängen die psychischen Symptome in den Hintergrund.

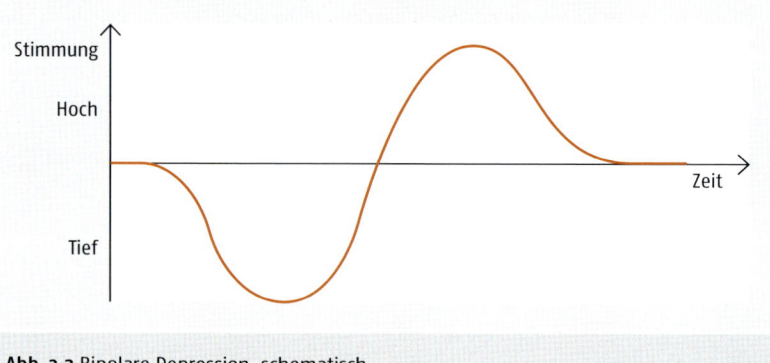

Abb. 2.3 Bipolare Depression, schematisch

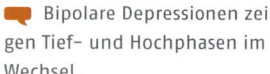 Bipolare Depressionen zeigen Tief- und Hochphasen im Wechsel.

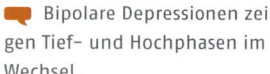 Bestehende Grunderkrankungen und auch Arzneimittel können eine schon vorhandene, aber noch nicht entdeckte Depression auslösen.

Herzinfarkt, Parkinson, Schlaganfall und Schilddrüsenerkrankungen oder Arzneimittel wie Betablocker, Hormone und Cortison können eine Depression auslösen. Die Krankheitssymptome zeigen im Vergleich zu jüngeren Patienten einen milderen Verlauf. Dennoch gibt es gerade unter den männlichen Betroffenen im Alter eine steigende Anzahl an Suiziden. Oftmals wird die Depression erst durch besondere Lebensumstände wie zum Beispiel der Verlust des Partners oder eine schwere Erkrankung erkannt. Aber diese Ereignisse sind nicht die Ursache für die Erkrankung.

Manie

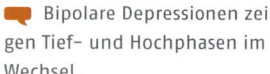 Während einer unipolaren Manie befindet sich der Patient in einer Hochphase.

Selten tritt auch eine unipolare Manie auf. Sie ist gekennzeichnet durch das alleinige auftreten einer manischen Phase. Der Patient ist euphorisch, rastlos, voller Tatendrang und zusätzlich hemmungslos.

Bipolare Depression

Die bipolare Depression zeigt einen Wechsel zwischen der depressiven Phase und der manischen Phase. Der Wechsel zwischen der Tief- und der Hochphase findet innerhalb weniger Tage oder auch erst nach vielen Monaten statt (siehe Abb. 2.3).

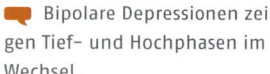 Bei der bipolaren Depression leiden Sie im Wechsel unter Tief- und Hochphasen. Die einzelnen Phasen dauern unterschiedlich lang.

Die depressiven Phasen sind gekennzeichnet durch die Symptome wie Antriebsmangel, Freudlosigkeit und Interessenverlust. Im Gegensatz dazu ist der Patient in den manischen Phasen in einem Zustand von übermäßiger Aktivität, gehobener Stimmung und Gereiztheit. Die gehobene, gereizte Stimmungslage kann in Feindseligkeit und Aggressivität umschlagen, wenn sich die manischen Wünsche nicht erfüllen (siehe Tab. 2.2).

In den manischen Phasen kann der Betroffene in Alkohol und Drogen den Kick suchen, aber nicht in den depressiven Phasen. Die Aktivitäten in der manischen Phase wie zum Beispiel neue Partnerschaften oder zahlreiche Einkäufe können schwerwiegende familiäre und finanzielle Schäden anrichten.

Tab. 2.2 Phasen der bipolaren Depression. Quelle: von Meding 2010

Depressive Phase	Manische Phase
Wenig Aktivität	Weit überhöhte Aktivität
Stark niedergedrückte Stimmung (bis zum Gefühl der Gefühllosigkeit)	Unangemessene gehobene oder gereizte Stimmung
Schlafstörungen	Geringes Schlafbedürfnis
Antriebslosigkeit	Sprunghaftigkeit, Unruhe
Starke Ermüdbarkeit	Ungewöhnliche Unternehmungen, mehr Geldausgaben
Grübelneigung	Hektische Betriebsamkeit
Langsamere Gedanken	Rasende Gedanken und Assoziationen
Gefühl der Wertlosigkeit	Weniger Hemmungen
Bis hin zur Suizidalität	Bis hin zum Größenwahn

🗨 In den Tiefphasen sind Sie antriebsarm, freudlos und ohne Interessen.

🗨 In den Hochphasen sind Sie überaktiv, in gehobener Stimmung und auch gereizt.

Von einem »rapid cycling« spricht man, wenn mindestens vier Episoden in einem Jahr auftreten.

Dysthymie

Diese chronische Depression verläuft nicht in Phasen, sondern die Symptomatik bleibt über mindestens zwei Jahre immer in einer leichten Tiefphase (siehe Abb. 2.4). Diese Tiefphase erfüllt nicht die Kriterien bzw. die Symptomenanzahl für eine leichte Depression. Es kann sich eine depressive Phase anschließen, dann spricht man von einer doppelten Depression.

🗨 Bei der Dysthymie leiden Sie jahrelang unter einer leichten Tiefphase.

Postpartale Depression

Die postpartalen Depressionen werden auch Wochenbettdepressionen genannt. Diese Depression kann im ersten Jahr nach der Geburt auftreten. Bei einigen Frauen entwickelt sich nach dem Baby Blues eine manifeste Depression. Die Mütter können keine Liebe, Freude und Glück gegenüber ihrem Baby empfinden. Sie haben Schuldgefühle, sie denken, dass sie eine schlechte Mutter sind und fürchten sich vor der Reaktion ihres sozialen Umfelds. Die betroffenen Mütter haben Angst- und Panikattacken, können nachts nicht schlafen und leiden unter extremen Stimmungsschwankungen. Neben Freudlosigkeit, Ener-

🗨 Nach der Geburt eines Kindes kann die Mutter eine Depression entwickeln. Dadurch empfindet sie nicht die erwartete Liebe und Freude für ihr Baby. Sie fühlt sich deshalb als schlechte Mutter.

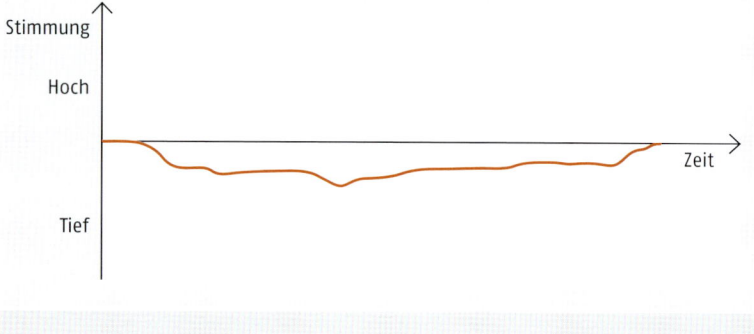

Abb. 2.4 Dysthymie, schematisch

> Die Dysthymie zeigt über einen langen Zeitraum eine »leichte« Tiefphase.

giemangel, Appetitlosigkeit und Libidoverlust kommt es auch zu Suizidgedanken. In extremen Fällen kann es vorkommen, dass eine Mutter ihr Kind vollkommen ablehnt.

Saisonale Depression

> Wenn Sie in der dunklen Jahreszeit unter Depressionen leiden, dann spricht man von einer Winterdepression.

Die saisonale Depression kann auch als Winterdepression bezeichnet werden. Sie tritt vermehrt in der dunklen Jahreszeit im Herbst und Winter, an mindestens zwei aufeinander folgenden Jahren, auf. Sämtliche Symptome bessern sich ab dem Frühling wieder. Somit dauert die depressive Phase ungefähr sechs Monate. Die Betroffenen zeigen ein erhöhtes Schlafbedürfnis. Sie schlafen deshalb mehr, aber sie fühlen sich trotzdem müde und antriebsarm. Während der saisonalen Depression ist der Appetit gesteigert und die Lust auf schnelle Kohlenhydrate ist groß. Im Gegensatz dazu hat der betroffene Patient mit einer »normalen« Depression keinen Appetit und verliert an Gewicht.

Depressive Anpassungsstörung

> Wenn Sie nach dem Tod oder der Trennung von nahen Angehörigen in eine Tiefphase gelangen, dann spricht man von einer depressiven Anpassungsstörung.

Die depressive Anpassungsstörung wurde früher als reaktive Depression bezeichnet. Sie ist die Reaktion auf ein negatives Ereignis wie zum Beispiel die Trennung vom Lebenspartner oder der Tod eines Angehörigen. Sie ist keine Depression und wird auch nicht mit Antidepressiva behandelt. Der Trauernde lässt sich im Gegensatz zu dem Depressiven von seiner »schlechten« Stimmung ablenken. Er hat somit auch gute Phasen.

Einteilung nach der Häufigkeit

> Jede Depression kann sowohl einmal als auch wiederholt auftreten.

Alle Depressionen können eingeteilt werden nach der Häufigkeit der auftretenden Episoden. Eine Depression kann ein einmaliges Ereignis sein oder auch rezidivierend, dass heißt wiederholt auftreten.

Depressionen bei Kindern und Jugendlichen

Die Symptomatik von Depressionen bei Kindern und Jugendlichen ist anders ausgeprägt und vielfältiger als bei Erwachsenen. Häufig werden sozialer Rückzug, Antriebsarmut, Interessenlosigkeit, schlechte schulische Leistungen, gereizte Stimmung und Selbstwertprobleme von Eltern und Lehrern nicht als Ausdruck einer Depression gedeutet. Oftmals treten auch somatoforme Beschwerden wie Kopf- und Bauchschmerzen auf. Mädchen haben meist nur Suizidgedanken und führen häufig Selbstverletzungen wie Hautritzen durch. Jungen haben häufig nicht nur Suizidgedanken sondern sie vollziehen auch den Suizid (meist erst ab einem Alter von 14 Jahren).

Kinder und Jugendliche zeigen sehr unterschiedliche Symptome als Ausdruck einer Depression. Häufig werden Leistungsschwäche und Interessenlosigkeit falsch gedeutet. Das Hautritzen kann vor allen bei Mädchen ein Hinweis auf eine Depression sein.

Tab. 2.3 Depressionsarten in der Übersicht

Depressionsform	Symptomatik
Leichte Depression	Über mindestens 2 Wochen: 2 Haupt- und 2 Zusatzsymptome
Mittelgradige Depression	Über mindestens 2 Wochen: 2 Haupt- und 3–4 Zusatzsymptome
Schwere Depression	Über mindestens 2 Wochen: 3 Haupt- und 4 Zusatzsymptome
Major Depression	Über mindestens 2 Wochen: mindestens 2 von 3 Hauptsymptomen
Unipolare Depression	Nur depressive Phasen, einmalig oder rezidivierend; Gehemmt; Agitiert; Somatisiert, Psychotisch; Altersdepression
Unipolare Manie	Nur manische Phase, einmalig oder rezidivierend
Bipolare Depression	Wechsel zwischen depressiven und manischen Phasen, einmalig oder rezidivierend
Dysthymie	Über mindestens 2 Jahre leichte depressive Phase
Postpartale Depression	Nach der Geburt, Wochenbettdepression
Saisonale Depression	Depressive Phase mindestens 2 Jahre hintereinander in der dunklen Jahreszeit
Depressive Anpassungsstörung	Trauerreaktion

Die Einteilung der Depressionsformen erfolgt nach dem Schweregrad, nach den Phasen und nach der Häufigkeit.

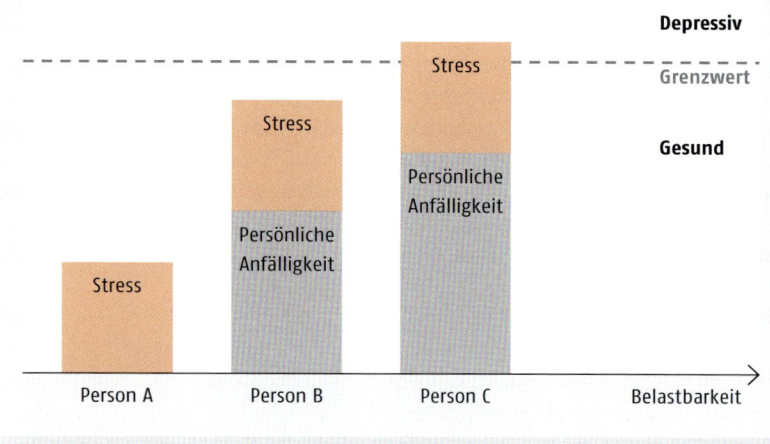

Abb. 2.5 Vulnerabilitäts-Stress-Modell, schematisch

🗨 Jede Person hat eine individuelle Anfälligkeit eine Depression zu entwickeln. Dies ist die Ausgangsbasis. Bei gleichen Stresssituationen wird bei manchen Personen die Grenze zur Depression bereits überschritten, bei anderen jedoch noch nicht.

2.1.1 Ursachen

Die Ursachen für eine Depression sind sehr vielfältig und komplex. Es gibt nicht nur eine Ursache für die Erkrankung, sondern ein Zusammenspiel von vielen Faktoren ist für das Auftreten der Depression verantwortlich.

Jeder Mensch hat eine individuelle Grenze, ab der er persönlich anfällig für Depressionen wird. Mit dem sogenannten **Vulnerabilitäts-Stress-Modell** lässt sich dies anschaulich darstellen. Der auferlegte Stressumfang ist für alle dargestellten Personen A, B und C gleich groß, aber die individuell schon bestehende Anfälligkeit als Ausgangsbasis ist unterschiedlich (siehe Abb. 2.5).

🗨 Für die festgestellte Depression kann es viele Ursachen geben.

🗨 Jeder Mensch hat seine individuelle Belastungsgrenze. Bei gleich viel Stress leiden einige und andere nicht.

Positive Familienanamnese

Depressionen treten in manchen Familien gehäuft auf und haben eine ausgeprägte genetische Komponente. Allerdings wird nicht die Depression selbst vererbt, sondern die Vulnerabilität. Das Risiko selbst an einer Depression zu erkranken ist umso größer, je enger der Verwandtschaftsgrad und je mehr Familienmitglieder erkrankt sind. Wenn ein Elternteil erkrankt ist, dann beträgt das Erkrankungsrisiko für das Kind 10 bis 20 Prozent. Dieses Risiko steigt auf über 50 Prozent, wenn beide Elternteile an Depressionen erkrankt sind. Bislang konnte jedoch noch kein Risiko-Gen für Depressionen entdeckt werden. Das Lebensalter der Patienten, die erstmals an einer Depression erkranken ist umso geringer, je größer die familiäre Vorbelastung. Die positive Familienanamnese scheint besonders bei der bipolaren Depression eine entscheidende Rolle zu spielen.

🗨 Eine der Ursachen kann in Ihrer Familie liegen. Wenn beispielsweise Ihre Eltern an einer Depression erkrankt sind, dann ist Ihr persönliches Risiko auch an einer Depression zu erkranken erhöht.

Psychosoziale Aspekte

Durch ängstliche Eltern und eine zu hohe Fürsorge kann die Persönlichkeitsentwicklung in der Kindheit negativ beeinflusst werden. Die Kinder lernen nicht mit Stress, Problemen und auftretenden Situationen angemessen umzugehen. Die somit erlernte Hilflosigkeit sorgt im Erwachsenenalter für ein geringes Selbstvertrauen. Damit wird die Anfälligkeit für Depressionen größer. Auch Menschen mit einer erhöhten Korrektheit, einem ausgeprägten Ordnungssinn und einer hohen Aufopferungsbereitschaft sind anfälliger für Depressionen. Psychosoziale Aspekte wie Armut, Tod des Partners, Vereinsamung und gesellschaftlicher Statusverfall begünstigen das Auftreten von Depressionen.

> Eine andere Ursache liegt in Ihrer Entwicklung. Den Umgang mit Stress muss man von Anfang an lernen. Ein ausgeprägter Ordnungssinn, aber auch Armut und Einsamkeit begünstigen das Auftreten von Depressionen.

Stress

In Stresssituationen wird das Stresshormon Cortison ausgeschüttet. Dieses vermindert die Anpassungsfähigkeit des Gehirns an Aktivitäten und Gegebenheiten des Alltags. Der depressive Mensch fühlt sich dadurch in seinem alltäglichen Leben überfordert und kann entstehende Situationen nicht mehr angepasst bewältigen. Diesen Disstress auslösende Situationen sind zum Beispiel ein ständig hoher Druck am Arbeitsplatz oder auch ein dauerhafter Freizeitstress. Der Betroffene ist mit den entstehenden Situationen überfordert.

> Zuviel schlechter Stress lässt die Konzentration Ihres Stresshormons ansteigen. Dadurch können Sie entstehende Situationen nicht mehr angemessen bewältigen und fühlen sich dann überfordert.

Neurologische und chronische Erkrankungen

Neurologische und chronische Erkrankungen können das Risiko eine Depression zu entwickeln erhöhen oder diese auch auslösen. Oftmals handelt es sich dabei, wie bei der Depression selbst, um Stoffwechselerkrankungen. Eine bestehende **Schilddrüsenunter- oder -überfunktion** wird oftmals nicht erkannt. Diese Grunderkrankung muss gut behandelt werden, da sie die Anfälligkeit für Depressionen erhöht. **Diabetiker** leiden häufig unter einer Depression. Depressiv Erkrankte entwickeln oftmals einen Diabetes. Durch die hohen Cortisonspiegel wird viel Glucose aus den Speichern freigesetzt. Diese hohen Blutglucosespiegel erhöhen das Krankheitsrisiko für Diabetes. Die Erkrankung **Parkinson** führt zu einem Dopaminmangel im Gehirn. Als Folgeerkrankung kann eine Depression auftreten. Auch **Herzinfarkt** und **Schlaganfall** stehen im Zusammenhang mit Depressionen. Der Zusammenhang zwischen Depression und **Demenz** ist noch nicht vollständig geklärt. Als Ursache für die **postpartale Depression** werden ein abfallender Estrogenspiegel nach der Geburt und ein ansteigender MAO-A-Spiegel diskutiert. Dieses MAO-A baut wichtige Neurotransmitter wie Serotonin, Noradrenalin und Dopamin ab.

> Ihre bestehende Schilddrüsenerkrankung hat Ihre Anfälligkeit für eine Depression erhöht.

> Ihr schon bekannter Diabetes steht im Zusammenhang mit Ihrer Depression.

Drogen und Medikamente

Konsum und Missbrauch von Drogen, wie zum Beispiel Alkohol, Cannabis und Ecstasy, führen häufig als Folgeerkrankung zu einer Depression. Umgekehrt kann aber auch eine bestehende Depression eine Suchterkrankung begünstigen.

> Eine weitere Ursache kann im Missbrauch von Drogen und Alkohol liegen.

Medikamente für bestehende Grunderkrankungen oder akute Infekte können als Nebenwirkung eine Depression zeigen, die in der Regel nach dem Absetzen der Medikation wieder verschwindet. Als Beispiele sind zu nennen: Bromocriptin, Glucocorticoide, Gyrasehemmer, Mefloquin, Metronidazol, Neuroleptika, Opiate, orale Kontrazeptiva, Paroxetin, Propranolol, Schilddrüsenhormone und Venlafaxin.

Belastende Lebensereignisse im Vorfeld

Traumen in der Kindheit und ein früher Verlust von Bezugspersonen erhöhen die Anfälligkeit für Depressionen. Weitere Risikofaktoren sind Arbeitsplatzverlust, Trennung oder Scheidung vom Partner, eigene ernste Erkrankungen, ernste Erkrankungen oder Todesfall im sozialen Umfeld.

Höheres Lebensalter

Depressionen können im jeden Lebensalter auftreten, also auch bei Kindern und Jugendlichen. Das Durchschnittsalter für eine depressive Ersterkrankung liegt zwischen dem vierten und fünften Lebensjahrzehnt. Mit steigendem Lebensalter sind die Depressionen die häufigste psychische Störung, welche im Alter mit abnehmender körperlicher und geistiger Leistungsfähigkeit und Grunderkrankungen korreliert.

Geschlecht

Frauen sind häufiger von Depressionen betroffen als Männer. Das Erkrankungsrisiko ist mit einer Lebenszeitprävalenz von 25 Prozent fast doppelt so hoch wie beim männlichen Geschlecht.

Vorausgegangene Depressionen

Eine im Vorfeld aufgetretene Depression (behandelt oder unbehandelt) begünstigt das erneute Auftreten einer Depression.

Saisonale Depression

Die Ursache für die saisonale Depression ist der Lichtmangel in den Wintermonaten. In der Dunkelheit wird das Schlafhormon Melatonin gebildet. Es macht müde und reguliert den Schlaf- und Wachrhythmus. Die morgendliche Helligkeit stoppt die Melatoninproduktion und der Körper wird wieder aktiv und munter. In den dunklen Monaten wird mehr Schlafhormon gebildet. Die an der saisonalen Depression erkrankten Patienten reagieren empfindlich auf diese erhöhte Melatoninkonzentration. Zu der depressiven Stimmungslage kommen noch zusätzliche Beschwerden wie zum Beispiel eine Antriebslosigkeit und Tagesmüdigkeit. Wenn diese Symptomatik über mehrere Jahre anhält, dann ist eine Therapie notwendig.

Marginalien (linke Spalte):

Ihr Arzneimittel hat die Depression ausgelöst. Jetzt nach dem Absetzen werden die Symptome wieder verschwinden.

Weitere Ursachen sind traumatische Ereignisse und Verluste in Ihrer Kindheit. Ihre momentane Lebenssituation spielt eine große Rolle.

Je älter wir werden, desto größer ist das Risiko an einer Depression zu erkranken.

Frauen sind von Depressionen häufiger betroffen als Männer.

Nach einer Depression ist Ihr Risiko für eine weitere Depression erhöht.

Durch die lange Dunkelheit im Winter bildet unser Körper vermehrt das Schlafhormon Melatonin. Dies macht uns müde. Ihr Körper reagiert mit der sogenannten Winterdepression darauf.

Stoffwechselstörung im Gehirn

Alle depressiven Erkrankungen zeigen eine Stoffwechselstörung im Gehirn. Durch einen auftretenden Neurotransmittermangel, insbesondere von Serotonin und Noradrenalin wird der Informationsfluss gestört. Somit werden weiterzuleitende Informationen nicht mehr angemessen verarbeitet. Im synaptischen Spalt (siehe Abb. 2.1) kommt es zu einem Mangel an Serotonin und Noradrenalin und zusätzlich ist auf der postsynaptischen Membran die Anzahl an Rezeptoren erhöht. Die kleine Menge an Neurotransmitter schafft es nicht genügend Rezeptoren für die Reizweiterleitung zu besetzen. Die ankommenden Informationen werden dadurch gar nicht oder nur vermindert weitergeleitet. Zusätzlich kann die Anzahl der präsynaptischen, inhibitorischen Alpha-2-Rezeptoren erhöht sein. Somit wird die Freisetzung von Noradrenalin und Serotonin aus der Nervenendigung gehemmt.

Diese Stoffwechselstörung ist der Ansatz für die verschiedenen eingesetzten Wirkstoffe.

Alle möglichen Ursachen führen dazu, dass die Botenstoffkonzentration in Ihrem Körper sinkt. Dadurch können Sie Informationen nicht mehr angemessen verarbeiten. Der Informationsfluss in Ihrem Körper wird gestört. Es fällt Ihnen zum Beispiel schwer Entscheidungen zu treffen. Manche Informationen werden gar nicht und andere nur noch teilweise weitergegeben.

Ätiologie und Epidemiologie

Psychische Erkrankungen, wie zum Beispiel die Depression, gehören zu den größten Volkskrankheiten. Nach einer WHO-Studie beeinträchtigen Depressionen die Patientengesundheit stärker als Angina pectoris, rheumatoide Arthritis, Asthma bronchiale und Diabetes mellitus. Dennoch werden sie in unserer Gesellschaft immer noch tabuisiert. Dem betroffenen Patienten, seinem sozialen Umfeld und der Gesellschaft fällt der Umgang mit der Erkrankung Depression schwer. Die Lebenszeitprävalenz für das Auftreten einer unipolaren Depression liegt bei 17 Prozent. Innerhalb eines Jahres leiden rund 5 Prozent der deutschen Bevölkerung unter einer depressiven Erkrankung, das sind ca. vier Millionen Deutsche. Frauen sind doppelt so häufig betroffen wie Männer. In deutschen Hausarztpraxen sind ein Viertel der Patienten psychisch krank. Nur die Hälfte der darunter auftretenden Depressionen wird diagnostiziert. Davon wiederum werden nur 10 bis 20 Prozent ausreichend behandelt. Im Jahre 2004 wurden 10 Prozent der Gesamtausgaben im Gesundheitssystem für psychische Erkrankungen ausgegeben. Damit wurden Kosten abgedeckt, die durch ambulante und stationäre Therapie, durch Psychotherapie und durch Arbeitsunfähigkeitstage entstanden sind. Psychische Leiden sind die Ursache für jede dritte Frühverrentung. Die Mortalitätsrate bei Menschen mit Depressionen ist vor allem durch Suizide hoch. Verglichen mit der Allgemeinbevölkerung ist das Suizidrisiko bei uni- oder bipolaren Depressionen 20-fach höher.

Die Depressionen gehören zu den großen Volkskrankheiten. Wir dürfen darüber nicht schweigen, sondern wir müssen darüber reden. Häufig werden Depressionen gar nicht erkannt. Ein ganz großes Problem stellt das Suizidrisiko dar.

Tab. 2.4 Unspezifische Beschwerden, die auf eine Depression hinweisen können

1.	Müdigkeit und körperliche Abgeschlagenheit
2.	Ein- und Durchschlafstörungen
3.	Appetitstörungen mit Gewichtsverlust
4.	Diffuse Kopfschmerzen, Nacken- und Rückenschmerzen
5.	Tachykardie und Arrhythmien
6.	Flimmern vor den Augen und andere Sehstörungen
7.	Schwindel
8.	Libidoverlust und Inkontinenz
9.	Gedächtnisstörungen
10.	Angstgefühle, meist ungerichtete Zukunftsangst

2.1.2 Beschwerden, Symptome, Diagnostik

Symptome

Unspezifische Beschwerden wie zum Beispiel Müdigkeit, Schlafstörungen, Appetitlosigkeit, Kopfschmerzen und Schwindel können auf eine Depression hinweisen.

Die Depression ist ein sehr komplexes Krankheitsbild mit sehr vielfältigen und oftmals unspezifischen Beschwerden. Das Beschreiben der depressiven Symptome fällt vielen Patienten schwer, da sie diese oft selbst nicht erkennen oder nicht zuordnen können. Die Patienten beklagen meist verschiedene somatische Beschwerden oder ein allgemeines Unwohlsein. Die Depression entwickelt sich langsam. Zu den bestehende körperlichen Beschwerden findet der behandelnde Arzt keine organischen Ursachen. Die Behandlung der Symptome mit Medikamenten bleibt ohne Erfolg. Die benötigten Antidepressiva werden dem Patienten durch die noch fehlende Diagnose Depression vorenthalten. Die in der Tabelle 2.4 aufgelisteten unspezifischen Beschwerden können auf eine Depression hinweisen.

Nach der ICD-10 Klassifizierung erfolgt eine Festlegung in Haupt- und Zusatzsymptome (siehe Tab. 2.1):

Gedrückte, depressive Stimmung (Hauptsymptom)

Einige Patienten fühlen sich niedergeschlagen, hoffnungslos und verzweifelt. Andere Patienten zeigen ein Gefühl der Gefühllosigkeit. Sie zeigen keine Freude über positive Ereignisse und sie empfinden keine Trauer über negative Ereignisse. Oftmals kommen Ängste hinzu, die Patienten sind unsicher, rasch irritierbar und im Alltag überfordert. Die über Wochen gleich bleibend tiefe Stimmungslage kann einer Tagesschwankung unterliegen. Dabei ist sie morgens schlechter und abends besser.

💬 Sie fühlen sich niedergeschlagen, hoffnungslos, verzweifelt und empfinden weder Freude noch Trauer.

Interessenverlust, Freudlosigkeit (Hauptsymptom)

Die Patienten verlieren ihr Interesse an zuvor mit Freude ausgeübten Freizeitaktivitäten und der Alltag mit Haushaltsführung, Körperpflege und Berufstätigkeit fällt schwer.

💬 Sie vernachlässigen Ihre Hobbys und der Alltag mit Körperpflege, Haushalt und Beruf fällt Ihnen schwer.

Antriebsmangel, erhöhte Ermüdbarkeit (Hauptsymptom)

Durch den verminderten Antrieb und die schnelle Erschöpfung fällt den Patienten die Bewältigung des Alltags schwer. Selbst das tägliche Aufstehen, das Anziehen, die Hygiene, das Einkaufen und der Haushalt werden damit zu unlösbaren Aufgaben. Die Patienten ziehen sich aus dem alltäglichen Leben zurück und einige bleiben den ganzen Tag über im Bett. Sie kommen dort allerdings nicht zur Ruhe und finden auch keinen Schlaf.

💬 Ihnen fällt das Aufstehen und das Anziehen schwer. Sie ziehen sich zurück. Es kann sogar vorkommen, dass Sie den ganzen Tag im Bett bleiben.

Verminderte Konzentration und Aufmerksamkeit (Zusatzsymptom)

Konzentrationsschwierigkeiten und Aufmerksamkeitsdefizite schränken das Denkvermögen ein und erschweren Entscheidungen. Häufig kann der depressive Mensch sich gar nicht zwischen zwei oder mehreren Möglichkeiten entscheiden. Der Patient verfällt ins Grübeln und leidet unter Selbstzweifel und Ängsten.

💬 Es können Konzentrationsschwierigkeiten und verminderte Aufmerksamkeit auftreten. Sie verfallen ins Grübeln und können sich nicht entscheiden.

Vermindertes Selbstwertgefühl und Selbstvertrauen (Zusatzsymptom)

Das fehlende oder verminderte Selbstvertrauen erschwert das tägliche Leben der Patienten durch eine hohe Unsicherheit. Sie fühlen sich als Belastung für ihr soziales Umfeld.

💬 Dadurch kann Ihr Selbstvertrauen sinken und Sie werden unsicher.

Gefühle von Schuld und Wertlosigkeit (Zusatzsymptom)

Die Patienten fühlen sich schuldig für entstehende Situationen und machen sich ständig Selbstvorwürfe. Alles Erreichte wird als sinn- und nutzlos eingestuft.

💬 Sie leiden unter Schuldgefühlen und Selbstvorwürfen.

Negative und pessimistische Zukunftsperspektiven (Zusatzsymptom)

Depressive Patienten sehen ihre Zukunft negativ und pessimistisch. Sie glauben nicht daran, dass ihre psychische Erkrankung wieder besser wird und auch alle anderen alltäglichen und globalen Situationen betrachten sie als aussichtslos.

💬 Sie schauen aussichtslos in die Zukunft und glauben nicht an eine Besserung.

Suizidgedanken/-handlungen (Zusatzsymptom)

Häufig leiden depressive Menschen unter suizidalen Gedanken. Sie haben die Vorstellung, dass der Suizid der Ausweg für ihre bestehende Erkrankung ist. Danach wäre das soziale Umfeld von der Belastung durch den Patienten befreit oder eine auferlegte Schuld beglichen.

💬 Sie leiden unter Suizidgedanken. Sie sehen den Suizid als Ausweg. (Aber damit haben Sie nicht Recht! Sie werden wieder gesund!)

Schlafstörungen (Zusatzsymptom)

💬 Oftmals leiden Sie auch noch zusätzlich unter Ein- und Durchschlafschwierigkeiten. Manche Betroffene zeigen auch ein stark erhöhtes Schlafbedürfnis.

Dieses Zusatzsymptom kann sich sehr vielfältig äußern. Es können sowohl Ein- als auch Durchschlafstörungen auftreten. Manchmal erwachen die Patienten auch schon sehr früh am Morgen (zwei bis drei Stunden früher als üblich). Es gibt aber auch Patienten mit einer Hypersomnie sowohl am Tag als auch in der Nacht.

Appetitlosigkeit (Zusatzsymptom)

💬 Sie haben meist keinen Appetit. Das Essen schmeckt Ihnen einfach nicht. Dadurch essen Sie weniger und verlieren an Gewicht.

Die Patienten leiden unter einer ausgeprägten Appetitlosigkeit. Sie müssen regelrecht daran erinnert werden etwas zu essen. Dieses Zusatzsymptom kann zu einem Gewichtsverlust führen. Häufig empfindet der Patient das Essen als geschmacksarm.

Subtypisierung: Somatisches Syndrom (vegetative, unspezifische Begleitsymptome)

💬 Sie können zusätzlich zu Ihrer Depression auch noch andere unspezifische Begleitsymptome haben.

Bei leichter oder mittelgradiger Depression kann mit Hilfe von typischen Merkmalen festgestellt werden, ob zusätzlich ein somatisches Syndrom vorliegt.
- Interessenverlust oder Freudlosigkeit an normalerweise angenehmen Aktivitäten,
- mangelnde Fähigkeit, auf Erfreuliches emotional zu reagieren,
- mindestens zwei Stunden vor der gewohnten Zeit aufwachen,
- Morgentief,
- psychomotorische Hemmung oder Agitiertheit,
- Appetitlosigkeit,
- Gewichtsverlust,
- Libidoverlust.

Subtypisierung: Psychotische Symptome

💬 Sie können zusätzlich zu Ihrer schweren Depression auch noch unter Wahnvorstellungen und Halluzinationen leiden.

Bei schwerer Depression können folgende psychotisch Symptome zusätzlich auftreten:
- Wahnideen
- Halluzinationen
- depressiver Stupor

Symptomatik rezidivierender Depressionen

💬 Jede Depression kann sich wiederholen.

Leichte, mittelgradige und schwere Depressionen können rezidivieren. Nach einer erstmals aufgetretenen depressiven Phase tritt dann erneut eine depressive Störung auf.

Symptomatik Dysthymie

💬 Ihr jahrelang bestehendes leichtes Stimmungstief nennt man Dysthymie.

Die Dysthymie zeigt eine lang anhaltende leichte Tiefphase. Diese depressive Störung ist jedoch nicht so stark, dass die Kriterien für eine leichte Depression erfüllt werden. Sie kann jedoch jahrelang anhalten. Manchmal überlagert eine

Depression die Dysthymie. Dann spricht man von einer sogenannten »double depression«.

Symptomatik bipolare Depression

Hier findet man die depressiven Symptome und dazu im Wechsel die manischen Symptome. Die depressiven Phasen werden wie bei den unipolaren Depressionen nach der Symptomatik eingeteilt in leichte, mittelgradige und schwere Depressionen. In den manischen Phasen ist der Patient in einem Zustand von übermäßiger Aktivität, gehobener Stimmung und Gereiztheit. Diese Hoch- und Tiefphasen der Stimmung wechseln sich ab.

> Bei Ihrer bipolaren Depression wechseln sich Stimmungstief und -hoch ab.

Symptomatik Manie

Hier befindet sich der betroffene Patient in einer manischen Phase. Er ist euphorisch, rastlos, voller Tatendrang und zusätzlich hemmungslos.

> In Ihrer Manie befinden Sie sich in einem Stimmungshoch.

Diagnostik

Die Diagnosestellung Depression gestaltet sich schwierig, da der depressive Patient nicht über seine typischen depressiven Haupt- und Zusatzsymptome berichtet. Die Patienten in der Arztpraxis schildern in der Regel ihre bestehenden meist unspezifischen körperlichen Beschwerden. Oftmals wird so eine Depression gar nicht erkannt und die beispielsweise geschilderten Rückenschmerzen werden mit Analgetika behandelt. Der Arzt muss bei den in der Tabelle 2.4 genannten unspezifischen Beschwerden, die auf eine Depression hinweisen können, hellhörig werden. Eigentlich erfolgt die Diagnostik mittels Ausschlussdiagnose. Der Arzt muss bei den geschilderten Symptomen organische Ursachen ausschließen. Die Zeit bis zur korrekten Diagnosestellung beträgt im Durchschnitt bei unipolaren Depressionen drei Jahre und bei bipolaren Störungen neun Jahre. Die Behandlung kann in der Regel in einer Hausarztpraxis erfolgen. Stellt sich jedoch nach sechs Wochen medikamentöser Therapie kein Erfolg ein, dann sollte der Patient an einen Facharzt überwiesen werden. Bei alleiniger psychotherapeutischer Behandlung sollte die Überweisung an einen Facharzt nach drei Monaten ohne Behandlungserfolg angewiesen werden.

> Die Diagnosestellung Depression ist schwierig. Sie haben Ihrem Arzt höchstwahrscheinlich nicht direkt Ihre depressiven Symptome beschrieben, sondern andere unspezifische Beschwerden geschildert. Der Arzt muss dazu die organischen Ursachen erst einmal ausschließen.

Gespräch

Der Arzt führt zur Anamnesestellung ein intensives Gespräch mit dem Patienten. Er informiert sich über Vorerkrankungen und aufgetretene depressive Störungen in der Familie. Da Depressionen auch durch bestimmte Erlebnisse beeinflusst bzw. ausgelöst werden können werden auch Fragen über die Kindheit, die Entwicklung, besondere Ereignisse wie Trennungen oder Todesfälle gestellt. Somit kann der Arzt sich ein Bild über die Vorgeschichte des Patienten machen.

> Der Arzt führt anfangs mit Ihnen ein intensives Gespräch. Darin erfährt er Ihre Vorerkrankungen, die Familiengeschichte, vergangene und aktuelle Ereignisse.

Beobachtung

📢 Der Arzt hat Sie während des intensiven Gesprächs genau beobachtet. Er hat Ihr Auftreten, Ihre Bewegungen und Ihre Stimmung wahrgenommen.

Während des gesamten Gesprächs beobachtet der Arzt seinen Patienten. Das äußere Erscheinungsbild hinsichtlich Hygiene und Kleidung, die Stimmung des Patienten, sein Gesichtsausdruck, seine Körperhaltung und verlangsamte Bewegungen geben Anhaltspunkte für das Vorliegen einer Depression. Der Blickkontakt und die Augenbewegung sind von Bedeutung. Bei der Verdachtsdiagnose Depression und sechs Wochen ohne Therapieerfolg sollte der Hausarzt den Patienten an einem Psychotherapeuten überweisen.

Fragebogen

📢 Mit Hilfe von Fragebögen hat Ihr Arzt die Verdachtsdiagnose Depression abgesichert.

Der Arzt hat die Möglichkeit mit Hilfe eines Fragebogens die Verdachtsdiagnose Depression zu untermauern. Es gibt verschiedene Fragebögen, zum Beispiel der **WHO Fragebogen** zum Wohlbefinden in den vergangenen zwei Wochen. Die maximal erreichbare Punktzahl beträgt 25. Bereits ab 13 Punkten spricht man von einem depressiven Verdacht. Dann folgen weitere Fragen zur Symptomerfassung, damit die depressive Störung genau erfasst werden kann.

WHO Fragebogen zum Wohlbefinden

In den letzten 2 Wochen ...	die ganze Zeit	meistens	etwas mehr als die Hälfte der Zeit	etwas weniger als die Hälfte der Zeit	ab und zu	zu keinem Zeitpunkt
war ich froh und guter Laune.	(5)	(4)	(3)	(2)	(1)	(0)
habe ich mich ruhig und entspannt gefühlt.	(5)	(4)	(3)	(2)	(1)	(0)
habe ich mich energisch und aktiv gefühlt.	(5)	(4)	(3)	(2)	(1)	(0)
habe ich mich beim Aufwachen frisch und ausgeruht gefühlt.	(5)	(4)	(3)	(2)	(1)	(0)
war mein Alltag voller Dinge, die mich interessieren.	(5)	(4)	(3)	(2)	(1)	(0)
Punktzahl						

© Psychiatric Research Unit, WHO Collaboratin Center for Mental Health, Frederiksborg General Hospital, DK–3400 HillerØd

Der **Zwei-Fragen-Test** bietet eine einfache Möglichkeit eine unipolare Depression zu erfassen.

- **Frage 1:** Fühlten Sie sich im letzten Monat häufig niedergeschlagen, traurig bedrückt oder hoffnungslos?
- **Frage 2:** Hatten Sie im letzten Monat deutlich weniger Lust und Freude an Dingen, die Sie sonst gerne tun?

Falls der Patient beide Fragen mit »Ja« beantwortet, dann folgen auch hier weitere Fragen zur genaueren Symptomerfassung der depressiven Störung.

Zu allen in der Tabelle 2.1 aufgelisteten Haupt- und Zusatzsymptomen, stellt der Arzt einige Fragen (siehe Tab. 2.5), damit er eine genaue Diagnose stellen kann. Die anschließende Subtypisierung erfolgt ebenfalls mit Beispielfragen.

Der Arzt stellt seine Verdachtsdiagnose Depression. Mit Hilfe von einfachen Fragen zu Ihrer Stimmungslage und Ihrem Tagesablauf wird er diese Diagnose absichern.

Psychologische und körperliche Untersuchungen

Mit Hilfe von standardisierten Intelligenzverfahren werden die Patienten hinsichtlich einer Über- oder Unterforderung untersucht. Bestehende Konzentrationsstörungen können mit Konzentrationstests ermittelt werden. Durch die Untersuchung des Blutes können Anämien, Eisenmangel oder Schilddrüsenunter- oder -überfunktion festgestellt werden.

Mit Hilfe von Fragen zu Intelligenz und Konzentration ermittelt Ihr Arzt, ob Sie unter- oder überfordert sind.

Diagnose nach ICD-10

Die Diagnosestellung einer depressiven Störung und ihre Schweregradbestimmung nach ICD-10 verläuft folgendermaßen:

- Über einen Zeitraum von mindestens zwei Wochen liegen mindestens zwei Hauptsymptome vor. Bei einer schweren Depression liegen sogar drei Hauptsymptome vor.
- Die Schweregradbestimmung erfolgt über die Anzahl der auftretenden Zusatzsymptome. Bei einer leichten Depression leiden die Patienten unter mindesten zwei Zusatzsymptomen. Bei einer mittelgradigen Depression leiden die Patienten unter mindestens drei bis vier Zusatzsymptomen. Bei einer schweren Depression leiden die Patienten zusätzlich zu den drei Hauptsymptomen unter mindestens vier Zusatzsymptomen.
- Bei leichten oder mittelgradigen Depressionen kann mit Hilfe von mindestens vier festgestellten typischen Merkmalen ermittelt werden, ob zusätzlich ein somatisches Syndrom vorliegt.
- Bei schweren Depressionen können zusätzlich psychotische Symptome wie Wahnideen, Halluzinationen oder depressiver Stupor auftreten.
- Falls es in der Patientenanamnese schon mal eine depressive Störung gab, dann spricht man bei erneutem Auftreten von einer rezidivierenden Depression.

In aufeinanderfolgenden Diagnosestufen hat Ihr Arzt Ihre Depression ermittelt.

Tab. 2.5 Beispielfragen zu Symptomen und Merkmalen

Mit Hilfe von Fragen kann Ihr Arzt Ihre Haupt- und Zusatzsymptome sowie auch weitere Symptome ermitteln.

Symptom/Merkmal	Beispielfrage
Gedrückte, depressive Stimmung	Haben Sie sich in den letzten zwei Wochen niedergeschlagen oder traurig gefühlt?
Interessenverlust, Freudlosigkeit	Haben Sie in der letzten Zeit das Interesse oder die Freude an wichtigen Aktivitäten (Beruf, Hobby, Familie) verloren?
Antriebsmangel, erhöhte Ermüdbarkeit	Fällt es Ihnen schwer, die Aufgaben des Alltags wie gewohnt zu erledigen?
Verminderte Konzentration und Aufmerksamkeit	Haben Sie Mühe, die Zeitung zu lesen, fernzusehen oder einem Gespräch zu folgen?
Vermindertes Selbstwertgefühl und Selbstvertrauen	Fühlen Sie sich so selbstsicher wie sonst?
Gefühle von Schuld und Wertlosigkeit	Fühlen Sie sich häufig schuldig für alles, was geschieht?
Negative und pessimistische Zukunftsperspektiven	Haben Sie Pläne für die Zukunft? Sehen Sie die Zukunft schwärzer als sonst?
Suizidgedanken/-handlungen	Haben Sie versucht, sich etwas anzutun? Gibt es etwas, was Sie am Leben hält?
Schlafstörungen	Schlafen Sie mehr oder weniger als sonst?
Appetitlosigkeit	Haben Sie ungewollt an Gewicht verloren?
Wahnideen	Sind Sie davon überzeugt, dass Sie etwas sehr Schlimmes getan haben? Sind Sie davon überzeugt, dass Sie verarmen?
Halluzinationen	Hören Sie Stimmen, die andere nicht hören?

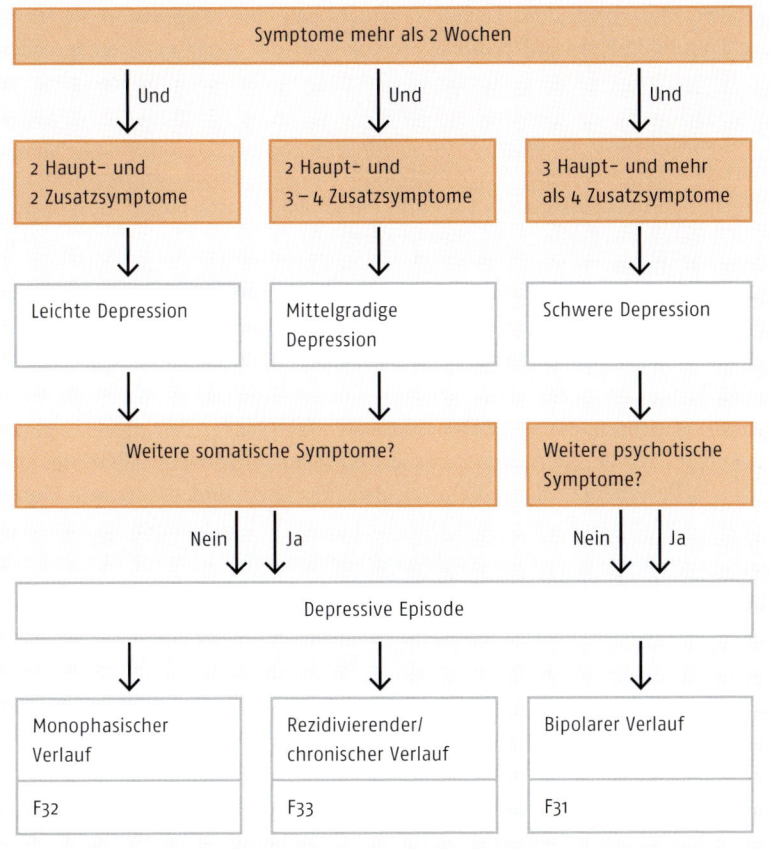

Mit Hilfe der Anzahl Ihrer mehr als zwei Wochen anhaltenden Haupt- und Zusatzsymptome ermittelt der Arzt den Schweregrad Ihrer Depression. Zusätzlich auftretende körperliche oder psychische Symptome teilen Ihre Erkrankung in bestimmte Verlaufsformen ein.

Abb. 2.6 Diagnose depressiver Episoden nach ICD-10 Kriterien. Nach S 3-Leitline/NVL Unipolare Depression

Differenzialdiagnose

Die Symptome wie Niedergeschlagenheit, Erschöpfung, Traurigkeit und Selbstzweifel treten nicht nur bei Depressionen, sondern auch bei anderen psychischen Erkrankungen wie zum Beispiel der Schizophrenie auf. Mit Hilfe der Differenzialdiagnose kann der Arzt die Depression von anderen Erkrankungen abgrenzen. Bei Menschen mit Grunderkrankungen und bei älteren Menschen ist die Diagnose schwierig. Hier treten schon viele Symptome alleine aufgrund der Erkrankung oder des Alters auf. Gerade im Alter können Konzentrations- und Gedächtnisstörungen auch auf eine beginnende Demenzerkrankung hinweisen.

Damit Ihr Arzt die Diagnose Depression sicher stellen kann, muss er andere Erkrankungen mit ähnlichen Symptomen ausschließen.

Der Arzt muss eine depressive Anpassungsstörung wie zum Beispiel eine Trauerreaktion nach dem Tod des Partners von einer Depression abgrenzen. Der Trauernde kann auf positive Ereignisse in der Regel auch entsprechend positiv reagieren. Oftmals ist er im Beruf und bei Freizeitaktivitäten abgelenkt und verhält sich unauffällig. Zu Hause in der veränderten familiären Umgebung überwiegen jedoch die depressiven Symptome.

> Der Arzt muss auch abklären, ob es sich vielleicht um eine Trauerreaktion handelt.

Andere Erkrankungen wie Angst- und Panikstörungen, somatoforme Störungen, Substanzmissbrauch, Ess- und Persönlichkeitsstörungen müssen differenzialdiagnostisch ausgeschlossen werden.

Das wichtigste Instrument bei der Differenzialdiagnose ist auch hier das Stellen von Beispielfragen.

Komplikationen

Suizidalität

> Leider wird das Thema Depression und das damit oftmals verbundene Suizidrisiko totgeschwiegen. Ihr behandelnder Arzt wird bei jedem Kontrolltermin Ihr persönliches Risiko ermitteln.

Fast alle Patienten, die unter Depressionen leiden haben Suizidgedanken. Der Schweregrad einer Depression korreliert mit dem Suizidrisiko. Allerdings sprechen die Betroffenen meist nicht darüber. Der Arzt und das soziale Umfeld müssen sich dieser Gefahr bewusst sein. Frauen haben häufiger nur Suizidgedanken, die sie meist nicht in die Tat umsetzen. Männer haben häufig nicht nur Suizidgedanken, sondern sie vollziehen auch den Suizid. Der Arzt sollte bei jedem Patientenkontakt das individuelle Suizidrisiko ermitteln. Das Suizidrisiko korreliert mit der Schwere der Erkrankung. Je schwerer die Depression, desto größer der Leidensdruck, desto größer das Suizidrisiko. Mit Hilfe der richtigen Therapie kann das bestehende Suizidrisiko gesenkt werden.

Manische Phasen

> Sie können sich mit Ihrem unkalkulierbaren Stimmungshoch durch unüberlegte Handlungen familiär und finanziell in Schwierigkeiten bringen.

Der Patient mit manischen Phasen kann durch seine Aktivitäten in jeder Hochphase familiäre und finanzielle Schäden anrichten, zum Beispiel durch eine überstürzte neue Partnerschaft, durch zahlreiche überflüssige Einkäufe oder durch leichtfertig unterschriebene Verträge.

Stufenplan der Diagnostik einer unipolaren depressiven Störung

- Bei dem Verdacht auf eine depressive Störung wird zuerst geklärt, ob eine Veränderung von Stimmung und/oder Antrieb vorliegen (Hauptsymptome).
- Danach wird ermittelt, ob diese Hauptsymptome eher einer depressiven Symptomatik oder einer anderen psychischen Erkrankung zuzuordnen sind (Differenzialdiagnose).
- Es müssen somatische Ursachen sowie der Missbrauch von psychotropen Substanzen ausgeschlossen werden.
- Bei Ausschluss von anderen Ursachen erfolgt dann eine genaue Anamnese und mit Hilfe der Zusatzsymptome eine genaue Schweregradeinteilung der Depression.

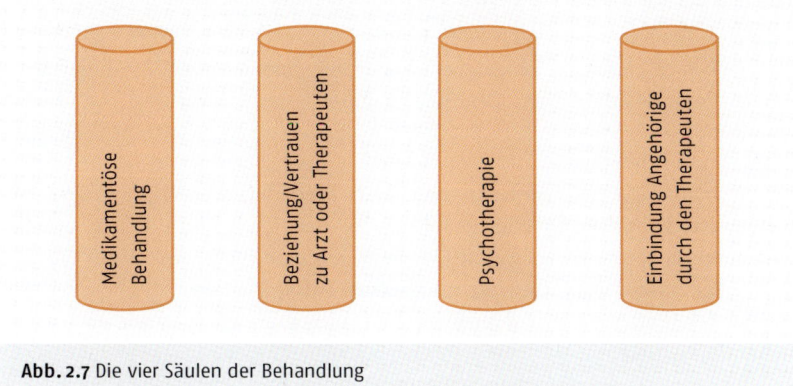

Abb. 2.7 Die vier Säulen der Behandlung

Verlaufsdiagnostik

Das Ansprechen auf die medikamentöse, psychotherapeutische und ergänzende psychosoziale Therapie muss regelmäßig überprüft werden. In der Akuttherapie sollte dies in den ersten vier Wochen wöchentlich geschehen. Spätestens nach drei bis vier Wochen sollte eine genaue Wirkungsprüfung erfolgen. Daraufhin wird die Entscheidung gefällt, ob die Behandlung fortgesetzt wird oder verändert werden sollte. Der erste Therapieversuch zeigt bei nur 30 bis 40 Prozent der Patienten den gewünschten Erfolg. Es gibt viele Skalen zur Überprüfung des Therapieerfolgs. Einige Skalen sind für die Selbstbeurteilung und andere für die Fremdbeurteilung wie zum Beispiel die Hamilton-Depressions-Skala.

Während Ihres Therapieverlaufs müssen sie anfangs wöchentlich zu Ihrem Arzt. Er überprüft bei diesen Terminen das Ansprechen auf die Medikamente.

2.1.3 Therapieoptionen

Nach der Diagnosestellung erfolgt der Einstieg in die Behandlung. Eine Therapie ist aber nur möglich, wenn der Betroffene sein Leiden als Krankheit akzeptiert. Der Arzt führt mit dem Patienten ein aufklärendes Gespräch. Mit patientenverständlichen Informationen muss er die Erkrankung, die verschiedenen Therapieoptionen und den Behandlungsverlauf darstellen.

Die Behandlung der Therapie stützt sich auf vier Säulen (siehe Abb. 2.7).

Nach der Krankheitseinsicht durch den betroffenen Patienten ist es für den weiteren Behandlungserfolg sehr wichtig, dass der Patient seinen Therapeuten annimmt. Der Therapeut kann auch mit Zustimmung des Betroffenen, dessen Angehörige mit in die Therapie einbinden. In Abhängigkeit von den individuellen Bedürfnissen des Patienten, von der Ursache und der Schwere der Erkrankung erarbeitet der Arzt mit dem Betroffenen zusammen ein therapeutisches Konzept.

Sie müssen die gestellte Diagnose »Depression« annehmen. Nur so ist eine Behandlung möglich. Damit beginnen Sie Ihre Therapie. Mit Ihrem Arzt zusammen erarbeiten Sie Ihre Therapie.

Voraussetzung für eine gute Therapie ist, dass Sie Ihrem behandelnden Arzt vertrauen.

Eine Kombination von Me-
dikamenten und Psychotherapie
ist am erfolgreichsten.

Hinweis

Die besten Heilungschancen bestehen durch eine optimale Kombination
der verschiedenen Therapiemöglichkeiten.

Bei leichten Depressionen
und bei Kindern ist auch die
Psychotherapie alleine erfolgreich.

Bei leichten Depressionsformen und auch besonders bei Erkrankungen im
Kindesalter kann eine Psychotherapie alleine ausreichend sein. Oftmals erfolgt
bei mittelschweren bis schweren Depressionen eine medikamentöse Therapie
mit begleitender Psychotherapie mit großem Erfolg.

Für den Patienten mit depressiven Störungen gelten folgende allgemeine
Behandlungsziele:

Sie dürfen Ihre Therapieziele
nicht aus den Augen verlieren.

− Verbesserung der aktuellen Symptomatik und vollständige Remission
− Verringerung der Suizidgefahr und Vermeidung von Suizid
− Wiedereingliederung ins familiäre, berufliche und soziale Leben
− Stabilisierung der Verbesserung
− Reduzierung der Rückfall- und Rezidivwahrscheinlichkeit

Hinweis

Das große Ziel hinsichtlich der Therapie mit Antidepressiva liegt nicht
alleine beim Erreichen einer schnellen Besserung in der Akuttherapie,
sondern vor allem in der Prophylaxe von Rezidiven.

Das große Ziel nach der er-
folgreichen Depressionsbehand-
lung ist das Verhindern einer
erneuten Depression.

Bei leichten Depressionen
können Sie zusammen mit Ihrem
Arzt entscheiden, ob Sie zuerst
zwei Wochen lang abwarten und
die Symptome beobachten.

Bei leichten Depressionen können der Arzt und Patient zunächst einmal eine
aktiv-abwartende Begleitung festlegen. Diese Möglichkeit besteht, wenn der
Betroffene eine Behandlung ablehnt und eine Hoffnung besteht, dass die leichten Symptome sich auch ohne Therapie zurückbilden. Eine erneute Überprüfung der Symptomatik muss innerhalb der nächsten zwei Wochen stattfinden.
Die Einteilung der Therapie erfolgt in drei Behandlungsphasen (siehe Abb. 2.8):

− Akuttherapie

Ihre Therapie erfolgt in drei
Phasen: die Akuttherapie, die
Erhaltungsbehandlung und die
Rückfallvorbeugung.

− Erhaltungstherapie
− Rezidivprophylaxe

Innerhalb der drei Behandlungsphasen verändert sich die Symptomatik der
Erkrankung. Die Erreichung eines weitgehend symptomfreien Zustands oder
die Wiederherstellung des ursprünglichen Zustands durch die Akuttherapie
bezeichnet man als Remission. Eine Verschlechterung der Symptomatik während der Akut- oder Erhaltungstherapie nennt man Rückfall. Das erneute
Auftreten einer depressiven Phase nach der vollständigen Genesung bezeichnet
man als Rezidiv. Der Behandlungserfolg wird mit Hilfe der prozentualen Be-
urteilung der Symptomreduktion eingeteilt.

Ihre auftretenden Symp-
tome werden sich innerhalb der
drei Behandlungsphasen verändern. Sie können symptomfrei
werden. Aber Sie können auch
einen Rückfall erleiden.

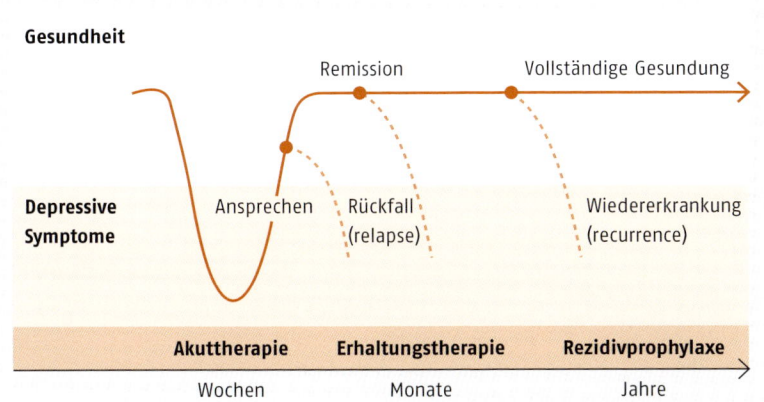

Gesundheit

Remission

Vollständige Gesundung

Depressive Symptome

Ansprechen

Rückfall (relapse)

Wiedererkrankung (recurrence)

Akuttherapie **Erhaltungstherapie** **Rezidivprophylaxe**

Wochen Monate Jahre

In den ersten Wochen werden Sie nach dem guten Ansprechen auf die Medikation wieder symptomfrei. Zur Vermeidung eines Rückfalls wird Ihr Therapieerfolg in den nächsten Monaten stabilisiert. Danach wird Ihre Medikation zur Verhinderung einer Wiedererkrankung über einen langen Zeitraum fortgesetzt.

Abb. 2.8 Die drei Behandlungsphasen. DAZ 05/2010

Hinweis

In der Regel erfolgt die Therapie hinsichtlich der Dosierung zu Beginn einschleichend und am Ende ausschleichend.

Akuttherapie

Mit der Akuttherapie sollte direkt nach der Diagnosestellung gestartet werden. In Abhängigkeit von der Schwere der Erkrankung erfolgt diese Behandlung ambulant oder stationär. In der Regel erstreckt sich diese Behandlungsphase auf vier bis zwölf Wochen, wobei es meist zwei bis drei Wochen dauert bis die psychotherapeutischen und/oder medikamentösen Maßnahmen ihre Wirkung zeigen. Die zu erwartenden Neben- und Wechselwirkungen treten jedoch schon direkt zu Beginn der Therapie auf. Das Behandlungsziel für die Akuttherapie ist die Verbesserung der aktuellen Symptomatik, die Erreichung einer vollständigen Remission, die Vermeidung von Suizid sowie die Wiedereingliederung ins familiäre, berufliche und soziale Leben.

Die Behandlungsphase der Akuttherapie dauert vier bis zwölf Wochen. In den ersten zwei bis drei Wochen spüren Sie noch keine antidepressive Wirkung. Jedoch zeigt Ihnen das Auftreten von Nebenwirkungen, dass die Wirkung beginnt.

Erhaltungstherapie

Die Stabilisierung der Verbesserung erfolgt in der Erhaltungsphase. Ohne diese Behandlungsstufe liegt die Rückfallgefahr bei 50 Prozent. Durch eine Erhaltungstherapie kann das Rückfallrisiko um 70 Prozent gesenkt werden. In der Regel erstreckt sich diese Behandlungsphase über vier bis neun Monate. Über diesen Zeitraum werden die psychotherapeutischen und/oder medikamentösen Maßnahmen fortgesetzt.

Im Anschluss erfolgt über vier bis neun Monate die Erhaltungsbehandlung, damit Ihre verbesserte Symptomatik stabilisiert wird.

Rezidivprophylaxe

🗨 Zur Senkung des Rückfallrisikos wird Ihre Therapie noch über mindestens zwei Jahre fortgesetzt.

Die Behandlungsphase zur Reduzierung der Rezidivwahrscheinlichkeit ist für die betroffenen Patienten erforderlich, die ein erhöhtes Rückfallrisiko aufweisen. In der Regel erstreckt sich diese Langzeittherapie über mindestens zwei Jahre. Über diesen Zeitraum werden die psychotherapeutischen und/oder medikamentösen Maßnahmen fortgesetzt.

Medikamentöse Maßnahmen

Medikamente bei unipolaren Depressionen

🗨 Es gibt für die Behandlung Ihrer unipolaren Depression eine Vielzahl an Arzneimitteln auf dem Markt.

Eine große Anzahl an Medikamenten steht den betroffenen Patienten in Deutschland zur Verfügung. Die Einteilung erfolgt hauptsächlich nach dem Wirkmechanismus. Eingesetzt werden:

- Antidepressiva (siehe Tab. 2.6 und Abb. 2.9),
- Phytopharmaka (z. B. Johanniskraut),
- Tranquilizer (z. B. Alprazolam, Bromazepam, Lorazepam),
- Neuroleptika (z. B. Amisulprid, Olanzapin, Quetiapin, Ziprasidon, Risperidon),
- Tryptophan,
- Lithium und
- Antiepileptika (z. B. Carbamazepin, Valproat, Lamotrigin).

🗨 Es gibt kein Mittel der ersten Wahl für die Indikation Depression. Der Arzt hat Ihr Arzneimittel nach den zu erwartenden Neben- und Wechselwirkungen ausgewählt. Wenn sich Ihre Symptomatik nach vier Wochen nicht bessert, kann ein Wirkstoffwechsel sinnvoll sein. Dies bedeutet nicht, dass Sie dann unter einer sehr schweren Depression leiden. Das individuelle Ansprechen auf eine Substanz muss immer ausgetestet werden.

Der Arzt und der Patient müssen aus dieser großen Anzahl von Medikamenten das Arzneimittel für die Therapie auswählen. Hierbei ist die Verträglichkeit der ausgewählten Substanz ein wichtiges Kriterium. Alle möglichen Nebenwirkungen, Wechselwirkungen und bestehende Komorbiditäten müssen in die Entscheidung mit einbezogen werden. Es gibt in der S 3-Leitlinie/NVL für unipolare Depressionen keine erste Wahl-Empfehlung hinsichtlich eines Antidepressivums. Bei suizidgefährdeten Patienten dürfen tri- und tetrazyklische Antidepressiva nicht in großen Mengen verschrieben werden. Eventuell bestehende Erfahrungen aus vorangegangenen Antidepressivatherapie werden bei einer abermals notwendigen Behandlung (Rückfall) mit einbezogen. Der erste Behandlungsversuch führt oftmals nicht zu der gewünschten Remission. Daher wird der Therapieerfolg regelmäßig in kurzen Abständen beurteilt (siehe Verlaufsdiagnostik). Drei bis vier Wochen nach Therapiebeginn kann bei einem Nichtansprechen auf die ausgewählte Substanz ein Wirkstoffklassenwechsel zum gewünschten Erfolg führen.

🗨 Für welche Indikation hat der behandelnde Arzt Ihnen das Arzneimittel verordnet?

Hinweis

Im Apothekenalltag muss berücksichtigt werden, dass die Antidepressiva nicht nur in der Therapie von depressiven Störungen eingesetzt werden. Sie werden auch verordnet bei Angst- und Zwangsstörungen, bei Schlafstörungen und bei chronischen Schmerzen. Von der Indikation ist auch die Dosierung abhängig.

A

Noradrenerge Synapse: unter Antidepressiva

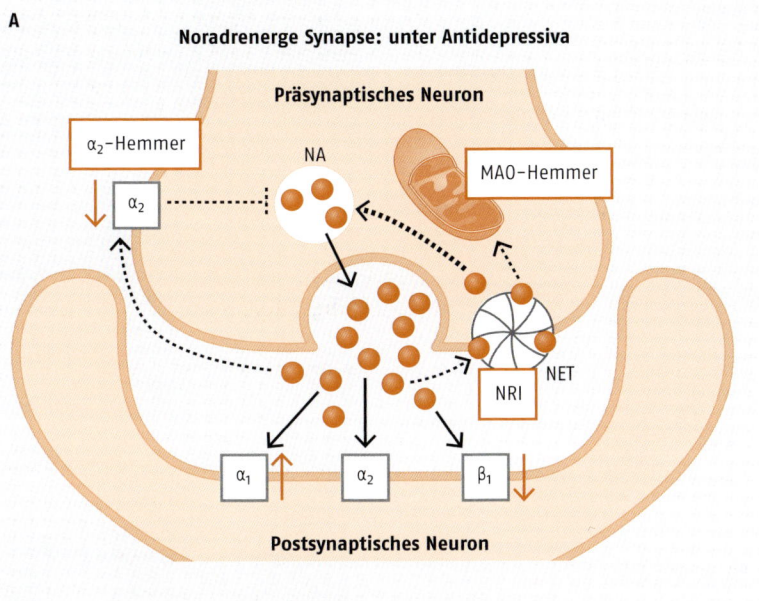

Unter Antidepressiva verstärkt sich die noradrenerge Freisetzung und damit erhöht sich wieder die Anzahl Ihres Botenstoffes Noradrenalin.

B

Serotonerge Synapse: unter Antidepressiva

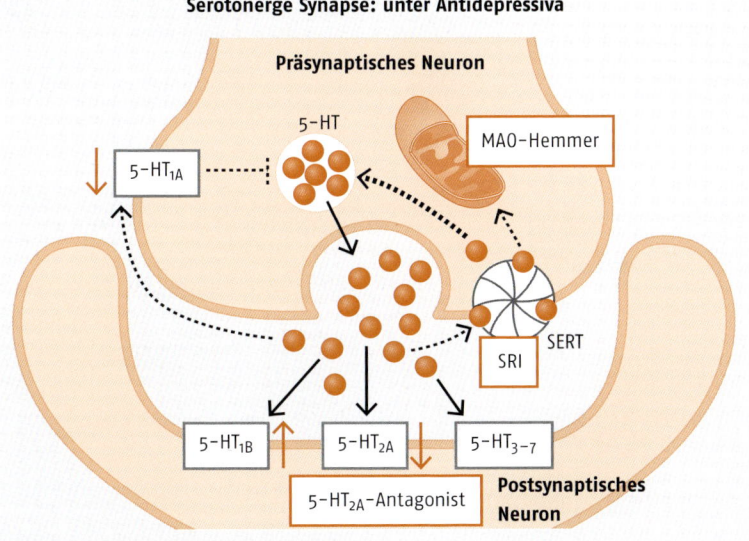

Unter Antidepressiva verstärkt sich auch die serotonerge Freisetzung und damit erhöht sich auch wieder die Anzahl Ihres Botenstoffes Serotonin.

Abb. 2.9 Noradrenerge und serotonerge Synapse: unter Antidepressiva. DAZ 05/2010

Tab. 2.6 Antidepressiva

Es gibt eine Vielzahl an Antidepressiva mit unterschiedli-
chen Wirkungsmechanismen auf
dem deutschen Markt.

Wirkstoffgruppen	Wirkstoff
Monoaminoxidase-Inhibitoren (MAO-Hemmer)	Moclobemid, Tranylcypromin
Tri- und tetrazyklische Antidepressiva (TZA), (nicht selektive Monoamin-Reuptake-Inhibitoren NSMRI)	Amitriptylin, Clomipramin, Doxepin, Imipramin, Maprotilin, Nortriptylin, Opipramol, Trimipramin
Selektiver Serotonin-Reuptake-Inhibitor (SSRI)	Citalopram, Escitalopram, Fluoxetin, Fluvoxamin, Paroxetin, Sertralin
Selektive Serotonin-/Noradrenalin-Reuptake-Inhibitoren (SSNRI)	Venlafaxin, Duloxetin
Selektiver Noradrenalin-Reuptake-Inhibitor (SNRI)	Reboxetin
Selektiver Noradrenalin- und Dopamin-Reuptake-Inhibitor	Bupropion
Alpha-2-Rezeptor-Antagonisten	Mianserin, Mirtazapin
Melatonin-Rezeptor-Agonist	Agomelatin
Nichtklassifizierte Antidepressiva	Trazodon

Medikamente bei gehemmter Depression

Der Arzt wählt in Abhängigkeit von Ihren Symptomen ein
geeignetes Antidepressivum aus.

Hier werden nicht sedierende Antidepressiva wie SSRI, SSNRI und Moclobemid verordnet.

Medikamente bei agitierter Depression

Hier werden sedierende Antidepressiva wie Alpha-2-Rezeptor-Antagonisten, TZA und Benzodiazepine verordnet.

Medikamente bei Depressionen mit Wahnvorstellungen

Hier werden hemmende Antidepressiva wie Trimipramin und Neuroleptika verordnet.

Medikamente bei zusätzlicher Angststörung

Hier werden Antidepressiva in Kombination mit Benzodiazepinen verordnet.

Medikamente bei zusätzlicher Zwangsstörung

Hier werden SSRI und Clomipramin verordnet.

Antidepressiva bei älteren Patienten

Bei dieser Patientengruppe muss bei der Substanzauswahl besonders auf die Neben- und Wechselwirkungen geachtet werden. Viele ältere Patienten haben bestehende Grunderkrankungen, die bereits mit Medikamenten behandelt werden. Zum Beispiel darf das schon bestehende Harnverhalten aufgrund einer benignen Prostatahyperplasie nicht durch die Gabe von Antidepressiva mit anticholinergen Nebenwirkungen verschlimmert werden. Hier sind SSRI den TZA vorzuziehen. Auf Funktionsverminderung von Nieren und Leber kann der Arzt mit der Verschreibung von geringeren Dosierungen reagieren.

> 🗨 Aufgrund Ihrer schon vorliegenden Grunderkrankung achtet Ihr behandelnder Arzt darauf, dass Sie Ihr neues verordnetes Arzneimittel diesbezüglich gut vertragen.

Antidepressiva bei Patienten mit Demenz

Bei dieser Patientengruppe muss bei der Substanzauswahl darauf geachtet werden, dass keine Wirkstoffe mit anticholinergen Nebenwirkungen angewendet werden.

Antidepressiva in Schwangerschaft und Stillzeit/bei postpartalen Depression

Bei bestehender rezidivierender Depression und einer geplanten Schwangerschaft ist eine sorgfältige Nutzen-Risiko-Abwägung vorzunehmen. Eine niedrig dosierte Monotherapie während der Schwangerschaft ist bei einem hohen Rezidivrisiko sinnvoll. Bei nicht geplanten Schwangerschaften wird die bestehende Schwangerschaft erst ab der fünften oder sechsten Woche festgestellt. Die Patientin hat bis zu diesem Termin ihre bestehende Medikation eingenommen. Durch das Aussetzen der Therapie kann sich der psychische Zustand verschlechtern, daher wird eine Fortsetzung der Therapie empfohlen. Aufgrund ihrer teratogenen Eigenschaften sind Lithium sowie die Antiepileptika Valproinsäure und Carbamazepin für diese Patientinnen nicht geeignet. Sie führen zu Fehlbildungen am Herzen. Der Einsatz von TZA (Imipramin, Amitriptylin und Nortriptylin werden empfohlen), SSRI, Mirtazapin, Bupropion und Venlafaxin scheint möglich zu sein (siehe auch Bewertung der Studienlage). Die Geburt sollte jedoch wegen möglicher Komplikationen beim Säugling in Kliniken mit angeschlossener Neonatologie erfolgen. Das Stillen ist ebenfalls mit einer sorgfältigen Nutzen-Risiko-Abwägung möglich. Gut geeignet sind TZA (Clomipramin) sowie die SSRI Sertralin und Paroxetin, da sie nur in geringer

> 🗨 Sie sollten bei einer geplanten Schwangerschaft gut mit Ihrem behandelnden Arzt zusammenarbeiten. Eine niedrig dosierte Arzneimitteltherapie ist auch in der Schwangerschaft und Stillzeit möglich. Alternativ können Sie auch eine alleinige Psychotherapie in Betracht ziehen.

Konzentration in die Muttermilch übergehen. Bei großen Bedenken seitens der Patientin kann auch alternativ eine alleinige Psychotherapie in Schwangerschaft und Stillzeit in Erwägung gezogen werden.

Antidepressiva bei Kindern

Als einziger Wirkstoff ist Fluoxetin ab einem Alter von acht Jahren für die Behandlung von Depressionen bei Kindern in Deutschland zugelassen. TZA haben kardiale Nebenwirkungen und sollten auch wegen noch fehlenden Wirksamkeitsnachweisen bei Kindern und Jugendlichen nicht eingesetzt werden. Die Behandlung von Depressionen im Kindesalter wird vorzugsweise mit einer Psycho-/Verhaltenstherapie alleine durchgeführt. Belastende Faktoren aus dem sozialen Umfeld müssen reduziert und positive Faktoren müssen gefördert werden. Johanniskrautpräparate werden oftmals verordnet. Bei den SSRI wird ein erhöhtes Risiko von Suizidgedanken im Kindes- und Jugendalter diskutiert. Der Einsatz von allen anderen Mittel in der Therapie von Depressionen in der Kindheit wie beispielsweise Sertralin, Citalopram und auch Mirtazapin erfolgt off label.

> 🗨 Für die Depressionsbehandlung von Kindern und Jugendlichen ist in Deutschland nur der Wirkstoff Fluoxetin zugelassen. Es wird empfohlen zuerst mit einer alleinigen Psychotherapie zu starten. Ihr behandelnder Arzt sollte Erfahrungen auf dem Gebiet der Kinder- und Jugenddepressionen haben.

Medikamente bei bipolaren Störungen

Antidepressiva wirken auch bei bipolaren Störungen und sollten in Kombination mit einem Antimanikum (Lithium, Valproat, Olanzapin, Risperidon, Quetiapin, Aripiprazol, Ziprasidon) eingesetzt werden. Das hohe Suizidrisiko wird nur durch Lithium nachweislich gesenkt. Die oftmals in der Arzneimitteltherapie bipolarer Störung verwendeten Neuroleptika sind keine echte Alternative. In der Akuttherapie von unipolaren und bipolaren manischen Phasen werden keine Antidepressiva, sondern als Mittel der ersten Wahl Lithium eingesetzt. Bei einem Nonresponder erfolgt alternativ der Einsatz eines Antiepileptikums (Carbamazepin, Lamotrigin, Valproat). Dieses wird dann alleine oder in Kombination mit Lithium angewendet. Ein neues Medikament für die manische Phase bei bipolaren Störungen ist Asenapin. Nichtmedikamentöse Maßnahmen wie beispielsweise die Verlängerung des Nachtschlafes auf sechs bis sieben Stunden zeigen ebenfalls antimanische Effekte.

> 🗨 Der Arzt hat Ihnen für die bipolare Störung Antidepressiva in Kombination mit Arzneimitteln gegen die Hochstimmung verordnet. Für den Wirkstoff Lithium ist die Senkung des Suizidrisikos nachgewiesen.

Medikamente bei saisonaler Depression

Die Aminosäure Tryptophan ist als Serotoninvorstufe bei der saisonalen Depression genauso gut wirksam wie die Lichttherapie. Der Effekt der Aminosäure hält jedoch länger an. Auch Johanniskrautpräparate können eingesetzt werden. Gute Erfolge werden hier besonders in Kombination mit der Lichttherapie erzielt. Auch andere Antidepressiva wie beispielsweise Fluoxetin werden verordnet.

> 🗨 Für Ihre Winterdepression gibt es verschiedene Behandlungsmöglichkeiten. Sie können Medikamente mit dem Wirkstoff Tryptophan oder Johanniskraut einnehmen, oder aber ohne Medikamente mit der Lichttherapie alleine behandeln.

Suizidgefahr

Nach der Diagnosestellung einer depressiven Störung und dem Feststellen einer akuten Suizidgefährdung wird der behandelnde Arzt eine stationäre Einweisung in Erwägung ziehen. Das individuelle Suizidrisiko muss in den Behandlungsphasen bei jedem Kontrollbesuch abgefragt und ermittelt werden. Das Thema Suizid darf im Arzt-Patienten-Verhältnis niemals tabuisiert werden. Paradoxer Weise ist die Suizidgefahr in den ersten drei Wochen der medikamentösen Therapie am höchsten. Durch die Arzneimittelgabe wird die Konzentration der Neurotransmitter im synaptischen Spalt beeinflusst. Der zuvor antriebsarme Patient wird wieder aktiver und dadurch kann es auch zu einem durchgeführten Suizid kommen. Daher sollte der Arzt sich gerade in dieser Zeit immer als Anlaufstelle anbieten, damit aktuelle Veränderungen in der Symptomatik direkt besprochen werden können.

> Gerade in den ersten drei Wochen Ihrer Arzneimitteltherapie ist Ihr Suizidrisiko erhöht. Deshalb hat Ihnen Ihr behandelnder Arzt für die ersten zwei Wochen zusätzlich ein beruhigendes Mittel verordnet. Wenn Sie Veränderungen an sich feststellen, auch hinsichtlich der auftretenden Suizidgedanken, dann müssen Sie darüber sprechen.

Es gibt viele Risikofaktoren für die eine Suizidalität belegt ist. Solche Faktoren sind beispielsweise Abschiedsvorbereitungen, keine Zukunftspläne, sozialer Rückzug, Gefühl von Wertlosigkeit und auch allgemeine Faktoren wie männliches Geschlecht und höheres Alter. Das Suizidrisiko einzuschätzen ist dennoch sehr schwer. Hinsichtlich der Wirkstoffgruppen der Antidepressiva gibt es keine der man nachweisen kann, dass sie das Suizidrisiko vermindert. Es sollte allerdings bei der Substanzwahl daran gedacht werden, dass keine antriebssteigernden Wirkstoffe ausgewählt werden. Oder diese Antidepressiva werden zur Verringerung der anfänglich antriebssteigernden Wirkung (vor allem bei SSRI) zu Beginn der Behandlung in den ersten zwei Wochen mit Tranquilizern kombiniert. Dann tritt der antidepressive Effekt ein und die Tranquilizer müssen aufgrund der möglichen Suchtgefahr auch wieder abgesetzt werden. Es gibt kein spezifisches und akut antisuizidal wirkendes Arzneimittel. Eine Behandlung mit Lithium reduziert das Suizidrisiko und die Suizidrate. Einer Antriebssteigerung muss eine Stimmungsaufhellung vorausgehen, damit sich das Suizidrisiko nicht erhöht.

Komorbiditäten

Bestehende Komorbiditäten sind:
— Andere psychische Störungen wie zum Beispiel Angst- und Zwangsstörungen, Alkoholabhängigkeit, Ess- und Persönlichkeitsstörungen.
— Somatische Erkrankungen wie zum Beispiel Schilddrüsenerkrankungen, Herzinfarkt und Schlaganfall, Krebserkrankungen, Diabetes mellitus, chronische Schmerzen, Demenz und Morbus Parkinson.

> Sie können neben der Depression auch an anderen Krankheiten leiden.

Das gleichzeitige Vorliegen einer anderen psychischen Störung erschwert die Therapie. Bei zusätzlich vorliegenden Angst- und/oder Zwangsstörungen haben sich die Wirkstoffe Paroxetin, Sertralin, Venlafaxin und Clomipramin bewährt. Eine Alkoholabhängigkeit kann nach einer festgestellten Depression entstehen oder eine depressive Störung kann als Folge der Alkoholabhängigkeit entstehen. Primär werden hier die Antidepressiva Fluoxetin, Desipramin und Mirtazapin

> Es gibt Wirkstoffe, die sowohl bei Depressionen als auch bei anderen psychischen Erkrankungen eingesetzt werden.

eingesetzt. Zusätzlich können auch noch die Anticravingsubstanzen Acamprosat oder Naltrexon mit den Antidepressiva kombiniert werden. Beim Vorliegen einer depressiven Störung mit gleichzeitiger Essstörung kann der Wirkstoff Fluoxetin eingesetzt werden. Patienten mit einer gleichzeitig vorliegenden Persönlichkeitsstörung können mit Paroxetin, Olanzapin und Tranylcypromin behandelt werden.

> Bei Ihrer bestehenden Herzerkrankung dürfen bestimmte Antidepressiva aufgrund der bekannten Nebenwirkungen am Herzen nicht eingesetzt werden.

Auch das gleichzeitige Vorliegen einer somatischen Erkrankung erschwert die Therapie. Die Reduktion von depressiven Symptomen ist für die Anwendung von SSRI oder TZA nachgewiesen. Die möglichen Nebenwirkungen der Substanzen müssen beachtet werden. TZA haben ungünstige kardiale Effekte und sollten bei bestehenden Herzerkrankungen nicht eingesetzt werden. Bei einer hier benötigten Therapie verwendet man die Wirkstoffe Sertralin und Citalopram. Krebserkrankten Patienten kann bei gleichzeitiger depressiver Störung eine antidepressive Therapie mit SSRI empfohlen werden. Bei einer bestehenden Komorbidität mit Diabetes mellitus wird bevorzugt mit SSRI behandelt. Allerdings muss dabei der reduzierte Insulinbedarf beachtet werden. Eine mögliche Gewichtszunahme besteht bei der Anwendung von Mirtazapin, Mianserin und sedierenden TZA. Wenn der Patient zusätzlich noch unter schmerzhaften Neuropathien leidet, dann sind die analgetisch wirksamen TZA und Duloxetin zu empfehlen. Besonders die TZA wie Amitriptylin, Imipramin und Clomipramin werden bei depressiven Patienten mit chronischen Schmerzen eingesetzt. Sie finden ihren Einsatz aber auch bei nichtdepressiven Patienten mit chronischen Schmerzen.

> Neben Ihrer Depression leiden Sie noch zusätzlich unter ständigen Schmerzen. Dieses verordnete Antidepressivum lindert die Beschwerden von beiden Erkrankungen.

Die gute Wirksamkeit von Antidepressiva in der Behandlung von chronischen Schmerzen wird in der Therapie von Schmerzpatienten erfolgreich eingesetzt.

Psychotherapie

> Eine weitere wichtige Behandlungsmöglichkeit für Ihre Erkrankung bietet die Psychotherapie. In Abhängigkeit von dem Schweregrad der Depression kann eine Verhaltenstherapie alleine oder in Kombination mit Antidepressiva eingesetzt werden.

Die Psychotherapie stellt eine wichtige Säule in der Behandlung von Depressionen dar. Sie hilft dem Betroffenen bestimmte Verhaltensweisen zu erlernen, damit er mit entstehenden Situationen und auch der Depression besser umgehen kann. Der gewünschte Therapieerfolg tritt langsamer ein als mit den Antidepressiva. Die Psychotherapie kann bei leichten bis mittelschweren Depressionen gleichwertig zur Antidepressivatherapie eingesetzt werden. Sie wird bei akuten schweren Depressionen in Kombination mit Antidepressiva empfohlen. Bei allen depressiven Störungen (auch Dysthymie und doppelte Depression) bringt die Kombination von Medikamenten und Psychotherapie die besten Therapieerfolge. Es gibt viele verschiedene psychotherapeutische Verfahren. Kognitive Verhaltenstherapien und psychodynamische Psychotherapien werden von den GKV auch bei ambulanten Behandlungen erstattet. Andere Verfahren wie die interpersonelle Psychotherapie und die Gesprächspsychotherapie werden nur bei stationären Behandlungen von der GKV erstattet. Die verschiedenen Verfahren werden in Kapitel 5 beschrieben.

Andere nichtmedikamentöse Therapieoptionen

In Kapitel 5 werden folgende nichtmedikamentöse Therapiemaßnahmen beschrieben:

- Elektrokrampftherapie
- Schlafentzugstherapie
- Lichttherapie (findet ihren Einsatz bei der saisonalen Depression)
- Körperliches Training
- Repetitive Transkranielle Magnetstimulation
- Vagus-Nerv-Stimulation
- Ergotherapie
- Psycho- und Soziotherapie
- Ernährung
- Patientenbetreuung

Ihre Depression kann auch mit Hilfe von nichtmedikamentösen Therapiemaßnahmen behandelt und in der Behandlung unterstützt werden.

Leitlinien

Nationale Versorgungsleitlinien Unipolare Depression

Im Rahmen des Programms für Nationale VersorgungsLeitlinien NVL von der Bundesärztekammer (BÄK), der Kassenärztlichen Bundesvereinigung (KBV) und der Arbeitsgemeinschaft der Wissenschaftlichen Medizinischen Fachgesellschaften (AWMF) wurde die vorliegende Leitlinie »Unipolare Depression« von der Deutschen Gesellschaft für Psychiatrie, Psychotherapie und Nervenheilkunde (DGPPN) als S 3-Leitlinie initiiert, koordiniert und gemeinsam mit den zuständigen Organisationen als kombinierte S 3-Leitlinie/Nationale VersorgungsLeitlinie herausgegeben. Die Leitlinie wurde am 08.10.2009 fertig gestellt. Eine vierjährliche Überarbeitung und Herausgabe wird angestrebt.
An der Entstehung waren beteiligt:

- Deutsche Gesellschaft für Psychiatrie, Psychotherapie und Nervenheilkunde (DGPPN)
- Bundesärztekammer (BÄK)
- Kassenärztliche Bundesvereinigung (KBV)
- Arbeitsgemeinschaft der Wissenschaftlichen Medizinischen Fachgesellschaften (AWMF)
- Arzneimittelkommission der deutschen Ärzteschaft (AkdÄ)
- Bundespsychotherapeutenkammer (BPtK)
- Bundesverband der Angehörigen psychisch Kranker (BApK)
- Deutsche Arbeitsgemeinschaft Selbsthilfegruppen (DAGSHG)
- Deutsche Gesellschaft für Allgemeinmedizin und Familienmedizin (DEGAM)
- Deutsche Gesellschaft für Psychosomatische Medizin und Ärztliche Psychotherapie (DGPM)
- Deutsche Gesellschaft für Psychologie (DGPs)
- Deutsche Gesellschaft für Rehabilitationswissenschaften (DGRW)

Es gibt ein Programm für Nationale Versorgungsleitlinien. Darin haben die zuständigen Fachgesellschaften und Organisationen eine kombinierte S 3-Leitlinie/Nationale Versorgungsleitlinie »unipolare Depression« entwickelt.

- Bundesdirektorenkonferenz psychiatrischer Krankenhäuser und Arbeitskreis Depressionsstationen (BDK)
- Berufsverband Deutscher Psychologinnen und Psychologen (BDP)
- Berufsverband der Fachärzte für Psychosomatische Medizin und Psychotherapie Deutschlands (BPM)
- Berufsverband Deutscher Nervenärzte (BVDN)
- Berufsverband Deutscher Psychiater (BVDP)
- Bundesverband der Vertragspsychotherapeuten (BVVP)
- Chefarztkonferenz psychosomatisch-psychotherapeutischer Krankenhäuser und Abteilungen
- Deutsche Ärztliche Gesellschaft für Verhaltenstherapie (DÄVT)
- Deutsche Fachgesellschaft für tiefenpsychologisch fundierte Psychotherapie (DFT)
- Deutsche Gesellschaft für Gerontopsychiatrie und -psychotherapie (DGGPP)
- Deutsche Gesellschaft für Psychoanalyse, Psychotherapie, Psychosomatik und Tiefenpsychologie (DGPT)
- Deutsche Gesellschaft für Verhaltenstherapie (DGVT)
- Deutsche Psychoanalytische Gesellschaft (DPG)
- Deutsche Psychoanalytische Vereinigung (DPV)
- Deutsche Psychotherapeutenvereinigung (DPtV)
- Deutscher Fachverband für Verhaltenstherapie (DVT)
- Deutscher Hausärzteverband
- Gesellschaft für wissenschaftliche Gesprächspsychotherapie (GwG)
- Kompetenznetz Depression, Suizidalität (KND)

› Alle dort aufgeführten Informationen hinsichtlich Diagnose und Therapie entsprechen dem aktuellsten Wissensstand.

Es gibt die S 3-Leitlinie/NVL Unipolare Depression in der Kurzfassung, in der Langfassung, als Leitlinien-Report, als Patientenleitlinie und als Praxishilfen. Die zusammengetragenen Informationen aus den verschiedenen medizinischen Arbeitsbereichen entsprechen alle dem aktuellsten Wissensstand. Sie sind für den behandelnden Arzt als Empfehlung gedacht. In dieser S 3-Leitlinie/NVL findet man die Empfehlungen und Hintergrundinformationen für die Diagnostik und die Therapie hinsichtlich unipolarer Depressionen.

› Sie finden diese Nationale Versorgungsleitlinie Unipolare Depression demnächst auch als Patientenleitlinie im Internet.

S 3-Leitlinie zur Diagnostik und Therapie bipolarer Störungen

› Eine weitere S 3-Leitlinie zur Diagnostik und Therapie bipolarer Störungen entwickelt zurzeit die Deutsche Gesellschaft für bipolare Störungen.

Die Deutsche Gesellschaft für bipolare Störungen e. V. (DGBS e. V.) entwickelt zurzeit diese neue S 3-Leitlinie zur Diagnostik und Therapie bipolarer Störungen in Zusammenarbeit mit den zuständigen Fachgesellschaften und Organisationen begleitet von der Arbeitsgemeinschaft der Wissenschaftlichen Medizinischen Fachgesellschaften (AWMF).

BAK-Leitlinie

Die Bundesapothekerkammer erstellt Leitlinien zur Qualitätssicherung für den Bereich der Selbstmedikation und für den Bereich der Erst- und Wiederholungsverordnung durch den Arzt. Hier findet man auch viele Arbeitshilfen und Verfahrensanweisungen für die pharmazeutische Tätigkeit. Der Apotheker hat den gesetzlichen Auftrag seine Patienten zu informieren und zu beraten, soweit dies aus Gründen der Arzneimittelsicherheit erforderlich ist. Die Leitlinien unterstützen den Pharmazeuten in dieser Funktion als Informant und Berater zum Wohle des Patienten. Hier findet man auch die fünf Fragen aus den BAK-Leitlinien (siehe Kap. 3.2).

> Wir in der Apotheke werden hinsichtlich der pharmazeutischen Betreuung von Patienten mit den Leitlinien der Bundesapothekerkammer unterstützt.

Bewertung der Studienlage

- Der Ausschuss für Humanarzneimittel (CHMP) der Europäischen Arzneimittelagentur hat die Antidepressiva Ende 2010 neu bewertet. Es werden neue Warnhinweise und Hinweise zur Anwendung in Schwangerschaft und Stillzeit gefordert. Unter SSRI und TZA erhöhte sich für 50-jährige Patienten und ältere das Risiko für Knochenbrüche. SSRI, Mirtazapin und Venlafaxin erhöhen das Risiko für eine primäre pulmonale Hypertonie bei Neugeborenen. Fluoxetin erhöht das Risiko für Fehlbildungen am Herzen bei einer Einnahme im ersten Schwangerschaftsdrittel.
- Der Gemeinsame Bundesausschuss (G-BA) hat mit einem Beschluss erreicht, dass das Antidepressivum Reboxetin nicht mehr zu Lasten der GKV verordnet wird (April 2011). Das Institut für Qualität und Wirtschaftlichkeit im Gesundheitssystem (IQWiG) hat in einer entsprechenden Nutzenbewertung keinen Beleg für einen Nutzen im Vergleich zu Placebo gefunden. Reboxetinhaltige Arzneimittel dürfen nur noch ausnahmsweise in begründeten Einzelfällen zu Lasten der GKV verordnet werden. Reboxetin ist auf Privatrezept verordnungsfähig.

> Der Arzt hat Ihnen Ihr Reboxetin-Arzneimittel nun auf Privatrezept verordnet. Es wird aufgrund eines Beschlusses von der GKV normalerweise nicht mehr erstattet.

- Eine prospektive schottische Beobachtungsstudie von 2010 deutet an, dass ältere TZA im Gegensatz zu den neueren SSRIs das Risiko für kardiovaskuläre Erkrankungen erhöhen.
- Eine Metaanalyse, die die Ergebnisse von sechs randomisierten klinischen Studien von 1980 bis 2009 zusammenfasst, kommt zu dem Ergebnis, dass SSRI und TZA nur bei schweren Depressionen wirksamer sind als Placebo. Dennoch ist die medikamentöse Therapie einer der besten Wege eine bestehende Depression zu behandeln.

3 Beratung bei der Abgabe von OTC-Arzneimitteln

Die Selbstmedikation spielt bei der Behandlung von Depressionen nur eine untergeordnete Rolle. Der Patient mit dem Verdacht auf eine Depression gehört in die Hände des Arztes. Begleitend zur verordneten Behandlung können Phytopharmaka, Homöopathika und Mikronährstoffe eingesetzt werden. Wir müssen den betroffenen Patienten zuhören und Hoffnung auf Besserung geben. Floskeln, wie zum Beispiel «Nun nehmen Sie sich doch zusammen», helfen dem Patienten nicht weiter.

3.1 Abgrenzung zum Arztbesuch

Das ist eine sehr traurige Situation, die Sie mir gerade geschildert haben. Ich möchte Ihnen gerne helfen. Es kann sein, dass Sie sich noch in der Trauerphase befinden. Mit einem Johanniskrautpräparat haben Sie die Möglichkeit Ihre Stimmung wieder anzuheben. Es kann aber auch sein, dass hinter der ganzen Symptomatik eine echte Depression steckt. Darüber müssen Sie dann mit Ihrem Arzt sprechen.

Das pharmazeutische Personal muss im Handverkauf die Grenzen der Selbstmedikation erkennen. Die beschriebene Symptomatik des Kunden bzw. der konkrete Arzneimittelwunsch muss mit Hilfe von offenen Fragen hinterfragt werden. Mit den erfolgten Antworten und den durch die pharmazeutische Aus-, Fort- und Weiterbildung erworbenen Kenntnissen kann das Personal im Handverkauf nun entscheiden, ob eine Selbstmedikation möglich ist oder ob ein Arztbesuch notwendig ist. Es kann beispielsweise folgende Situation auftreten: Eine Kundin kommt in die Apotheke, berichtet von dem Tod ihres Partners und von den sich zeigenden Veränderungen in den vergangenen drei Monaten. Sie fühlt sich niedergeschlagen und traurig, sie schläft schlecht und sie kann sich ein Leben ohne ihren Mann nicht vorstellen. Für den normalen Alltag wie Fernsehen und Zeitung interessiert sie sich nicht mehr. Oft wünscht sie sich, dass sie morgens einfach nicht mehr aufwachen würde. In ihrer Bürotätigkeit, die sie wie gewohnt weiter macht, geht es ihr vergleichsweise gut. Es stellt sich hier die Frage, ob die Kundin unter einer Depression leidet oder ob eine depressive Anpassungsstörung (Trauerreaktion) vorliegt. Das pharmazeutische Personal muss gut zuhören, dem Patienten Lösungswege anbieten und Mut für die Zukunft geben. Es besteht hier die Möglichkeit die Selbstmedikation mit Johanniskraut zu starten und/oder den Kunden an den Hausarzt zu verweisen. Die Depression ist eine ernste, behandlungsbedürftige, psychiatrische Erkrankung und kein vorübergehendes Stimmungstief. Durch die oft vorhandenen Suizidgedanken und durch das hohe Suizidrisiko besteht für den Patienten Lebensgefahr. Meist wird es jedoch auch dem pharmazeutischen Personal genauso gehen wie den Ärzten. Die betroffen Patienten schildern untypische Symptome, wie Kopf- und Rückenschmerzen und der Verdacht auf eine Depression entsteht erst gar nicht.

3.2 BAK-Leitlinien: fünf Fragen

Die Leitlinien der Bundesapothekerkammer zur Qualitätssicherung unterstützen das pharmazeutische Personal bei der Information und Beratung des Patienten hinsichtlich der Abgabe von Arzneimitteln im Rahmen der Selbstmedikation. Zur Hinterfragung der Eigendiagnose oder des konkreten Arzneimittelwunsches tastet sich das Apothekenpersonal mit Hilfe von offenen Fragen an das Problem heran. In dem Gespräch ergibt sich die Bestätigung der Eigendiagnose oder die Grenze der Selbstmedikation wird überschritten und ein Arztbesuch wird empfohlen.

3.2.1 Fragen zum Anwender des Arzneimittels

Das pharmazeutische Personal muss mit Hilfe von Fragen klären für wen das gewünschte Arzneimittel gedacht ist. Es kann für den Kunden selbst sein oder aber für eine andere Person. Das Alter des Anwenders ist wichtig, denn für Säuglinge, Kleinkinder, Kinder oder für Erwachsene gibt es jeweils andere Aspekte zu berücksichtigen. Auch besondere Begleitumstände wie beispielsweise Schwangerschaft oder Stillzeit müssen in Betracht gezogen werden.

💬 Für wen ist das Arzneimittel gedacht? Ist das Arzneimittel für Sie? Muss ich etwas Bestimmtes beachten, wie z. B. Schwangerschaft oder Stillzeit?

3.2.2 Fragen zum Beschwerdebild

Mit Hilfe von offenen Fragen wird die Eigendiagnose des Patienten bzw. der konkrete Arzneimittelwunsch hinterfragt. Zur Symptomerfassung muss abgeklärt werden, welche Beschwerden genau vorliegen und seit wann diese Beschwerden auftreten. Das pharmazeutische Personal muss auch die Häufigkeit der Beschwerden ermitteln und in Erfahrung bringen wann die Beschwerden auftreten.

💬 Welche Beschwerden liegen vor? Beschreiben Sie mir diese Beschwerden. Seit wann haben Sie diese Beschwerden? Wie häufig treten diese Beschwerden auf? Wann treten diese Beschwerden auf?

3.2.3 Fragen zu weiteren Begleitsymptomen

Das Personal im Handverkauf muss noch nach weiteren Begleitsymptomen fragen. Oftmals empfindet der Patient ein Beschwerdebild als sehr störend und dieses erwähnt er dann auch. Durch das Nachfragen nach weiteren Symptomen erhält man ein umfassenderes Bild von den Beschwerden.

💬 Haben Sie noch andere Beschwerden?

3.2.4 Fragen zu anderen Erkrankungen und deren Arzneimitteltherapie

Mit Hilfe der Fragen zu bereits bekannten Erkrankungen und der damit verbundenen Arzneimitteltherapie kann sich das pharmazeutische Personal auch von der Laufkundschaft ein Gesamtbild erstellen. Diese Kenntnisse hat die Apotheke in der Regel von ihren Stammkunden, welche meist eine Kundendatei

💬 Liegen noch andere Erkrankungen vor? Haben Sie eine Grunderkrankung, die wir beachten müssen? Welche Arzneimittel nehmen Sie ein?

haben. Diese Informationen sind wichtig, denn bei bestimmten Grunderkrankungen sind die Grenzen der Selbstmedikation schnell erreicht. Die Kenntnisse über eine bestehende Medikation und Grunderkrankung helfen die Arzneimittel für die akuten Beschwerden auszuwählen, da direkt Wechselwirkungen und Kontraindikationen abgeklärt werden können. Manchmal kann man die akuten Beschwerden auch als Nebenwirkung der bestehenden Medikation entlarven (z. B. depressive Symptomatik durch orale Kontrazeptiva).

3.2.5   Fragen zu der bisherigen Behandlung

🗨 Was haben Sie bisher schon unternommen? Waren Sie damit schon bei Ihrem Arzt?

Mit Hilfe dieser Fragen erfährt das pharmazeutische Personal was der Patient bisher gegen seine Beschwerden unternommen hat. Es sollte auch geklärt werden, ob der Kunde mit diesen Beschwerden schon bereits beim Arzt war.

3.3   Fließschema Auswahlkriterien

🗨 Seit wann haben Sie diese Symptome? Wie äußern sich diese Symptome?

🗨 Mit der geschilderten Symptomatik möchte ich Sie an einen Arzt verweisen. Hier sind die Grenzen der Selbstmedikation erreicht.

🗨 Für Ihre geschilderten Symptome können Sie ein pflanzliches Arzneimittel anwenden. Nach zweiwöchiger Einnahme tritt die Wirkung ein. Falls sich die Symptome nicht bessern oder schlimmer werden, müssen Sie zum Arzt.

In der Apotheke muss im Beratungsgespräch mit dem Kunden ermitteln werden, ob für die gestellte Eigendiagnose des Patienten oder für den konkreten Arzneimittelwunsch eine Therapie im Rahmen der Selbstmedikation möglich ist oder nicht. Mit Hilfe von offenen Fragen erfährt das pharmazeutische Personal die akuten Beschwerden und wie lange diese schon andauern. Die Frage nach der Ursache bzw. nach einen bestimmten Ereignis (beruflicher Stress, bevorstehende Prüfung, Tod eines Angehörigen) ist wichtig. Je nach Stärke der geschilderten Symptome muss hier schon die Entscheidung fallen, ob die Grenzen der Selbstmedikation erreicht sind. Patienten mit Symptomen wie beispielsweise Hoffnungslosigkeit, Emotionslosigkeit, Gewichtsverlust und Suizidgedanken müssen an den Arzt verwiesen werden. Symptome wie leichte depressive Verstimmungen, Unruhe, Angst und dadurch bedingte Schlafstörung können zunächst mit Hilfe von freiverkäuflichen Präparaten behandelt werden. Häufig finden pflanzliche Präparate hier ihre Berechtigung. Johanniskraut wirkt stimmungsaufhellend, Lavendelöl löst Angstzustände und Baldrian wirkt beruhigend. Die Phytopharmaka müssen ausreichend hoch dosiert werden. Nach zwei Wochen zeigt sich die eintretende Wirkung durch eine Verbesserung der Beschwerden.

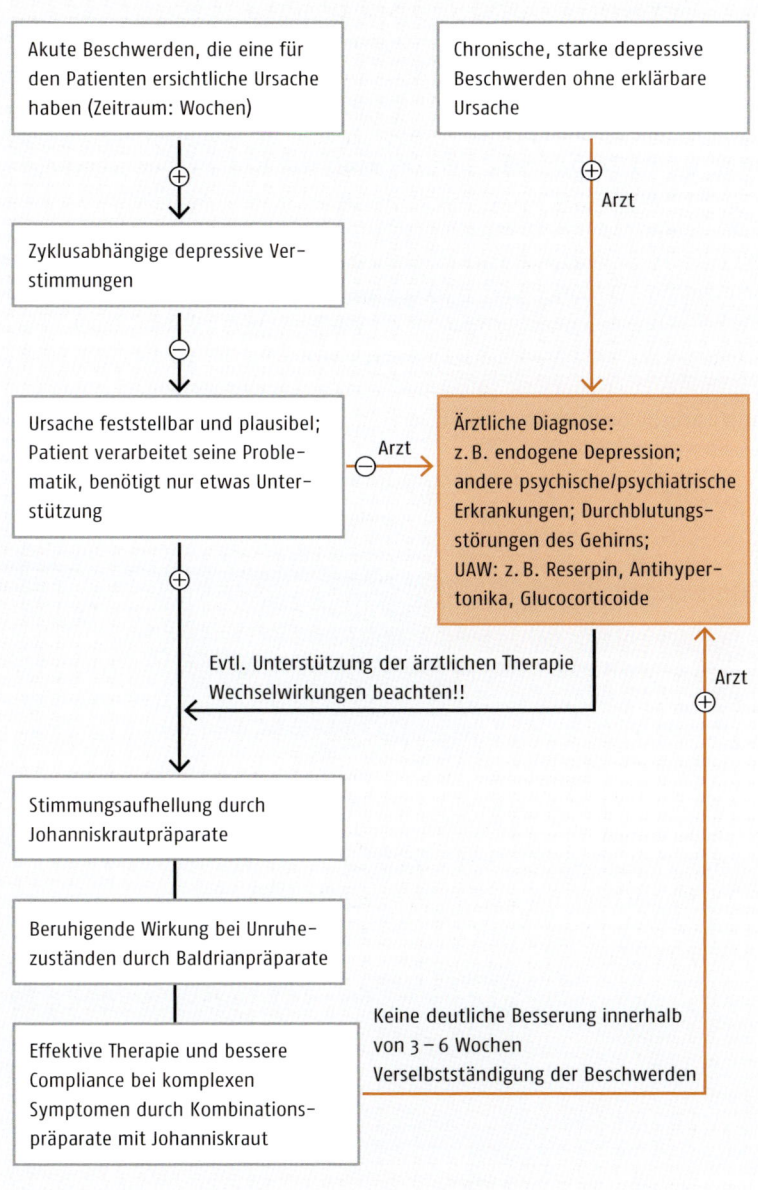

Sie befinden sich in Ihren Prüfungsvorbereitungen und haben Ihre akuten Beschwerden geschildert. Mit Hilfe pflanzlicher Kombinationspräparate aus Johanniskraut und Baldrian können Sie wirkungsvoll Ihre Symptomatik behandeln. Falls jedoch in den nächsten drei bis sechs Wochen keine deutliche Besserung eintritt oder wenn die Beschwerden schlechter werden, dann müssen Sie zum Arzt.

Abb. 3.1 Fließschema Depressive Verstimmungen. Lennecke et al. 2011

3.4   Beratung bei der Abgabe von Johanniskraut

3.4.1   Wirkungsweise

Johanniskrautextrakt ist ein pflanzliches atypisches Antidepressivum. Der wirksame Inhaltsstoff ist das Hyperforin. Es hemmt die zentrale Wiederaufnahme von Serotonin, Noradrenalin und Dopamin und führt zu einer Downregulierung von zentralen Serotonin-Rezeptoren und noradrenergen Beta-Rezeptoren. Dadurch wird die Informationsübertragung zwischen den Nervenzellen wieder normalisiert. Es zeigt sich eine stimmungsaufhellende, antriebssteigernde und entspannende Wirkung. Der Wirkungseintritt erfolgt verzögert. Dafür gibt es zwei Erklärungen. Erstens erfolgt die Wirkung von pflanzlichen Wirkstoffen für chronische Erkrankungen meist langsam. Zweitens erfordert die Regulation der Transmitter ein wenig Zeit. Johanniskrautextrakte entsprechen, bei einer besseren Verträglichkeit, in ihrer Wirkstärke in etwa den SSRI (siehe Kap. 4.5).

🗨 Dieses Medikament mit Johanniskraut hellt Ihre Stimmung wieder auf. Sie werden wieder belastbarer und ausgeglichener. Ihren Tag können Sie dann mit mehr Schwung erleben und in der Nacht finden Sie einen erholsamen Schlaf.

3.4.2   Handelspräparate und Indikationen

Hinweis

Es gibt sowohl apothekenpflichtige (siehe Tab. 3.1) als auch verschreibungspflichtige Johanniskraut-Fertigarzneimittel auf dem Markt. Die Indikation entscheidet über die Rezeptpflicht und nicht die Dosierung. Für die Indikation mittelschwere/schwere Depression gibt es verschreibungspflichtige Präparate (siehe Kap. 4.12). Diese werden von der GKV erstattet.

🗨 In Abhängigkeit von dem beschriebenen Anwendungsgebiet sind Johanniskraut-Medikamente mit oder ohne Rezept zu haben.

Tab. 3.1 Fertigarzneimittel mit Johanniskraut (OTC)

Handelspräparat®	Indikation
Helarium® 425 mg, Jarsin® 450 mg überzogene Tabletten, Jarsin® 750 mg überzogene Tabletten, Laif® 900 Balance	Leichte vorübergehende depressive Störungen.
Jarsin® 300 mg überzogene Tabletten	Leichte depressive Episoden.

🗨 Diese rezeptfreien Johanniskrautpräparate werden eingesetzt bei leichten depressiven Verstimmungen.

3.4.3   Dosierung und Einnahmehinweise

Die Einnahme der Johanniskrautpräparate erfolgt nach den Mahlzeiten unzerkaut mit einem Glas Wasser. In Abhängigkeit von der Dosierung werden die Tabletten ein-, zwei- oder dreimal täglich eingenommen (siehe Tab. 3.2). Die regelmäßige Anwendung ist sehr wichtig. Mit einer Latenzzeit von 10 bis 14 Tagen setzt die Wirkung ein.

🗨 Sie nehmen dieses Arzneimittel ... – mal täglich nach den Mahlzeiten unzerkaut mit einem Glas Wasser ein. Nach 10 bis 14 Tagen regelmäßiger Einnahme setzt die Wirkung ein.

Hinweis

Nach einer Einnahme von vier bis sechs Wochen ist mit einer deutlichen Besserung der Symptome zu rechnen. Wenn die Beschwerden jedoch vier Wochen unverändert bestehen bleiben oder sich verschlechtern, sollte ein Arztbesuch empfohlen werden.

💬 Innerhalb eines Monats sollten sich Ihre Beschwerden deutlich bessern. Falls nicht oder wenn die Symptomatik sich verschlechtert, müssen Sie zum Arzt.

In diesen pflanzlichen Fertigarzneimitteln befindet sich der Wirkstoff als Johanniskraut-Trockenextrakt. Er wird mit Hilfe eines Auszugsmittels aus dem Johanniskraut gewonnen. Die von der Kommission E empfohlene Tagesdosis für Johanniskraut liegt bei zwei bis vier Gramm.

Vergleich verschiedener Extrakte: Rechenbeispiel

Mit der Angabe des Drogen-Extrakt-Verhältnisses kann man verschiedene Extrakte (mit gleichem Extraktionsmittel) miteinander vergleichen. Die Angaben für Jarsin® 300 mg lauten beispielsweise: Eine überzogene Tablette enthält 300 mg Trockenextrakt aus Johanniskraut (3–6:1), Auszugsmittel Methanol 80% (V/V). Praktisch heißt dies, dass aus drei bis sechs Teilen Droge ein Teil Extrakt entsteht. Dies bedeutet, dass eine Tablette mit 300 mg Trockenextrakt 900 bis 1800 mg Droge entspricht. Die Einnahme sollte dreimal täglich erfolgen. Somit erhält man eine Tagesdosis von 2700 bis 5400 mg.

💬 Mit Hilfe dieser Angaben können Sie die eigentliche Menge des eingesetzten Johanniskrauts berechnen.

Tab. 3.2 Johanniskraut: Dosierungen für Erwachsene und Kinder

Handelspräparat®	Dosis Erwachsene und Jugendliche ab 12 Jahren	Dosis Kinder
Helarium® 425 mg (3,5–6:1)	2 x 1 Tbl.	Keine Anwendung bei Kindern unter 12 Jahren.
Jarsin® 450 mg überzogene Tabletten (3–6:1)	2 x 1 Tbl.	
Jarsin® 750 mg überzogene Tabletten (3–6:1)	2 x $\frac{1}{2}$ Tbl.	
Laif® 900 Balance (3–6:1)	1 x 1 Tbl.	
Jarsin® 300 mg überzogene Tabletten (3–6:1)	3 x 1 Tbl.	

💬 Sie nehmen diese 900 mg Johanniskraut-Tabletten einmal täglich nach dem Frühstück mit einem Glas Wasser ein. Bei regelmäßiger Einnahme bemerken Sie nach 10 bis 14 Tagen das Einsetzen der Wirkung.

3.4.4   Neben-, Wechselwirkungen und Kontraindikationen

Nebenwirkungen

💬 Johanniskrautpräparate lassen Ihre Haut empfindlicher auf die Sonne reagieren. Während der Therapie müssen Sie Ihre Haut vor der Sonne gut schützen. Benutzen Sie dazu eine Sonnencreme mit hohem Lichtschutz, bedecken Sie die Haut mit Kleidung, halten Sie sich bevorzugt im Schatten auf und verzichten Sie auf Sonnenbäder.

Eine Photosensibilisierung mit sonnenbrandähnlichen Symptomen ist insbesondere bei hellhäutigen Personen möglich. Nach erfolgter Sonneneinstrahlung reagiert die Haut mit Rötung, Schwellung und Juckreiz. Es können auch Missempfindungen bei Temperaturreiz und Berührung auftreten.

> **Praxistipp**
>
> Patienten sollten während der Einnahme natürliche und künstliche Sonnenbäder vermeiden. Die Haut muss vor der normalen Sonneneinstrahlung mit Hilfe von geeigneten Maßnahmen (Sonnencreme, Kleidung, Schatten) geschützt werden.

Es werden auch allergische Reaktionen, gastrointestinale Beschwerden, Müdigkeit und Unruhe als mögliche Nebenwirkungen beschrieben.

Wechselwirkungen

💬 Das Johanniskraut verträgt sich häufig nicht mit anderen Arzneimitteln. Nehmen Sie noch andere Arzneimittel ein? Wenn ja, dann klären wir nun zusammen, ob eine kombinierte Einnahme so ohne weiteres möglich ist.

> **Hinweis**
>
> Johanniskraut zeigt als CYP3A4-Induktor zeigt sehr viele pharmakokinetische Wechselwirkungen mit anderen Arzneimitteln. Vor der Anwendung in der Selbstmedikation muss das pharmazeutische Personal die aktuellen Medikamente des Kunden hinsichtlich der Interaktionen mit Johanniskrautpräparaten überprüfen. Ansonsten besteht die Gefahr, dass die schon bestehende Arzneimitteltherapie negativ beeinflusst wird. Kombinationen von Johanniskraut, vor allen in der Selbstmedikation, mit Wirkstoffen geringer therapeutischer Breite, sollten möglichst vermieden werden. Bei nicht vermeidbaren Kombinationen können die Serumspiegel unter ärztlicher Kontrolle überwacht werden.

💬 Durch die gleichzeitige Einnahme des Johanniskrautarzneimittels, …

💬 … würde die Wirksamkeit Ihres bisherigen Arzneimittels sinken.

💬 … würde Ihr Arzneimittel für die Blutgerinnung weniger stark wirken.

— Johanniskraut ist ein Enzyminduktor von CYP3A4. Die Einnahme von Johanniskraut vermindert innerhalb von sieben bis zehn Tagen die Wirkung von Antidementiva. Hiervon betroffen sind Donepezil, Galantamin, Flunarizin und Nimodipin. Sie werden durch die Enzyminduktion schneller abgebaut. Der Arzt muss bei einer notwendigen Kombination die Dosis des Antidementivums erhöhen.

— Johanniskraut vermindert die Wirkung von oralen Antikoagulanzien wie zum Beispiel Phenprocoumon. Durch die Abschwächung der Wirkung ist die Thromboseneigung erhöht. Umgekehrt kann durch das Absetzen des Enzyminduktors Johanniskraut die Blutungsneigung steigen.

- Theophyllin und Montelukast werden bei gleichzeitiger Verabreichung von Johanniskraut (CYP3A4-Induktor) beschleunigt in der Leber abgebaut.

> 💬 … würde Ihr jetziges Arzneimittel schneller abgebaut werden.

- Ebenso werden alle Glucocorticoide durch diese pharmakokinetische Interaktion beschleunigt abgebaut.
- Der CYP3A4-Induktor Johanniskraut beschleunigt den Abbau von Immunsuppressiva wie zum Beispiel Ciclosporin A, Tacrolimus und Sirolimus. Die Gefahr einer Transplantatabstoßung wird dadurch erhöht.
- Sexualhormone wie Tibolon, Progesteron, Östrogene und östrogenhaltige orale Kontrazeptiva werden bei gleichzeitiger Verabreichung von Johanniskraut beschleunigt abgebaut. Die damit verbundene abgeschwächte Hormonwirkung kann zu Zwischenblutungen und einer verminderten Sicherheit der Kontrazeption führen. Hier sind gegebenenfalls zusätzliche Verhütungsmaßnahmen zu empfehlen.

> 💬 … kann die Hormonwirkung Ihrer Pille abgeschwächt werden.

- Die Urologika Oxybutynin und Tolterodin werden ebenfalls möglicherweise durch die gleichzeitige Gabe von Johanniskraut beschleunigt abgebaut.
- Die Virustatika Amprenavir, Efavirenz, Indinavir und Saquinavir werden durch den Enzyminduktor Johanniskraut beschleunigt abgebaut. Dadurch sinkt deren antivirale Wirksamkeit.

> 💬 … sinkt die Wirksamkeit Ihrer Virustatika.

- Die Zytostatika wie Imatinib und Irinotectan werden in ihrer Wirkung abgeschwächt.
- Bei gleichzeitiger Einnahme bestimmter Antidepressiva (Citalopram, Fluoxetin, Fluvoxamin, Moclobemid, Paroxetin, Sertralin und Trazodon) kann sich deren pharmakologische Wirkung verstärken. In Folge der erhöhten Serotonin-Spiegel im ZNS kann es zum lebensgefährlichen Serotonin-Syndrom kommen. Die auftretenden Symptome sind dann ein starker Blutdruckanstieg, Ruhelosigkeit, Verwirrtheit und Übelkeit. Das Serotonin-Syndrom kann nicht nur durch die Kombination mit Johanniskraut sondern auch durch die gleichzeitige Aufnahme sehr großer Mengen tyraminhaltigen Käse ausgelöst werden.

> 💬 Die Einnahme von Johanniskraut zusätzlich zu Ihren jetzigen Antidepressiva kann deren Wirksamkeit verstärken. Allerdings kann Ihr Serotoninspiegel dabei so stark ansteigen, dass dies für Sie gefährlich wird.

- Bei gleichzeitiger Behandlung mit anderen photosensibilisierenden Arzneimitteln ist mit einer verstärkten phototoxischen Reaktion zu rechnen.

> 💬 Für alle genannten Wechselwirkungen gilt: Bitte fragen Sie Ihren Arzt, ob eine Kombination möglich ist. Durch eine Wirkspiegelüberwachung im Blut kann er die möglichen Wechselwirkungen kontrollieren.

Hinweis

Mit einigen dieser Wirkstoffe sind die Wechselwirkungen so gravierend besonders auch hinsichtlich der bestehenden Grunderkrankungen, dass die gleichzeitige Verabreichung mit Johanniskraut nicht ratsam ist. Infolgedessen sind dies Kontraindikationen.

🗨 Aufgrund der ausgeprägten Wechselwirkungen wird Johanniskraut nicht eingesetzt, wenn Sie den Wirkstoff … bereits einnehmen.

Kontraindikationen

- Keine Kombination mit anderen Antidepressiva, Ciclosporin A, Tacrolimus, Imatinib, Irinotectan, Indinavir und anderen Protease-Inhibitoren der HIV-Therapie.
- Keine Anwendung bei Überempfindlichkeit gegenüber Johanniskraut oder einen der sonstigen Bestandteile.
- Bei bekannter Lichtüberempfindlichkeit sollte Johanniskraut nicht angewendet werden.
- Diese OTC-Johanniskrautpräparate finden keine Anwendung bei schweren depressiven Erkrankungen.

3.5 Beratung bei der Abgabe von Kombinationen mit Johanniskraut

3.5.1 Wirkungsweise

Es finden sich zum Beispiel Kombinationen von Johanniskraut mit Baldrianwurzel, Melissenblätter und/oder Passionsblumenkraut auf dem Markt. Durch das Johanniskraut kommt es zu einer stimmungsaufhellenden Wirkung. Die Baldrianwurzel wirkt beruhigend und einschlaffördernd. Auch die Melissenblätter haben eine einschlaffördernde Wirkung. Gleichzeitig sind sie leicht spasmolytisch und carminativ. Die Passionsblume wirkt beruhigend und angstlösend. Die auf dem Markt befindlichen Wirkstoffkombinationen ergänzen sich gut in ihrer Wirkungsweise.

🗨 Johanniskraut findet sich nicht nur als Monopräparat auf dem Markt, sondern auch in Kombination mit Baldrian, Melisse und/oder Passionsblume. Das Johanniskraut hellt Ihre Stimmung auf, der Baldrian zeigt eine beruhigende Wirkung, die Melisse lässt Sie wieder leichter einschlafen und die Passionsblume löst Ihre Ängste.

3.5.2 Handelspräparate und Indikationen

> **Hinweis**
>
> Bei Beschwerden die länger als vier Wochen andauern oder sich unter der Behandlung verstärken, sollte – wie bei allen unklaren Beschwerden – ein Arzt aufgesucht werden.

🗨 Ihre Beschwerden sollten sich innerhalb eines Monats bessern. Falls nicht oder falls die Beschwerden sich verschlimmern, müssen Sie zum Arzt.

Tab. 3.3 Fertigarzneimittel Kombinationen mit Johanniskraut

Handelspräparat®	Wirkstoffe	Indikation
Sedariston® Konzentrat Hartkapseln	Johanniskraut-Trockenextrakt 100 mg (5–7:1), Baldrianwurzel-Trockenextrakt 50 mg (4–7:1)	Zur unterstützenden Behandlung von leichten vorübergehenden depressiven Störungen mit nervöser Unruhe und nervös bedingten Einschlafstörungen.
Sedariston® Tropfen plus	Johanniskraut (1:11), Baldrianwurzel (1:11), Melissenblätter (1:6)	Vegetative Dystonie (nervöse Störungen mit verschiedenen Beschwerden wie: Unruhe, Einschlafstörungen, Magendruck, Schwindelgefühl, Herzklopfen und Herzbeklemmung).
Neurapas® balance Filmtabletten	Johanniskraut-Trockenextrakt 60 mg (4,6–6,5:1), Baldrianwurzel-Trockenextrakt 28 mg (3,8–5,6:1), Passionsblumenkraut-Trockenextrakt 32 mg (6,25–7,1:1)	Leichte depressive Episoden mit nervöser Unruhe.

Auf dem Markt gibt es verschiedene Kombinationen mit Johanniskraut. Sie werden eingesetzt bei depressiven Störungen mit nervöser Unruhe.

3.5.3 Dosierung und Einnahmehinweise

Sedariston® Konzentrat Hartkapseln werden mit einen Glas Wasser eingenommen. Die Einnahme sollte möglichst regelmäßig zur gleichen Tageszeit erfolgen. Die Anwendung der Sedariston® plus Tropfen erfolgt vor oder zu den Mahlzeiten.

Sie nehmen die Hartkapseln mit einem Glas Wasser ein/Sie nehmen diese Tropfen dreimal täglich vor oder zum Essen ein.

Hinweis

Zum Schutz vor Feuchtigkeit sollten die Hartkapseln erst direkt vor der Einnahme aus der Blisterpackung entnommen werden.

Die Tropfen enthalten 53 Vol % Alkohol (Vorsicht Alkoholkranke). Trübungen und Ausflockungen beeinträchtigen nicht die Wirksamkeit des Arzneimittels.

Diese Kapseln sind feuchtigkeitsempfindlich. Nehmen Sie die Kapseln erst direkt vor der Einnahme aus der Verpackung.

Die von Ihnen gewünschten Tropfen enthalten Alkohol. Ist das okay?

Tab. 3.4 Kombinationen mit Johanniskraut: Dosierungen für Erwachsene und Kinder

Handelspräparat®	Dosis Erwachsene und Jugendliche ab 12 Jahren	Dosis Kinder
Sedariston®7 Konzentrat Hartkapseln	4 x 1 Hartkps. oder 2 x 2 Hartkps.	Ab 6 Jahren: 2 x 1 Hartkps.
Sedariston® Tropfen plus	3 x 20 Tr.	6–12 Jahre (nur unter ärztlicher Kontrolle): 3 x 7–10 Tr.
Neurapas® balance Filmtabletten	3 x 2 Filmtbl.	Keine Anwendung bei Kindern unter 12 Jahren.

💬 Wie bei allen pflanzlichen Arzneimitteln setzt die Wirkung nicht sofort ein. Sie nehmen dieses Medikament möglichst immer zur gleichen Tageszeit über den Tag verteilt ein. Durch diese regelmäßige Anwendung bessern sich Ihre Symptome innerhalb der nächsten zwei Wochen.

💬 Bei Ihren Einschlafstörungen nehmen Sie die letzte Dosis eine halbe Stunde vor dem Schlafengehen.

Praxistipp

Zur Behandlung von leichten depressiven Störungen mit Einschlafproblemen sollte die letzte Gabe eine halbe Stunde vor dem Schlafengehen erfolgen. Zum Erzielen der gewünschten Wirkung ist normalerweise eine Anwendung über mehrere Wochen erforderlich.

3.5.4 Neben-, Wechselwirkungen und Kontraindikationen

Hinsichtlich der Kombination sind die gleichen Nebenwirkungen, Wechselwirkungen und Kontraindikationen zu beachten wie bei den Monopräparaten.

3.6 Beratung bei der Abgabe von Lavendelöl

3.6.1 Wirkungsweise

💬 Dieses Medikament mit Lavendelöl löst Ihre Ängste.

Dieses spezielle Lavendelöl (Silexan) wirkt in der Nervenzelle. Bei Angstgefühlen und Unruhe durch Übererregung sind zu viele Botenstoffe im synaptischen Spalt. Das Lavendelöl reguliert als Calciumantagonist über die präsynaptischen spannungsabhängigen Calciumkanäle die Ausschüttung der erregenden Botenstoffe und vermindert deren Konzentration. Dadurch zeigt es eine anxiolytische Wirkung und beeinflusst auch die Schlafqualität günstig. Es entspricht in seiner Wirkstärke in etwa dem Lorazepam.

3.6.2 Handelspräparate und Indikationen

💬 Sie können dieses Fertigarzneimittel für Ihre geschilderte Unruhe und ängstliche Verstimmung anwenden.

Auf dem Markt befindet sich Silexan, ein hochkonzentrierter, standardisierter Lavendelölextrakt. Es wird aus dem schmalblättrigen Arznei-Lavendel gewonnen. In ihm sind Linalool und Linalylacetat angereichert und für die Wirksamkeit entscheidend. Die Behandlung von subsyndromalen Angststörungen sollte

Tab. 3.5 Fertigarzneimittel mit Lavendelöl

Handelspräparat®	Indikation
Lasea® Weichkapseln	Zur Behandlung von Unruhezuständen bei ängstlicher Verstimmung.

🗨 Auf dem Markt befindet sich ein Fertigarzneimittel mit einem hochkonzentrierten Lavendelöl-extrakt.

Tab. 3.6 Lavendelöl: Dosierung für Erwachsene und Kinder

Handelspräparat®	Dosis Erwachsene	Dosis Kinder
Lasea® Weichkapseln	1 x 1 Weichkapsel	Keine Anwendung bei Kindern und Jugendlichen unter 18 Jahren.

so früh wie möglich erfolgen, damit eine Chronifizierung und damit der Übergang in eine generalisierte Angststörung vermieden wird. Eine Behandlungsoption ist das Silexan (siehe Tab. 3.5).

3.6.3 Dosierung und Einnahmehinweise

Die Einnahme der Weichkapseln erfolgt einmal täglich unzerkaut mit einem Glas Wasser im Stehen oder im Sitzen. Die Einnahmedauer ist zeitlich nicht begrenzt (siehe Tab. 3.6).

🗨 Sie nehmen diese Kapseln einmal täglich unzerkaut in aufrechter Position mit einem Glas Wasser ein.

> **Hinweis**
>
> Die Dauer der Einnahme ist zeitlich nicht begrenzt. Nach zweiwöchiger Einnahme zeigt sich die Wirkung. Falls sich die Symptome in dieser Zeit nicht bessern oder schlimmer werden, muss ein Arztbesuch empfohlen werden.

🗨 Innerhalb der nächsten zwei Wochen werden sich Ihre Symptome bessern. Falls dies nicht so ist oder wenn sich alles noch verschlimmert, dann müssen Sie zum Arzt.

3.6.4 Neben-, Wechselwirkungen und Kontraindikationen

Nebenwirkungen

Häufig ($\geq 1/100$ bis $< 1/10$): Dyspepsie, Atemgeruch und Übelkeit. Die auftretende Übelkeit tritt während der Behandlung nur vorübergehend auf oder eine bereits bestehende Übelkeit kann sich während der Behandlung verschlechtern.

🗨 Das Arzneimittel ist gut verträglich, es macht nicht abhängig und auch nicht müde.

Wechselwirkungen

Die Einnahme von Lavendelöl könnte die Wirksamkeit von Arzneimitteln beeinflussen, die über den GABA-Rezeptor wirken (z. B. Barbiturate und Benzodiazepine), auch wenn dazu bislang noch keine klinischen Erfahrungen vorliegen. Daher sollte eine gleichzeitige Einnahme vermieden werden.

Kontraindikationen

- Überempfindlichkeit gegenüber Lavendelöl oder einem der sonstigen Bestandteile.
- Keine Anwendung bei Personen unter 18 Jahren, da für diese Altersgruppe keine ausreichenden Erfahrungen vorliegen.

3.7 Beratung bei der Abgabe von Baldrian

3.7.1 Wirkungsweise

Dieses Medikament mit Baldrian beruhigt Sie wieder.

Baldrian wirkt durch die Bindung seiner Inhaltsstoffe an zentrale Adenosin-A_1-Rezeptoren sedativ. Allerdings weiß man noch nicht welchem Inhaltsstoff der Baldrianwurzel diese Wirkung zugesprochen werden kann.

3.7.2 Handelspräparate und Indikationen

Die auf dem Markt befindlichen Baldrianpräparate werden eingesetzt bei Unruhezuständen und bei nervös bedingten Einschlafstörungen.

Tab. 3.7 Fertigarzneimittel mit Baldrian

Handelspräparat®	Indikation
Baldrian-ratiopharm® 450 mg überzogene Tabletten, Sedonium® 300 mg überzogene Tabletten	Unruhezustände und nervös bedingte Einschlafstörungen.

3.7.3 Dosierung und Einnahmehinweise

Sie nehmen das Arzneimittel zur Behandlung Ihrer Unruhe gleichmäßig über den Tag verteilt ein.

Zur Behandlung Ihrer Einschlafstörungen nehmen Sie das Arzneimittel eine halbe bis eine Stunde vor dem Schlafengehen ein.

Die Anwendung bei der Indikation Unruhezustände sollte gleichmäßig über den Tag verteilt stattfinden. Die Einnahme bei nervös bedingten Einschlafstörungen erfolgt eine halbe bis eine Stunde vor dem Schlafengehen. Falls notwendig kann eine zusätzliche Einzeldosis bereits früher im Verlauf des Abends eingenommen werden. Die Einzeldosis für Erwachsene entspricht zwei bis drei Gramm Baldrianwurzel. Für Kinder entspricht die Einzeldosis ein bis drei Gramm Baldrianwurzel.

Tab. 3.8 Baldrian: Dosierungen für Erwachsene und Kinder

Handelspräparat®	Dosis Erwachsene und Jugendliche ab 12 Jahre	Dosis Kinder
Baldrian-ratiopharm® 450 mg überzogene Tabletten (3–6:1)	Unruhezustände: 3 x 1 Tbl. Einschlafstörungen: 1–2 x 1 Tbl.	Keine Anwendung bei Kindern unter 12 Jahren.
Sedonium® 300 mg überzogene Tabletten (3–6:1)	Unruhezustände: 3 x 2 Tbl. Einschlafstörungen: 1–2 x 2 Tbl.	Von 6–12 Jahren: Unruhezustände: 1–2 x 1 Tbl. Einschlafstörungen: 1–2 x 1 Tbl.

🗩 Zur Behandlung Ihrer nervös bedingten Einschlafstörungen können Sie das Baldrianarzneimittel zusätzlich schon am frühen Abend einnehmen. Die andere Tablette nehmen Sie wie besprochen eine halbe bis eine Stunde vor dem Schlafengehen ein.

Hinweis

Die Anwendungsdauer ist zeitlich nicht begrenzt. Falls sich die Symptome innerhalb von zwei Wochen nicht verbessern oder verschlimmern, dann muss ein Arztbesuch empfohlen werden.

🗩 Innerhalb von zwei Wochen bessern sich Ihre Symptome. Falls nicht oder wenn die Beschwerden schlimmer werden, müssen Sie zum Arzt.

Reaktionsvermögen

Die Anwendung von diesen Arzneimitteln bis zu zwei Stunden vor der aktiven Teilnahme am Straßenverkehr, dem Bedienen von Maschinen oder Arbeiten ohne sicheren Halt ist nicht zu empfehlen, da das Reaktionsvermögen auch bei bestimmungsgemäßen Gebrauch beeinträchtigt werden kann. Das gilt in verstärktem Maße im Zusammenwirken mit Alkohol.

🗩 Die Einnahme dieses Arzneimittels mit Baldrian kann Ihre aktive Teilnahme am Straßenverkehr oder das Bedienen von Maschinen beeinflussen. Besonders in der Kombination mit Alkohol.

3.7.4 Neben-, Wechselwirkungen und Kontraindikationen

Nebenwirkungen

Es sind keine Nebenwirkungen bekannt.

🗩 Das Präparat ist gut verträglich. Es sind keine Nebenwirkungen bekannt.

Wechselwirkungen

Baldrian und Barbiturate können additive Effekte und übermäßige Sedierungen bewirken. Daher sollte eine gleichzeitige Einnahme vermieden werden.

Kontraindikationen

Überempfindlichkeit gegenüber Baldrianwurzel oder einem der sonstigen Bestandteile.

3.8 Beratung bei der Abgabe von Kombinationen mit Baldrian

3.8.1 Wirkungsweise

Baldrian befindet sich auch in Kombinationen mit Hopfen, Johanniskraut, Melisse und/oder Passionsblume auf dem Markt. Diese Präparate haben eine beruhigende und schlaffördernde Wirkung.

Es finden sich zum Beispiel Kombinationen von Baldrianwurzel mit Hopfenzapfen, Johanniskraut, Melissenblätter und/oder Passionsblumenkraut auf dem Markt. Durch die Baldrianwurzel kommt es zu einer sedativen Wirkung. Diese Kombinationen wirken beruhigend und schlaffördernd.

3.8.2 Handelspräparate und Indikationen

Die Fertigarzneimittel aus Tabelle 3.9 sind alle mit der Indikation für Unruhezustände und nervös bedingte Einschlafstörungen zugelassen.

Tab. 3.9 Fertigarzneimittel Kombinationen mit Baldrian

Handelspräparat®	Wirkstoffe
Allunapret® Filmtabletten	Baldrianwurzel-Trockenextrakt 187 mg (5–8:1), Hopfenzapfen-Trockenextrakt 41,88 mg (7–10:1)
Kytta-Sedativum® Dragees	Baldrianwurzel-Trockenextrakt 150 mg (3–6:1), Hopfenzapfen-Trockenextrakt 30 mg (4–8:1), Passionsblumenkraut-Trockenextrakt 80 mg (4–7:1)
Sedacur® forte Beruhigungs-dragees	Baldrianwurzel-Trockenextrakt 75 mg (5–6:1), Hopfenzapfen-Trockenextrakt 23 mg (4–8:1), Melissenblätter-Trockenextrakt 45 mg (4–6:1)

Die auf dem Markt befindlichen Kombinationen mit Baldrian werden eingesetzt bei Unruhe und bei nervös bedingten Einschlafstörungen.

3.8.3 Dosierung und Einnahmehinweise

Sie nehmen das Arzneimittel für Ihre Unruhe gleichmäßig über den Tag verteilt ein.

Die Einnahme dieser Kombinationen mit Baldrian erfolgt mit einem Glas Wasser. Die Anwendung bei der Indikation Unruhezustände sollte gleichmäßig über den Tag verteilt stattfinden. Die Einnahme bei nervös bedingten Einschlafstörungen erfolgt eine halbe bis eine Stunde vor dem Schlafengehen. Falls notwendig kann eine zusätzliche Einzeldosis bereits früher im Verlauf des Abends eingenommen werden.

Tab. 3.10 Kombinationen mit Baldrian: Dosierungen für Erwachsene und Kinder

Handelspräparat®	Dosis Erwachsene und Jugendliche ab 12 Jahren	Dosis Kinder
Allunapret® Film-tabletten	Unruhezustände: 3 x 1 Tbl. Einschlafstörungen: 1–2 x 1 Tbl.	Keine Anwendung bei Kindern unter 12 Jahren.
Kytta-Sedativum® Dragees	Unruhezustände: 1–3 x 1 Dragee Einschlafstörungen: 1–2 x 1 Dragee	Ab 3 Jahren: Unruhezustände: 1–2 x 1 Dragee Einschlafstörungen: 1–2 x 1 Dragee
Sedacur® forte Beruhigungsdragees	Unruhezustände: 2–3 x 2 Dragees Einschlafstörungen: 1 x 2 Dragees	Keine Anwendung bei Kindern unter 12 Jahren.

💬 Gegen Ihre Einschlafstörungen nehmen Sie das Arzneimittel eine halbe bis eine Stunde vor dem Schlafengehen ein.

💬 Ihre nervös bedingten Einschlafstörungen haben sich durch die Einnahme des Medikaments vor dem Schlafengehen etwas gebessert. Durch eine zusätzliche Einnahme bereits am frühen Abend können Sie die Wirkung nochmals steigern.

Hinweis

Die Anwendungsdauer ist zeitlich nicht begrenzt. Falls sich die Symptome innerhalb von zwei Wochen nicht verbessern oder verschlimmern, muss ein Arztbesuch empfohlen werden.

💬 Innerhalb von zwei Wochen sollten sich Ihre Beschwerden verbessern. Wenn nicht oder bei Verschlechterung der Beschwerden müssen Sie zum Arzt.

Reaktionsvermögen

Die Anwendung von diesen Arzneimitteln bis zu zwei Stunden vor der aktiven Teilnahme am Straßenverkehr, dem Bedienen von Maschinen oder Arbeiten ohne sicheren Halt ist nicht zu empfehlen, da das Reaktionsvermögen, auch bei bestimmungsgemäßen Gebrauch, beeinträchtigt werden kann. Das gilt in verstärktem Maße im Zusammenwirken mit Alkohol.

💬 Die Einnahme dieses Arzneimittels mit Baldrian kann Ihre aktive Teilnahme am Straßenverkehr oder das Bedienen von Maschinen beeinflussen. Besonders in der Kombination mit Alkohol.

3.8.4 Neben-, Wechselwirkungen und Kontraindikationen

Nebenwirkungen

Es sind keine Nebenwirkungen bekannt.

> 💬 Das Arzneimittel ist gut verträglich. Es sind keine Nebenwirkungen bekannt.

Wechselwirkungen

Es sind keine Wechselwirkungen bekannt. Der Genuss von Alkohol sollte jedoch vermieden werden. In der Gebrauchsinformation wird der Patient darauf hingewiesen, dass bei Einnahme weiterer Medikamente der Arzt oder Apotheker informiert werden sollte.

> 💬 Sie sollten jedoch auf den gleichzeitigen Genuss von Alkohol während dieser Therapie verzichten.

Kontraindikationen

Überempfindlichkeit gegenüber Baldrianwurzel, Hopfenzapfen, Johanniskraut, Melissenblätter und/oder Passionsblumenkraut oder einem der sonstigen Bestandteile.

3.9 Beratung bei der Abgabe von Passionsblume

3.9.1 Wirkungsweise

Passionsblume wirkt beruhigend und angstlösend. Der Wirkungsmechanismus von Passionsblumenkraut-Extrakten ist bislang nicht vollständig geklärt. Die Hauptinhaltsstoffe sind Flavonoide, Maltol, Cumarinderivate und ätherische Öle. Allerdings ist bisher nicht bekannt, welcher dieser Stoffe für die Wirkung verantwortlich ist.

> 💬 Dieses Medikament mit Passionsblume beruhigt Sie und löst Ihre Ängste.

3.9.2 Handelspräparate und Indikationen

Es gibt die Passionsblume als Monopräparate auf dem Markt (siehe Tab. 3.11). Der Pflanzenextrakt wird aber auch in Kombinationen verwendet (siehe Kap. 3.5 und 3.8).

Tab. 3.11 Fertigarzneimittel mit Passionsblume

Handelspräparat®	Indikation
Hoggar® Balance, Kytta-Sedativum® für den Tag	Bei nervösen Unruhezuständen.

> 💬 Die auf dem Markt befindlichen Arzneimittel werden bei nervöser Unruhe eingesetzt.

3.9.3 Dosierung und Einnahmehinweise

Die Einnahme der Tabletten erfolgt unzerkaut mit einem Glas Wasser gleichmäßig über den Tag verteilt.

> 💬 Sie nehmen die Tabletten gleichmäßig über den Tag verteilt ein.

Hinweis

Die Anwendungsdauer ist zeitlich nicht begrenzt. Falls sich die Symptome innerhalb von zwei Wochen nicht verbessern oder verschlimmern, muss ein Arztbesuch empfohlen werden.

Tab. 3.12 Passionsblume: Dosierungen für Erwachsene und Kinder

Handelspräparat®	Dosis Erwachsene und Jugendlichen ab 12 Jahren	Dosis Kinder
Hoggar® Balance 425 mg (5–7:1)	2–3 x 1 Tbl.	Keine Anwendung bei Kindern unter 12 Jahren.
Kytta-Sedativum® für den Tag 425 mg (5–7:1)	2–3 x 1 Tbl.	

Reaktionsvermögen

Arzneimittel mit beruhigender Wirkung können grundsätzlich, auch bei bestimmungsgemäßen Gebrauch, das Reaktionsvermögen soweit verändern, dass die Fähigkeit zur aktiven Teilnahme am Straßenverkehr oder zum Bedienen von Maschinen beeinträchtigt wird. Dies gilt in verstärktem Maße im Zusammenwirken mit Alkohol.

3.9.4 Neben-, Wechselwirkungen und Kontraindikationen

Nebenwirkungen

Es werden allergische Hauterscheinungen beschrieben.

Wechselwirkungen

Die gleichzeitige Einnahme von Passionsblumenkraut-Extrakten und Alkohol wird nicht empfohlen. Es liegen aber bislang keine Erkenntnisse über eine bestehende Wechselwirkung vor.

Kontraindikationen

Überempfindlichkeit gegenüber Passionsblumenkraut oder einem der sonstigen Bestandteile.

💬 Innerhalb der nächsten zwei Wochen sollten sich Ihre Beschwerden verbessern. Wenn dies nicht der Fall ist oder die Beschwerden sich sogar verschlechtern, müssen Sie zum Arzt.

💬 Die Einnahme der Tablette erfolgt immer mit einem Glas Wasser.

💬 Dieses Arzneimittel kann Ihr Reaktionsvermögen so beeinflussen, dass Ihre aktive Teilnahme am Straßenverkehr oder das Bedienen von Maschinen beeinträchtigt ist. Dies gilt besonders in Verbindung mit Alkohol.

💬 Das Arzneimittel ist gut verträglich. Sie sollten jedoch während dieser Therapie auf den gleichzeitigen Genuss von Alkohol verzichten.

3.10   Beratung bei der Abgabe von Tryptophan

3.10.1   Wirkungsweise

👉 Dieses Arzneimittel versorgt Ihren Körper mit Tryptophan. Daraus stellt der Körper den wichtigen Botenstoff Serotonin her. Ein Mangel an Serotonin kann für Ihre Beschwerden verantwortlich sein.

L-Tryptophan ist eine essentielle Aminosäure. Bei chronischen Schlafstörungen kann ein Mangel an Serotonin im ZNS die Ursache sein. Allerdings kann Serotonin nicht direkt substituiert werden, da es die Blut-Hirn-Schranke nicht passiert. Die Synthese von Serotonin in den Nervenendigungen erfolgt aus Tryptophan. Durch eine erhöhte Zufuhr versucht man den Mangel an Serotonin im ZNS zu beheben.

3.10.2   Handelspräparate und Indikationen

Der eingesetzte Wirkstoff L-Tryptophan hat eine schlechte orale Bioverfügbarkeit. Es ist fraglich, ob damit überhaupt eine Erhöhung des Serotoninspiegels möglich ist. Das verwandte 5-Hydroxytryptophan zeigt hier bessere Eigenschaften. Es gibt in Deutschland allerdings kein Fertigarzneimittel, das diesen Wirkstoff enthält.

👉 Die auf dem Markt befindlichen Präparate erleichtern Ihnen das Einschlafen.

Tab. 3.13 Fertigarzneimittel mit Tryptophan

Handelspräparat®	Indikation
Ardeydorm®, L-Tryptophan-ratiopharm® 500 mg	Fördert die Schlafbereitschaft, erleichtert das Einschlafen bei Schlafstörungen.

3.10.3   Dosierung und Einnahmehinweise

👉 Sie nehmen das Medikament eine halbe Stunde vor dem Schlafengehen mit einem Glas Wasser ein.

Die tägliche Einnahme der Tabletten erfolgt 20 bis 30 Minuten vor dem Schlafengehen mit etwas Flüssigkeit. In der Selbstmedikation beträgt die Standarddosierung ein Gramm. Auf ärztlichen Rat kann diese Dosierung verdoppelt werden. Über die Anwendung von Tryptophan in der Langzeittherapie liegen keine Erfahrungen vor. Nach drei bis vier Wochen sollte die Notwendigkeit der Fortführung der Therapie überprüft werden.

Tab. 3.14 Dosierungen für Erwachsene und Kinder

Handelspräparat®	Dosis Erwachsene	Dosis Kinder
Ardeydorm®, L-Tryptophan-ratiopharm® 500 mg	1 x 2 Tbl.	Keine Anwendung bei Kindern und Jugendlichen.

👉 Die normale Dosierung beträgt ein Gramm. Die entspricht zwei Tabletten.

Reaktionsvermögen

Tryptophan kann auch bei bestimmungsgemäßen Gebrauch das Reaktionsvermögen soweit verändern, dass die Fähigkeit zur aktiven Teilnahme am Straßenverkehr oder zum Bedienen von Maschinen beeinträchtigt wird. Dies gilt im verstärkten Maße im Zusammenwirken mit Alkohol.

💬 Dieses Arzneimittel kann Ihr Reaktionsvermögen so beeinflussen, dass Ihre aktive Teilnahme am Straßenverkehr oder das Bedienen von Maschinen beeinträchtigt ist. Dies gilt besonders in Verbindung mit Alkohol.

3.10.4 Neben-, Wechselwirkungen und Kontraindikationen

Nebenwirkungen

Schwindel, Kopfschmerzen, Lichtempfindlichkeit und Sedation können auftreten. Bei Hypertonikern sind blutdrucksenkende Wirkungen beobachtet worden.

Wechselwirkungen

- Arzneimittel mit höherer Bindung an Plasmaproteine, wie beispielsweise Digitoxin, können in ihrer Wirkung verstärkt werden.
- Durch Konkurrenz bei Resorption und Transport ins Gehirn kann die Wirkung von L-Dopa abgeschwächt werden.
- Die Wirkung von L-Tryptophan kann durch Carbamazepin verstärkt und durch Phenytoin abgeschwächt werden.
- Bei gleichzeitiger Anwendung von Tryptophan mit SSRI, wie zum Beispiel Citalopram, Fluoxetin oder Fluvoxamin und MAO-Hemmer, kann ein Serotonin-Syndrom auftreten. Die auftretenden Symptome sind dann ein starker Blutdruckanstieg, Ruhelosigkeit, Verwirrtheit und Übelkeit. Diese Wechselwirkung kann auch bei anderen MAO-Hemmstoffen, wie beispielsweise Selegilin und Procarbazin auftreten.
- Trizyklische Antidepressiva und Lithiumpräparate können in ihrer Wirkung verstärkt werden.
- Die gleichzeitige Anwendung mit Phenothiazinen oder Benzodiazepinen kann gelegentlich zu gesteigertem sexuellen Verlangen, reversiblen Dyskinesien und Parkinson-ähnlichen Symptomen führen.
- Die Toleranzentwicklung bei Opiaten wird durch Tryptophan vermindert.

💬 Das gewünschte Medikament zeigt mit anderen Wirkstoffen Wechselwirkungen. Nehmen Sie noch andere Medikamente ein? Wenn ja, dann schauen wir jetzt nach, ob sich diese Arzneimittel in ihrer Wirkung beeinflussen.

Kontraindikationen

- Überempfindlichkeit gegenüber Tryptophan oder einem der sonstigen Bestandteile.
- Bei Patienten mit schwerer Leberinsuffizienz, hepatischer Enzephalopathie, schweren Nierenerkrankungen mit Niereninsuffizienz, Dünndarmkarzinoid mit Herzinsuffizienz (Hedinger-Syndrom), darf Tryptophan nicht angewendet werden.
- Die gleichzeitige Einnahme mit anderen Antidepressiva wie SSRI und MAO-Hemmer ist aufgrund der bekannten Wechselwirkungen kontraindiziert.

💬 Leiden Sie unter einer Nierenerkrankung? Bei bestimmten Nierenleiden darf dieser Wirkstoff nicht angewendet werden.

3.11 Medikamentöse Alternativen

3.11.1 Anthroposophie

Rudolf Steiner (1861–1925) begründete die anthroposophische Therapierichtung. Das ganzheitliche Menschenbild gliedert sich in Körper, Seele und Geist. Die auftretenden Erkrankungen werden als ganzheitliche Störungen betrachtet. Der Körper ist ins Ungleichgewicht geraten. Mit Hilfe der anthroposophischen Arzneimittel wird versucht die Selbstheilungskräfte des Organismus anzuregen, damit dieser das Gleichgewicht wieder findet. In rhythmisch ablaufenden Prozessen erfolgt die Zubereitung der Substanzen, die ursprünglich einem Lebenszusammenhang angehörten. Anschließend werden die Produkte homöopathisch potenziert. Es gibt in der Anthroposophie pflanzliche, mineralische, metallische und tierische Arzneimittel. Zwei Hersteller in Deutschland sind beispielsweise die Firmen Wala und Weleda. Die Präparate können ergänzend zur Schulmedizin angewendet werden. Alle Informationen zu den Anwendungsgebieten enthalten den Zusatz »gemäß der anthroposophischen Menschen- und Naturerkenntnis« (siehe Tab. 3.15).

3.11.2 Schüßler-Salze

Der homöopathische Arzt Dr. Schüßler (1821–1898) begründete die Biochemie. Hier liegt die Vorstellung zu Grunde, dass alle Krankheiten die Folge eines gestörten Mineralstoffwechsels sind. Die Gabe der Schüßler-Salze ist keine Substitutionstherapie. Durch die Zufuhr der entsprechenden Mineralstoffe kann die Verteilungsstörung reguliert werden. Dadurch kann die Körperzelle die Nährstoffe beispielsweise aus der Nahrung wieder besser verwerten. Dr. Schüßler entwickelte zwölf Funktionsmittel. Nach seinem Tode wurde die Lehre weiter verfolgt und die Liste mit den zwölf Ergänzungsmitteln erweitert. Die biochemischen Mittel werden homöopathisch potenziert. Zwei Hersteller in Deutschland sind beispielsweise die Firmen DHU und Pflüger. Die Präparate können ergänzend zur Schulmedizin angewendet werden (siehe Tab. 3.16).

Die Tabletten lässt man langsam im Mund zergehen und die Aufnahme erfolgt direkt über die Mundschleimhaut. Bei akuten Beschwerden nehmen Erwachsene und Kinder ab zwölf Jahren alle zehn Minuten eine Tablette. Kinder unter zwölf Jahren nehmen jede Stunde eine Tablette. Nach Besserung der Beschwerden wird der Einnahmeabstand vergrößert. Bei chronischen Beschwerden erfolgt die Einnahme drei- bis sechsmal täglich von jeweils ein bis zwei Tabletten.

Mit anthroposophischen Arzneimitteln können Sie Ihre schulmedizinische oder psychotherapeutische Therapie unterstützen. Es wird damit versucht Ihre Selbstheilungskräfte anzuregen.

Mit den Schüßler-Salzen können Sie Ihre schulmedizinische oder psychotherapeutische Therapie unterstützen. Die Biochemie basiert auf der Vorstellung eines gestörten Mineralstoffwechsels.

Bei akuten Beschwerden lassen Sie alle zehn Minuten eine Tablette langsam im Mund zergehen.

Bei chronischen Beschwerden nehmen Sie 1–2 Tabletten 3–6x täglich.

Tab. 3.15 Anthroposophische Arzneimittel bei depressiven Störungen

Handelspräparat®	Anwendungsgebiete	Dosierung
Aurum/Apis regina comp. (Wala)	Unter anderem bei nervösen Erschöpfungszuständen und depressiver Verstimmung.	Bis 6 Jahre: 1–3 x 3–5 Glob. Ab 6 Jahren: 1–3 x 5–10 Glob.
Avena sativa comp. (Weleda)	Bei Unruhe, Nervosität und Schlafstörungen. Auch zur Beruhigung während des Tages.	Säuglinge: 1 x 5 Glob. Von 1 bis 5 Jahren: 1 x 10 Glob. Ab 6 Jahren und Erwachsene: 1 x 15 Glob.
Ferrum sidereum D 20 (Weleda)	Bei mangelnder Tatkraft und schwachem Willen (als Symptome einer depressiven Verstimmung).	Ab 6 Jahren und Erwachsene: 1 x 1 Tbl.
Hepar GI (Wala)	Unter anderem bei depressiver Verstimmung.	Ab 12 Jahren und Erwachsene: 1–2 x wöchentl. s.c.
Hypericum, Herba Ø Urtinktur (Weleda)	Bei leichten vorübergehenden depressiven Störungen.	Ab 12 Jahren und Erwachsene: 1–5 x 5–15 Tr.
Melissa/Sepia comp. (Wala)	Unter anderem bei Erschöpfung und depressiver Verstimmung.	Ab 12 Jahren und Erwachsene: 1–3 x 5–10 Glob.
Neurodoron® (Weleda)	Bei Erschöpfungs- und Schwächezuständen, die durch nervöse Überreizung verursacht wurden.	Erwachsene: 3–4 x 1 Tbl.
Weleda Lavendelöl 10%	Bei nervöser Unruhe und Einschlafstörungen, wenn Nervosität und Stress das innere Gefüge aus der Balance gebracht haben.	1 x Einreibung im Bereich der Arme und Beine

Mit Hilfe eines anthroposophischen Arzneimittels können Sie Ihre schulmedizinische und auch Ihre psychotherapeutische Therapie unterstützen. Besonders Symptome wie Unruhe und Schlafstörungen können positiv beeinflusst werden. Über diese zusätzliche Anwendung müssen Sie mit Ihrem behandelnden Arzt oder Therapeuten sprechen.

🗨 Die chronische Anwendung erfolgt in Intervallen. Nach einer dreiwöchigen Einnahme machen Sie eine Woche Pause.

🗨 Als Besonderheit der Anwendung erkläre ich Ihnen die »Heiße Sieben«.

🗨 Für jedes der Schüßler-Salze gibt es ermittelte Hauptanwendungsgebiete. Sie können bei Bedarf zwei oder drei Salze miteinander kombinieren.

🗨 Für die Nerven und die Psyche verwenden Sie die Nr. 5.

🗨 Das Salz für die Muskeln und die Nerven ist die Nr. 7.

🗨 Das Salz Nr. 9 verwenden Sie für Ihren Stoffwechsel im Gehirn und in den Nerven.

🗨 Mit der Homöopathie können Sie Ihre schulmedizinische und psychotherapeutische Therapie unterstützen. Das Grundprinzip lautet: »Ähnliches kann durch Ähnliches geheilt werden.«

Praxistipp

Bei chronischen Beschwerden werden Schüßler-Salze und Homöopathika im Intervall angewendet. Nach dreiwöchiger Therapie folgt eine einwöchige Therapiepause. Dadurch verliert die Reiztherapie nicht ihre Wirkung.

Bei Einschlafstörungen werden abends vor dem Schlafengehen zehn Tabletten von dem Salz Nr. 7 Magnesium phosphoricum in einen halben Glas heißem Wasser gelöst und schluckweise getrunken.

Tab. 3.16 Schüßler-Salze bei depressiven Störungen

Funktionsmittel	Anwendung
Nr. 5 Kalium phosphoricum D 6	Das Kaliumphosphat ist das Salz für die Nerven und die Psyche. Es ist wichtig für die Gehirn-, Nerven- und Muskelzellen.
Nr. 7 Magnesium phosphoricum D 6	Das Magnesiumphosphat ist das Salz für die Muskeln und Nerven. Magnesium befindet sich unter anderem in den Nerven, im Gehirn und im Rückenmark.
Nr. 9 Natrium phosphoricum D 6	Das Natriumphosphat ist das Salz des Stoffwechsels. Es kommt unter anderem in den Gehirnzellen und in den Nerven vor.

3.11.3 Homöopathie

Der Arzt, Apotheker und Chemiker Samuel Hahnemann begründete im Jahre 1796 die Homöopathie. Das Grundprinzip »Similia Similibus Curentur« bedeutet: Ähnliches kann durch Ähnliches geheilt werden. Durch die Anwendung der Arznei am Gesunden entwickelt sich ein typisches Arzneimittelbild. Zeigt nun die Erkrankung eines Menschen diese Symptome, dann erhofft man die Selbstheilung mit dieser Arznei. Es kommen homöopathische Einzelmittel zur Anwendung. Ein Hersteller in Deutschland ist beispielsweise die Firma DHU. Es werden auch homöopathische Komplexmittel angewendet. Hier findet man beispielsweise die Pentarkane von der DHU, die Oligoplexe von Madaus und die Similiaplexe von Pascoe. Die homöopathischen Präparate können ergänzend zur Schulmedizin angewendet werden (siehe Tab. 3.17 und Tab. 3.18).

Im akuten Stadium werden am ersten Tag die tiefen Potenzen D 6 und D 12 alle halbe Stunde bis Stunde genommen bis die Symptome sich bessern. Säuglinge erhalten einen Globulus, Kinder drei und Erwachsene fünf Globuli als

Tab. 3.17 Homöopathische Einzelmittel bei depressiven Störungen und Begleitsymptomen

Einzelmittel	Symptome/Charakteristik
Aurum metallicum D 12	Depression als Folge von Demütigung, Kummer oder enttäuschter Liebe. Lebensüberdruss mit Suizidgedanken. Ängstlichkeit, ärgerliche Gereiztheit, Wutausbrüche, Jähzorn.
Acidum arsenicosum D 12	Depression mit Angstzuständen. Ruhelosigkeit, Panikattacken, Niedergeschlagenheit, Schwermütigkeit, Suizidgedanken.
Acidum phosphoricum D 6	Geistige und körperliche Schwäche, Erschöpfung, Apathie.
Acidum silicium (Silicea) D 12	Depression mit mangelndem Selbstvertrauen, Niedergeschlagenheit, angstvolle Träume, geistige und körperliche Erschöpfung.
Aconitum D 6	Panikzustände, Rastlosigkeit.
Cimicifuga D 6	Starke Erregung des Nervensystems, Ruhelosigkeit, Niedergeschlagenheit, Schlaflosigkeit, Angstzustände und Depressionen.
Coffea D 6	Einschlafstörungen als Folge von Gedankenfluss. Überreiztheit, Ruhelosigkeit, Nervosität.
Ignatia D 6	Beschwerden ausgelöst durch Kummer. Paradoxe Symptomatik. Depressive Verstimmung, plötzliche Stimmungswechsel.
Natrium chloratum D 12	Depression mit Weinkrämpfen. Niedergeschlagenheit, Hoffnungslosigkeit. Leicht gekränkt und nachtragend. Oft als Folge von Kummer und enttäuschter Liebe.
Passiflora incarnata D 2	Ein- und Durchschlafstörungen.
Sepia D 12	Depression mit Apathie, Traurigkeit und Gleichgültigkeit. Leicht reizbar, Wutausbrüche. Sarkastische Bemerkungen mit anschließender Reue.
Zincum valerianicum D 6	Schlaflosigkeit mit ausgeprägter körperlicher Unruhe.

💬 Wir können jetzt zusammen mit Hilfe der von Ihnen geschilderten Symptome ein passendes Homöopathikum für Sie aussuchen.

💬 Bei akuten Beschwerden nehmen Sie die Kügelchen jede Stunde. Nach Besserung der Symptome erfolgt am zweiten Tag die Einnahme alle zwei Stunden. Ab dem dritten Tag genügt die dreimal tägliche Anwendung.

Tab. 3.18 Homöopathische Kombinationen bei depressiven Störungen und Begleitsymptomen

Handelspräparat®	Indikation
Calmvalera Hevert® Tropfen	Nervöse Störungen wie Schlafstörungen und Unruhe, Verstimmungszustände.
Diacard®	Funktionelle Herzbeschwerden bei allgemeiner vegetativer Labilität.
Neurexan® Tabletten	Schlafstörungen und nervöse Unruhezustände.

🗨 Mit Hilfe eines homöopathischen Kombinationsmittels können Sie Ihre schulmedizinische und auch Ihre psychotherapeutische Therapie unterstützen. Sie sollten Ihren Arzt oder Therapeuten über diese Anwendung informieren.

Einzelgabe. Fünf Globuli entsprechen einer Tablette oder fünf Tropfen. Am zweiten Tag reicht es nach Besserung der Symptome aus, wenn man alle zwei Stunden eine Gabe verabreicht. Ab dem dritten Tag erfolgt die Dosierung noch dreimal täglich.

🗨 Die Kügelchen werden über die Mundschleimhaut schnell aufgenommen. Lassen Sie zum Essen und Trinken eine halbe Stunde Abstand, damit die Aufnahme nicht gestört wird.

> **Praxistipp**
>
> Die Homöopathika werden über die Mundschleimhäute schnell aufgenommen. Allgemein empfiehlt sich die Einnahme der Homöopathika mindestens eine halbe Stunde vor oder nach dem Essen, Trinken oder Zähneputzen. Dann sind die Schleimhäute für eine gute Aufnahme frei. Zahnpasten mit Menthol stören die Wirkung von tiefen und mittleren Potenzen nicht.

3.11.4 Teedrogen oder Phytopharmaka

🗨 Sie können mit Teezubereitungen ihre verordnete Therapie unterstützen.

Aus den in der Tabelle 3.19 aufgelisteten Arzneipflanzen können Teezubereitungen und Trockenextrakte hergestellt werden. Die Trockenextrakte werden in Fertigarzneimitteln auf den Markt gebracht. Diese wurden bereits in diesem Kapitel beschrieben. Die hergestellten Teezubereitungen können dann zur Unterstützung der Therapie eingesetzt werden. Alle genannten Arzneipflanzen können sowohl alleine als auch in Teemischungen angewendet werden.

Tab. 3.19 Teedrogen bei depressiver Verstimmung

Arzneipflanze	Indikation	Zubereitung/Dosierung
Baldrianwurzel	Bei nervösen Unru-hezuständen und Einschlafstörungen.	1 TL auf 150 ml heißes Wasser, 10 min ziehen lassen; mehrmals tgl. oder vor dem Schlafengehen 1 Tasse
Baldriantinktur		30–50 Tropfen in etwas Wasser; mehrmals tgl.
Hopfenzapfen	Bei Unruhe und Angstzuständen, bei Einschlafstörungen.	1–2 TL auf 150 ml heißes Wasser, 10–15 min ziehen lassen; 2–3 x tgl. und vor dem Schlafen-gehen 1 Tasse
Johanniskraut	Bei Angst und nervöser Unruhe so-wie bei leichter de-pressiver Verstim-mung.	2 TL auf 150 ml heißes Wasser, 5–10 min ziehen lassen; regelmäßig morgens und abends 1–2 Tassen
Lavendelblüten	Bei Unruhezuständen und bei Einschlaf-störungen.	1–2 TL auf 150 ml heißes Wasser, 10 min bedeckt ziehen lassen; 3 Tassen tgl., insbesondere vor dem Schlafengehen
Lavendelöl		1–4 Tr. auf 1 Stück Würfelzucker
Melissenblätter	Bei nervös bedingten Einschlafstörungen.	3–7 TL auf 150 ml heißes Wasser, 10–15 min ziehen lassen; mehrmals tgl. 1 Tasse
Passionsblumenkraut	Bei nervösen Unru-hezuständen, Ein-schlafstörungen, Angstzuständen.	1 TL auf 150 ml heißes Wasser, 10 min ziehen lassen; 2–4 x tgl. 1 Tasse oder 30 min vor dem Schlafengehen 1–2 Tassen

Wenn Sie gerne einen Tee trinken, können Sie beispiels-weise mit einem Melissenblät-tertee eine schlaffördernde Wir-kung erzielen. Ich mische Ihnen auch gerne einen Tee, den Sie dann über den Tag verteilt und vor dem Schlafengehen trinken.

3.12   Medikamentöse Prophylaxe (OTC)

📣 Mit der regelmäßigen Einnahme von Johanniskraut bei einer leichten vorübergehenden depressiven Verstimmung haben Sie eine gute apothekenpflichtige Therapie. Sie behandeln damit Ihre vorhandenen Symptome. Durch die Einnahme des Medikaments geht es Ihnen schneller wieder besser als ohne.

Bei leichten depressiven Störungen stellt die regelmäßige Einnahme von Johanniskrautpräparaten eine medikamentöse Prophylaxe dar. Allerdings setzt man das Johanniskraut nicht vorbeugend ein, sondern durch die Anwendung reguliert man die Symptome. Alle anderen in diesem Kapitel erwähnten Möglichkeiten können therapiebegleitend zur ärztlich verordneten Medikation und Psychotherapie angewendet werden. Sie stellen jedoch keine medikamentöse Prophylaxe dar. Die mögliche Rezidivprophylaxe mit Johanniskraut steht noch aus.

3.13   Ernährung und Mikronährstoffe

Eine ausgewogene, vollwertige Ernährung kann das Risiko an einer Depression zu erkranken senken. Hier scheinen auch die Omega-3-Fettsäuren eine Rolle zu spielen.

Mit Hilfe von Mikronährstoffen kann man versuchen, die bei Depressionen vorliegende Stoffwechselstörung zu beheben. Durch die Zufuhr von bestimmten Stoffen kann ein bestehender Mangel behoben werden.

📣 Sie können durch die Zufuhr von Magnesium, Zink, Vitamin C und B-Vitaminen Ihren erhöhten Bedarf an Mikronährstoffen in Stresssituationen ausgleichen.

Die schon besprochene essentielle Aminosäure L-Tryptophan (siehe Kap. 3.10) ist eine Vorstufe des Serotonins, das der Körper selbst synthetisiert. Diese Synthese wird durch Stress und dem dadurch vermehrt ausgeschüttetem Cortison gestört. Mit der Zufuhr von Magnesium kann man den erhöhten Magnesiumbedarf bei Stress ausgleichen. Dies gilt auch für den in Stresssituationen erhöhten Zink- und Vitamin C-Bedarf. Ein auftretender Mangel an Vitaminen der B-Gruppe kann sich durch depressive Verstimmung äußern. Daher ist auf eine ausreichende Versorgung mit diesen Vitaminen zu achten.

Tab. 3.20 Mikronährstoffe bei depressiver Verstimmung

Mikronährstoff	Dosierungsbeispiel
Folsäure	1 x 0,8–5 mg
Magnesium	2 x 150 mg
Selen	1 x 100 µg
Vitamin B_{12}	1 x 1 mg
Vitamin D_3	2 x 2000 I. E.
Zink	1 x 15 mg

4 Beratung bei der Abgabe von rezeptpflichtigen Arzneimitteln

Die Möglichkeiten in der medikamentösen Behandlung einer Depression sind sehr vielfältig. Es werden Antidepressiva, Phytopharmaka, Tranquilizer, Neuroleptika, Tryptophan, Lithium und Antiepileptika eingesetzt. Die Einsatzmöglichkeiten für Antidepressiva reichen beispielsweise von der depressiven Störung, über Angst- und Zwangserkrankungen bis hin zur Schmerztherapie. Das pharmazeutische Personal kann durch diese Vielfältigkeit im Handverkauf nicht immer die richtige Indikation direkt aus dem Rezept herleiten. Hier ist viel Fingerspitzengefühl gefragt, damit wir den Kunden hinsichtlich seiner Therapie optimal beraten und nicht verunsichern.

4.1 Fünf Beratungsgrundsätze

Nach dem Arztbesuch kommt der Patient mit seinem Rezept in die Apotheke. Das pharmazeutische Personal begrüßt den Kunden freundlich. Mit der Medikamentenaushändigung erfolgt die notwendige Beratung. Die folgenden fünf Themen sind die Basisinformationen für jede dieser ärztlichen Verordnungen.

4.1.1 Therapieregime des Arztes einhalten und verstehen

In dem Beratungsgespräch erfährt das pharmazeutische Personal durch offene Fragen den aktuellen Informationsstand des Patienten zu seiner Erkrankung und zu seiner Therapie. Dabei erkennt man recht schnell den gut informierten Patienten. Falls dennoch Beratungslücken bestehen, dann sollten diese geschlossen werden. Der Patient muss über die wichtige regelmäßige Einnahme und die Therapiedauer informiert sein. Er darf keineswegs die Dosierung eigenmächtig ändern oder sogar die Therapie abbrechen. Der von Arzt und Patient erarbeitete Therapieplan muss eingehalten werden. Dieser beinhaltet auch die Anpassung des Einnahmezeitpunkts an den Patientenalltag. Die Wirkung und der Nutzen der angewendeten Arzneimittel müssen bekannt sein, denn dies hilft dem Betroffenen zu verstehen, warum er die Therapie, auch nach der Verbesserung oder Normalisierung der Symptomatik, fortsetzen soll.

💬 Wie geht es Ihnen? Wie kommen Sie mit Ihren Medikamenten zurecht? Seit wann nehmen Sie dieses Arzneimittel schon? Wann und wie oft wenden Sie Ihre Arzneimittel an? Wissen Sie über die Wirkungsweise Ihres Medikaments Bescheid? Fällt es Ihnen leicht den Therapieplan einzuhalten?

4.1.2   Aufklärung über den verzögerten Wirkungseintritt

🗨 Sie müssen bis zum Eintreten der stimmungsaufhellenden Wirkung ein wenig Geduld haben. Genauso wie Ihre Erkrankung langsam angefangen hat, so bringt das Medikament langsam das bestehende Ungleichgewicht nun wieder ins Gleichgewicht. In zwei bis drei Wochen spüren Sie diese Wirkung.

Der Erfolg der Therapie, dass heißt die Reduktion der depressiven Symptome, setzt mit einer zeitlichen Verzögerung von zwei bis drei Wochen ein. Schritt für Schritt bessert sich die Symptomatik. Jedoch genauso wie die Entstehung der Depression ein schleichender Prozess ist, so ist auch der Weg aus der Depression heraus ein langsamer Prozess. Kleine Erfolge, wie zum Beispiel eine durchgeschlafene Nacht oder die Zunahme der Konzentrationsfähigkeit, zeigen erste Verbesserungen. Nach zwei bis drei Wochen normalisiert sich der Neurotransmittermangel bei regelmäßiger Einnahme.

4.1.3   Informationen zu den Nebenwirkungen

🗨 Der Arzt hat Sie bestimmt über die zu erwartenden Nebenwirkungen aufgeklärt. Diese unerwünschten Wirkungen werden nun direkt zu Beginn der Therapie eintreten. Diese Reaktionen zeigen Ihnen, dass sich in Ihrem Körper etwas tut. Sie sind bereits ein Zeichen für die später einsetzende Wirkung. Die Nebenwirkungen werden mit dem Auftreten der Wirkung geringer oder verschwinden sogar.

Direkt zu Beginn der Therapie treten die unerwünschten Wirkungen auf. Diese sind ein Zeichen dafür, dass die Wirkung einsetzt. Denn ohne Wirkung auch keine Nebenwirkung. Der Betroffene muss über Nebenwirkungen wie Mundtrockenheit, Verstopfung und so weiter, informiert werden. Er ist dann darauf vorbereitet und empfindet es nicht so negativ. Das pharmazeutische Personal sollte hilfreiche Tipps zur Linderung der Nebenwirkungen geben. Zur Linderung der Mundtrockenheit ist das Lutschen von Bonbons oder die Anwendung von einem salzhaltigen Hals- und Rachenspray hilfreich. Wichtig ist auch die Information für den Patienten, dass die Anfangsnebenwirkungen mit Fortschreiten der Therapie nachlassen oder sogar verschwinden. Bei sehr starken und lang anhaltenden Nebenwirkungen kann der Patient mit dem Arzt zusammen einen Wirkstoffwechsel in Erwägung ziehen.

4.1.4   Beachtung der Wechselwirkungen

🗨 Ihr verordnetes Medikament verträgt sich mit vielen anderen Arzneimitteln nicht. Deshalb werden wir nun Ihre aktuelle Medikation auf die Verträglichkeit überprüfen. Denken Sie bitte daran Apotheke und Arzt bei jedem Besuch über Ihre Medikation zu informieren.

Hinsichtlich der vielen Wechselwirkungen hat der Arzt für seinen Patienten dessen aktuelle Medikation schon überprüft. Das pharmazeutische Personal muss hier besonders die von Betroffenen gewünschten OTC-Präparate hinsichtlich der Interaktionen kontrollieren. Auch die Medikation von anderen Ärzten oder Fachärzten sollte in den Interaktionscheck miteinbezogen werden.

4.1.5   Antidepressiva machen nicht abhängig und verändern nicht die Persönlichkeit

🗨 Ihr verordnetes Medikament macht Sie nicht abhängig und es verändert nicht Ihre Persönlichkeit. Sie werden im Verlauf der Therapie wieder so werden wie Sie vor der Erkrankung waren.

Das pharmazeutische Personal muss den betroffenen Patienten die Angst vor einer Tablettenabhängigkeit und vor einer Persönlichkeitsveränderung nehmen. Antidepressiva haben kein Abhängigkeitspotenzial und sie verändern nicht die Persönlichkeit. Ihre Wirkung können Antidepressiva nur beim depressiv Erkrankten entfalten. Beim Gesunden wirken sie nicht. Mit Hilfe der Antidepressiva findet der Betroffene wieder in sein Leben vor der Erkrankung zurück.

4.2   BAK-Leitlinien

Die Leitlinien der Bundesapothekerkammer zur Qualitätssicherung unterstützen das pharmazeutische Personal bei der Information und Beratung des Patienten bei der Abgabe von Arzneimittel hinsichtlich der Erst- und Wiederholungsverordnung im Rahmen der pharmazeutischen Betreuung. Im Rahmen der Erstverordnung sind vor allem die fünf Beratungsgrundsätze von Kapitel 4.1 wichtig. Bei der Wiederholungsverordnung sind das Einhalten der Therapiedauer und die damit verbundene Motivation des Patienten von Bedeutung.

💬 Ist das Medikament für Sie neu? Hat der Arzt mit Ihnen über die Dosierung gesprochen? Haben Sie noch Fragen? Kennen Sie das Medikament? Kommen Sie gut zu Recht mit dem Medikament?

4.3   Beratung bei der Abgabe von MAO-Hemmern

4.3.1   Wirkungsweise

Die Antidepressiva Moclobemid und Tranylcypromin sind Monoaminoxidase-Hemmer. **Moclobemid** hemmt reversibel bevorzugt die Monoaminoxidase A. Dadurch wird die Metabolisierung von Noradrenalin, Dopamin und Serotonin reduziert. Dies hat eine erhöhte Neurotransmitter-Konzentration im synaptischen Spalt zur Folge. Spürbar wird dies durch eine einsetzende Verbesserung von Stimmung und Antrieb. Gleichzeitig verbessert es die Schlafqualität. Es beeinträchtigt grundsätzlich das Reaktionsvermögen nicht.

Tranylcypromin hemmt irreversibel und nichtselektiv die Monoaminoxidasen A und B. Dies hat ebenfalls eine Erhöhung der Neurotransmitter-Konzentration zur Folge. Innerhalb von zwei bis acht Tagen wird der Antrieb gesteigert. Die stimmungsaufhellende und antidepressive Wirkung tritt mit einer Latenz von drei bis fünf Wochen ein. Aufgrund der irreversiblen MAO-Hemmung dauert es nach dem Absetzen des Wirkstoffs drei bis fünf Tage bis die volle Enzymaktivität wieder hergestellt ist.

💬 Durch die Einnahme von Moclobemid verbessert sich nach einigen Wochen Ihre Stimmung und Sie werden wieder aktiver. Sie werden auch bemerken, dass Sie wieder besser schlafen können.

💬 Durch die Einnahme von Tranylcypromin spüren Sie innerhalb von wenigen Tagen, dass Sie wieder aktiver werden. Nach einigen Wochen spüren Sie auch die stimmungsaufhellende Wirkung.

4.3.2   Handelspräparate und Indikationen

Tab. 4.1 Fertigarzneimittel mit MAO-Hemmern

🗨 Es gibt den verordneten Wirkstoff Moclobemid in zwei Stärken und von verschiedenen Firmen auf dem deutschen Markt.

Handelspräparat®	Wirkstoff	Indikation
Aurorix® 150/Aurorix® 300	Moclobemid	Medikamentös behandlungs-bedürftige depressive Syndrome. Soziale Phobie (im Rahmen eines therapeutischen Gesamtkonzepts).
Moclobemid-ratiopharm® 150 mg/300 mg Filmtabletten		Behandlung von Episoden einer Major Depression.
Moclobemid STADA® 150 mg/ 300 mg Filmtabletten		Behandlung von Episoden einer Major Depression. Soziale Phobie (im Rahmen eines therapeutischen Gesamtkonzepts).
Jatrosom® N	Tranyl-cypromin	Depressive Syndrome unabhängig ihrer nosologischen Einordnung.
Jatrosom® 20 mg Film-tabletten		Behandlung von Episoden einer Major Depression. Als Reserveantidepressivum, wenn eine adäquate Therapie mit zwei Standardwirkstoffen (inkl. TZA) keinen ausreichenden Erfolg brachte oder wenn solche Stan-dardwirkstoffe kontraindiziert sind oder vom Patienten nicht vertragen werden.

🗨 Der verordnete Wirkstoff Tranylcypromin wird in dem Fertigarzneimittel Jatrosom® auf dem deutschen Markt angeboten.

4.3.3   Dosierung und Einnahmehinweise

Moclobemid

🗨 Sie nehmen Ihr Medikament in der ärztlich vorgeschriebenen Dosierung jeweils mit einem Glas Wasser nach den Mahlzeiten ein.

Für die Behandlung von Episoden einer Major Depression beträgt die empfohlene Initialdosis 300 mg Moclobemid. Die Einnahme erfolgt in zwei Gaben mit etwas Flüssigkeit jeweils nach den Mahlzeiten. Bei schweren Depressionen kann die tägliche Dosis auf 600 mg, verteilt auf zwei bis drei Gaben, erhöht werden. Die Dosissteigerung sollte jedoch frühestens nach einer Woche erfolgen, da die Bioverfügbarkeit bis zu diesem Zeitpunkt zunimmt. Die Dauer der Behandlung muss mindestens vier bis sechs Wochen betragen. Dann erst kann man die volle

Wirksamkeit von Moclobemid beurteilen. Eine zeitliche Begrenzung der Anwendungsdauer ist nicht vorgesehen.

Eine Dosisanpassung ist sowohl bei älteren Patienten, als auch bei Patienten mit eingeschränkter Nierenfunktion nicht erforderlich. Bei Lebererkrankungen muss eine Dosisreduktion erfolgen. Die Medikationsumstellung von Moclobemid auf trizyklische oder andere Antidepressiva ist von einem Tag auf den anderen möglich. Bei der Umstellung von anderen Antidepressiva auf Moclobemid wird eine Auswaschphase in Abhängigkeit von der Halbwertszeit des zuvor verordneten Wirkstoffs empfohlen.

💬 Die Umstellung auf ein anderes Antidepressivum ist grundsätzlich ohne zeitliche Verzögerung möglich.

Suizidrisiko

Die depressiven Erkrankungen gehen mit einem erhöhten Risiko für Suizide und Suizidgedanken einher. Nach Behandlungsbeginn steigt das Suizidrisiko an. Erst mit dem Einsetzen der Wirkung sinkt das Risiko. Die Patienten sollten daher bis zum Eintritt einer Besserung engmaschig überwacht werden (Erklärung Suizidrisiko siehe auch Kap. 4.5.3).

💬 Ihr bereits bestehendes Suizidrisiko sinkt erst mit dem Einsetzen der Wirkung wieder. Achten Sie auf mögliche Anzeichen.

Tranylcypromin

Für die Behandlung von Episoden einer Major Depression beträgt die empfohlene Initialdosis 10 mg Tranylcypromin. Diese Einnahme erfolgt einmal täglich am Morgen. In Abhängigkeit von der Wirkung und der Verträglichkeit kann die Dosis pro Woche um 10 mg pro Tag gesteigert werden. Die übliche wirksame Dosis beträgt 20 bis 40 mg pro Tag. Bei unzureichendem therapeutischem Ansprechen, kann die Dosis stationär auf bis zu maximal 60 mg pro Tag erhöht werden. Die Einnahme erfolgt auf ein bis drei Gaben verteilt.

💬 Sie nehmen Ihr verordnetes Medikament in der Regel einmal täglich am Morgen ein. Nach einer Woche kann der Arzt Ihre Dosierung erhöhen. Die Einnahme erfolgt dann zwei- oder dreimal täglich.

Praxistipp

Zur Vermeidung von Schlafstörungen sollte die letzte Dosis nicht nach 15 Uhr erfolgen.

💬 Zur Vermeidung von Schlafstörungen nehmen Sie die letzte Dosis vor 15 Uhr.

Meist ist eine Erhaltungsdosis von 10 bis 20 mg Tranylcypromin pro Tag ausreichend. Die Behandlungsdauer bis zum Eintreten einer Verbesserung beträgt mindestens vier bis sechs Wochen. Nach Rückbildung der depressiven Symptomatik sollte die Behandlung mit eventuell reduzierter Dosis für vier bis sechs Monate weitergeführt werden. Nach einer Langzeittherapie mit Tranylcypromin sollte das plötzliche Absetzen der Medikation vermieden werden. Es können sonst Absetzphänomene wie Angst, Unruhe, Schlafstörungen, Benommenheit oder Delir auftreten. Das Behandlungsende ist durch eine schrittweise Dosisreduktion einzuleiten.

💬 Nach vier bis sechs Wochen Therapie spüren Sie eine deutliche Verbesserung Ihrer Symptome. Zur Stabilisierung setzen Sie Ihre Medikation über einige Monate fort. Am Ende der Therapie wird der Arzt Ihre Dosierung schrittweise vermindern.

Die Umstellung von Tranylcypromin auf ein anderes Antidepressivum erfordert eine Behandlungspause von mindestens sieben Tagen. Bei älteren Patienten ist eine langsamere Dosissteigerung unter regelmäßiger Blutdruckkontrolle vorzunehmen. Patienten mit eingeschränkter Nierenfunktion sollten, wenn sie mit Tranylcypromin behandelt werden, engmaschig überwacht werden. Betroffene mit erhöhtem oder erniedrigtem Blutdruck bzw. Patienten mit einem erhöhten Risiko für hypertensive Reaktionen (z. B. bei Hyperthyreoidismus) erhalten den Wirkstoff nur unter regelmäßiger Blutdruckkontrolle. Tranylcypromin kann die Krampfschwelle erniedrigen, daher kann es bei Epileptikern zu einer erhöhten Anfallsbereitschaft kommen.

> 🗨 Die Umstellung auf ein anderes Antidepressivum kann erst nach einer Medikamentenpause von mindestens einer Woche erfolgen.

Suizidrisiko

Die depressiven Erkrankungen gehen mit einem erhöhten Risiko für Suizide und Suizidgedanken einher. Nach Behandlungsbeginn steigt das Suizidrisiko an. Erst mit dem Einsetzen der Wirkung sinkt das Risiko. Die Patienten sollten daher bis zum Eintritt einer Besserung engmaschig überwacht werden (Erklärung Suizidrisiko siehe Kap. 4.5.3).

> 🗨 Ihr bereits bestehendes Suizidrisiko sinkt erst mit dem Einsetzen der Wirkung wieder. Achten Sie auf mögliche Anzeichen.

Reaktionsvermögen

Moclobemid beeinträchtigt das Reaktionsvermögen in der Regel nicht. Jedoch sollte besonders zu Beginn der Therapie auf individuelle Reaktionen geachtet werden.

Tranylcypromin hat einen geringen oder mäßigen Einfluss auf die Verkehrstüchtigkeit und die Fähigkeit zum Bedienen von Maschinen. Dies gilt in verstärktem Maße bei Zufuhr von Alkohol bzw. in Kombination mit anderen auf das ZNS wirkenden Substanzen. Daher sollten Patienten zu Behandlungsbeginn nicht mit dem Auto oder anderen Fahrzeugen fahren, keine elektrischen Werkzeuge und Maschinen bedienen oder andere potentiell gefährlichen Arbeiten ausführen. Das weitere Vorgehen hängt von der individuellen Reaktionsbeeinträchtigung des einzelnen Patienten im Verlauf der Behandlung ab.

> 🗨 Unter der Therapie mit Moclobemid wird Ihr Reaktionsvermögen in der Regel nicht beeinträchtigt.

> 🗨 Unter der Therapie mit Tranylcypromin kann besonders in Kombination mit Alkohol oder anderen Arzneimitteln Ihr Reaktionsvermögen beeinträchtigt sein. Meiden Sie zu Therapiebeginn das Autofahren und Bedienen von Maschinen und achten Sie auf Ihre Beeinträchtigung.

Tab. 4.2 MAO-Hemmer: Dosierungen für Erwachsene und Kinder bei Depressionen

Wirkstoff	Dosis Erwachsene	Dosis Kinder
Moclobemid	Depressionen: 300 mg Schwere Depressionen: 600 mg (jeweils verteilt auf 2–3 Gaben) Dosissteigerung nach 1 Woche	Keine Anwendung bei Kindern und Jugend- lichen
Tranylcypromin	Anfangs 1 x 10 mg, pro Woche um 10 mg/Tag steigern, übliche Dosis: 20–40 mg (–60 mg) (verteilt auf 1–3 Gaben)	

> 💬 Sie nehmen Ihr Medikament in der verordneten Dosierung auf ein bis drei Gaben verteilt jeweils mit einem Glas Wasser ein.

4.3.4 Neben-, Wechselwirkungen und Kontraindikationen

Moclobemid
Nebenwirkungen

Die Nebenwirkungen unter der Behandlung mit Moclobemid treten in der Regel in den ersten Behandlungswochen auf und nehmen anschließend parallel zur Verbesserung der depressiven Symptome ab.

- Häufig (≥ 1/100 bis < 1/10): Schlafstörungen, Schwindelgefühl, Kopfschmerzen, Übelkeit, Mundtrockenheit.
- Gelegentlich (≥ 1/1000 bis < 1/100): Angstzustände, Erregung, Reizbarkeit, Hautrötungen, Hautreaktionen (z. B. Hautausschlag, Juckreiz, Urtikaria).
- Vereinzelt gibt es Hinweise auf Verwirrtheitszustände und erhöhte Leberenzymwerte.
- Gerade zu Beginn der Therapie, aber auch im Therapieverlauf und nach der Therapie, sollen die Patienten wegen auftretender Suizidgedanken und suizidalen Handlungen engmaschig überwacht werden.

> 💬 Sie werden zu Beginn der Therapie unter Nebenwirkungen leiden. Am häufigsten treten Schlafstörungen, Schwindel, Kopfschmerzen, Übelkeit und Mundtrockenheit auf. Mit dem Eintritt der stimmungsaufhellenden Wirkung treten diese Erscheinungen in den Hintergrund und verschwinden meist ganz. Man kann also sagen, dass das Auftreten der Nebenwirkungen den Wirkungsbeginn ankündigt.

Wechselwirkungen

- Zusammen mit Opioiden verstärken sich die neurotoxischen Effekte. Es kommt zu einer stärkeren Sedierung, Atemdepression und zu einem potenziell lebensbedrohlichen Blutdruckabfall. Es wird ein Einnahmeabstand zwischen Moclobemid und Opioiden von zwei Wochen empfohlen.
- Die Migränemittel Sumatriptan, Rizatriptan, Almotriptan und Zolmitriptan werden durch die Monoaminoxidase-Hemmung nicht so schnell abgebaut. Dadurch kommt es verstärkt zu Vasokonstriktionen mit der Gefahr von zerebralen oder koronaren Ischämien. Es wird ein Einnahmeabstand zwischen Moclobemid und diesen Triptanen von zwei Wochen empfohlen.

> 💬 Nehmen Sie noch andere Medikamente ein? Wenn ja, dann überprüfen wir nun Ihre neue Medikation hinsichtlich der Verträglichkeit mit Ihren anderen Arzneimitteln. Zu einigen Medikamenten muss ein Einnahmeabstand von zwei Wochen eingehalten werden.

💬 In Kombination mit SSRI oder Johanniskraut kann das sogenannte Serotonin-Syndrom auftreten. Dies lässt Ihren Blutdruck ansteigen, Sie werden unruhig, verwirrt und leiden unter Übelkeit.

— Die Kombination mit SSRI führt zum Serotonin-Syndrom. Die auftretenden Symptome sind dann ein starker Blutdruckanstieg, Ruhelosigkeit, Verwirrtheit und Übelkeit. Vorsichtig muss man auch sein mit Johanniskraut und großen Mengen Käse (Tyramin). Bei der Umstellung von Moclobemid auf SSRI sollte der Abstand zwei Wochen betragen. Bei der Umstellung von Fluoxetin auf Moclobemid sollte der Abstand fünf Wochen betragen, da der aktive Fluoxetin-Metabolit Norfluoxetin eine sehr lange Halbwertszeit hat.

💬 Sie müssen Ihr Arzneimittel aufgrund einer Wechselwirkung mit der Nahrung immer nach dem Essen einnehmen. Vermeiden Sie während der Therapie den Verzehr von altem reifem Käse in großen Mengen.

Hinweis
Moclobemid hat als reversibler und selektiver MAO-Hemmer nur ein geringes Potenzial für Wechselwirkungen mit Tyramin. Die auftretende Interaktion mit tyraminreichen Nahrungsmittel ist unter normale Bedingungen und bei Einnahme des Wirkstoffs nach den Mahlzeiten klinisch ohne Bedeutung. Dennoch sollte auf die Einnahme größerer Mengen besonders tyraminreicher Nahrungsmittel (z. B. alter, sehr reifer Käse) verzichtet werden.

— Alle tri- und tetrazyklischen Antidepressiva potenzieren ihre zentralen Wirkungen in der Kombination mit Moclobemid. Dadurch kann es zu starken Blutdruckschwankungen, Erregungszuständen, Erbrechen, Krampfanfällen und Koma kommen. Diese Kombinationen müssen gemieden werden.
— Antitussiva wie Codein, Dihydrocodein, Hydrocodon und Dextromethorphan potenzieren in Kombination mit Moclobemid ihre zentralen Wirkungen. Es kommt zu einer stärkeren Sedierung, Atemdepression und zu einem potenziell lebensbedrohlichen Blutdruckabfall. Es wird ein Einnahmeabstand zwischen Moclobemid und diesen Antitussiva von zwei Wochen empfohlen.
— Cimetidin verzögert die Metabolisierung von Moclobemid. Bei einer Kombination sollte die Moclobemid-Dosis reduziert werden.

Kontraindikationen
— Überempfindlichkeit gegenüber Moclobemid oder einem der sonstigen Bestandteile.
— Moclobemid darf nicht angewendet werden, bei Vorliegen akuter Verwirrtheitszuständen.
— Moclobemid darf in Kombination mit Selegilin nicht angewendet werden.

Tranylcypromin

Nebenwirkungen

- Sehr häufig (≥ 1/10): Schlaflosigkeit, Schlafstörungen, Hypotonie und orthostatische Dysregulation. Diese unerwünschten Reaktionen treten besonders zu Beginn der Therapie auf.
- Häufig (≥ 1/100 bis < 1/10): Angstzustände, Agitiertheit, Unruhe, Schwindelgefühl, Mundtrockenheit, Müdigkeit, Herzklopfen, Hypertonie, Gewichtsschwankungen und Schwäche.
- Gelegentlich (≥ 1/1000 bis < 1/100): hypertensive Krisen.
- Gerade zu Beginn der Therapie, aber auch im Therapieverlauf und nach der Therapie sollen die Patienten wegen auftretender Suizidgedanken und suizidalen Handlungen engmaschig überwacht werden.

> Sie müssen am Anfang der Therapie mit Schlafstörungen und niedrigem Blutdruck rechnen. Mit Auftreten der stimmungsaufhellenden Wirkung verschwinden diese Nebenwirkungen wieder. Zur Vermeidung von Schlafstörungen achten Sie auf die Einnahme vor 15 Uhr.

Wechselwirkungen

- Zusammen mit Opioiden potenzieren sich die zentralen Wirkungen. Es kommt zu einer stärkeren Sedierung, Atemdepression und einem potenziell lebensbedrohlichen Blutdruckabfall. Es wird ein Einnahmeabstand zwischen Tranylcypromin und Opioiden von zwei Wochen empfohlen.
- Die Migränemittel Sumatriptan, Rizatriptan und Zolmitriptan werden durch die Monoaminoxidase-Hemmung nicht so schnell abgebaut. Dadurch kommt es verstärkt zu Vasokonstriktionen mit der Gefahr von zerebralen oder koronaren Ischämien. Es wird ein Einnahmeabstand zwischen Tranylcypromin und diesen Triptanen von zwei Wochen empfohlen.
- Antitussiva wie Codein, Dihydrocodein, Hydrocodon und Dextromethorphan potenzieren in Kombination mit Tranylcypromin ihre zentralen Wirkungen. Es kommt zu einer stärkeren Sedierung, Atemdepression und zu einem potenziell lebensbedrohlichen Blutdruckabfall. Es wird ein Einnahmeabstand zwischen Tranylcypromin und diesen Antitussiva von zwei Wochen empfohlen.
- Ein erhöhtes Risiko für hypertensive Krisen besteht bei der Kombination von Levodopa (ohne Decarboxylase-Hemmstoff) mit dem unspezifischen MAO-Hemmer Tranylcypromin. Eine kombinierte Therapie muss vermieden werden (Kontraindikation).
- In Kombination mit SSRI besteht die Gefahr eines Serotonin-Syndroms. Die auftretenden Symptome sind dann ein starker Blutdruckanstieg, Ruhelosigkeit, Verwirrtheit und Übelkeit.
- Vor allem Gefahr einer Hypertonie in Kombination mit Buspiron, Imipramin, indirekte Sympathomimetika oder Amphetaminen.
- Die blutdrucksenkende Wirkung von Mitteln gegen zu hohen Blutdruck (z. B. Guanethidin, Methyldopa) kann durch Tranylcypromin verstärkt werden. In Einzelfällen aber auch zu einem Blutdruckanstieg führen.
- Die Wirkung von Insulin und von oralen Antidiabetika kann verstärkt werden.

> Nehmen Sie noch andere Medikamente ein? Wenn ja, dann überprüfen wir nun Ihre neue Medikation hinsichtlich der Verträglichkeit mit Ihren anderen Arzneimitteln.

> Zu einigen Arzneimitteln (wie starken Schmerz- und Migränemitteln sowie Hustenblockern) empfehle ich Ihnen einen Einnahmeabstand von zwei Wochen.

- Die Nebenwirkungen von Bupropion wie Krampfanfälle und Erregungszustände können durch die Kombination verstärkt werden. Eine gleichzeitige Gabe sollte vermieden werden.
- Zwei Wochen vor geplanten operativen Eingriffen sollte der unspezifische MAO-Hemmer abgesetzt werden. Dann werden Interaktionen mit den Narkose- und Schmerzmitteln vermieden.

Hinweis

Tranylcypromin tritt aufgrund seiner unspezifischen MAO-Hemmung in besondere Wechselwirkung mit Nahrungsmitteln. Ein Isoenzym der Monoaminoxidase ist im Körper für die Entgiftung biogener Amine verantwortlich. Einen Tag vor, während und bis zu zwei Wochen nach der Behandlung mit Tranylcypromin sind besondere Diätvorschriften einzuhalten, um Gesundheitsstörungen in Form von Übelkeit, Kopfschmerzen und Bluthochdruck zu vermeiden.

🗨 Ihr Medikament verträgt sich nicht mit allen Lebensmitteln. Deshalb müssen Sie vor, während und nach der Therapie mit Tranylcypromin eine besondere Diätvorschrift einhalten.

Praxistipp

Die Patienten sollen sich vollwertig und vielseitig ernähren. Alle Nahrungsmittel sind so frisch als möglich zu verwenden und Speisen am Tag der Zubereitung zu verzehren. Geöffnete Halb- und Vollkonserven sowie aufgetaute Tiefkühlkost sind unverzüglich zu verbrauchen. Angebrochene Konserven sind bei 4 °C im Kühlschrank maximal 48 Stunden bis zum Verzehr aufzubewahren. Mit diesen Maßnahmen wird das Entstehen von biogenen Aminen vermieden. Als kritische Lebensmittel sind einzustufen: Schokolade, Milchprodukte wie Käse und Sahne, Salami, ältere Fleisch- und Wurstwaren, Rotwein und Bier. Eine genaue Liste mit verbotenen und in geringen Mengen erlaubten Nahrungsmitteln findet man in der Fachinformation.

🗨 Sie sollten möglichst frische und vollwertige Nahrungsmittel essen. Bei der Verwendung von Konserven müssen Sie diese innerhalb von zwei Tagen aufbrauchen. Bestimmte Lebensmittel wie Schokolade, Käse, Salami, Rotwein und Bier sollten Sie vermeiden.

Kontraindikationen

- Überempfindlichkeit gegenüber Tranylcypromin oder einem der sonstigen Bestandteile.
- Tranylcypromin darf nicht angewendet werden bei: Phäochromozytom, Karzinoid, vaskulären Erkrankungen des Gehirns, Gefäßfehlbildungen wie Aneurysmen, schweren Formen von Hypertonie bzw. Herz-Kreislauf-Erkrankungen, Lebererkrankungen, Nierenerkrankungen, Porphyrie, Diabetes insipidus, maligner Hyperthermie, akutem Delir oder akuter Vergiftung mit zentral dämpfenden Pharmaka.
- Tranylcypromin darf nicht mit folgenden Wirkstoffen kombiniert eingesetzt werden: SSRI, Clomipramin, Venlafaxin, Duloxetin, Sibutramin, L-Trypto-

phan, Triptane, Buspiron, Imipramin, indirekte Sympathomimetika, Amphetamine, Pethidin, Tramadol, Dextromethorphan, Disulfiram oder Levodopa (falls ohne Decarboxylase-Hemmer). Die Gründe für diese Kontraindikationen sind in den zu erwartenden Wechselwirkungen zu finden.

4.4 Beratung bei der Abgabe von tri- und tetrazyklischen Antidepressiva

4.4.1 Wirkungsweise

Amitriptylin

Amitriptylin ist ein trizyklisches Antidepressivum mit ausgeprägter sedierender Wirkkomponente. Darüber hinaus zeigt es auch eine antinozizeptive Wirkung. Amitriptylin hemmt die neuronale Aufnahme von Noradrenalin und Serotonin stark. Es hat antagonistische Eigenschaften an M-Cholin-Rezeptoren, Histamin-Rezeptoren, Alpha-Adrenorezeptoren und Serotonin-Rezeptoren. Amitriptylin wirkt antriebshemmend und ist bei agitierter Depression geeignet.

> 💬 Ihr verordnetes Medikament mit dem Wirkstoff Amitriptylin hat eine gute beruhigende und stimmungsaufhellende Wirkung. Es wirkt zusätzlich auch noch schmerzlindernd.

Clomipramin

Clomipramin ist ein trizyklisches Antidepressivum mit geringer sedierender Wirkkomponente. Darüber hinaus zeigt es auch eine antinozizeptive Wirkung. Clomipramin hemmt die neuronale Aufnahme von Serotonin sehr stark und von Noradrenalin weniger stark. Es hat antagonistische Eigenschaften an M-Cholin-Rezeptoren, Histamin-Rezeptoren, Alpha-Adrenorezeptoren und Serotonin-Rezeptoren. Der Hauptmetabolit Desmethylclomipramin hemmt dagegen die neuronale Aufnahme von Noradrenalin stärker als von Serotonin.

> 💬 Ihr verordnetes Medikament mit dem Wirkstoff Clomipramin hat eine leichte beruhigende und stimmungsaufhellende Wirkung. Es wirkt zusätzlich auch noch schmerzlindernd.

Doxepin

Doxepin ist ein trizyklisches Antidepressivum mit ausgeprägter sedierender sowie angstlösender und stimmungsaufhellender Wirkung. Es hemmt den aktiven Rücktransport von Noradrenalin und Serotonin in die präsynaptischen Nervenzellen im ZNS. Dadurch erhöht sich die Konzentration dieser Neurotransmitter im synaptischen Spalt. Doxepin blockiert Histamin-Rezeptoren (H_1: Sedierung, H_2: Hemmung der Magensäuresekretion) und M-Cholin-Rezeptoren (Magenmotilität). Es zeigt sowohl zentral als auch peripher eine schwach anticholinerge und spasmolytische Wirkung. Doxepin wirkt antriebshemmend und ist bei agitierter Depression geeignet.

> 💬 Ihr verordnetes Medikament mit dem Wirkstoff Doxepin hat eine gute beruhigende und stimmungsaufhellende Wirkung. Es wirkt zusätzlich auch noch angstlösend.

Imipramin

Imipramin ist ein trizyklisches Antidepressivum mit geringer sedierender Wirkkomponente. Darüber hinaus zeigt es auch eine antinozizeptive Wirkung. Imipramin hemmt die neuronale Aufnahme von Noradrenalin stark (vor allem sein Hauptmetabolit Desipramin) und von Serotonin weniger stark. Es hat antago-

> 💬 Ihr verordnetes Medikament mit dem Wirkstoff Imipramin hat eine leichte beruhigende und stimmungsaufhellende Wirkung.

🗨 Es wirkt zusätzlich auch noch schmerzlindernd.

nistische Eigenschaften an M-Cholin-Rezeptoren, Histamin-Rezeptoren, Alpha-Adrenorezeptoren und Serotonin-Rezeptoren. Desipramin wirkt antriebssteigernd und ist bei gehemmter Depression geeignet.

Maprotilin

🗨 Ihr verordnetes Medikament mit dem Wirkstoff Maprotilin hat eine beruhigende und stimmungsaufhellende Wirkung.

Maprotilin ist ein tetrazyklisches Antidepressivum. Es bewirkt eine Hemmung der Wiederaufnahme von Noradrenalin in den präsynaptischen Speicher und erhöht dadurch die Konzentration des an der Synapse verfügbaren Neurotransmitters. Maprotilin hat keinen Einfluss auf die Wiederaufnahme von Serotonin und Dopamin. Es besitzt eine geringere anticholinerge Wirkung als die trizyklischen Antidepressiva. An H_1- und α_1-Rezeptoren entfaltet es antagonistische Eigenschaften. Dies führt zu Sedation und Blutdruckabfall.

Nortriptylin

🗨 Ihr verordnetes Medikament mit dem Wirkstoff Nortriptylin hat eine leichte beruhigende und stimmungsaufhellende Wirkung.

Nortriptylin ist ein trizyklisches Antidepressivum mit geringer sedierender Wirkkomponente. Es hemmt die neuronale Aufnahme von Noradrenalin stark und von Serotonin weniger stark. Nortriptylin zeigt antagonistische Eigenschaften an M-Cholin-Rezeptoren und an Histamin-Rezeptoren. Nortriptylin wirkt antriebssteigernd und ist bei gehemmter Depression geeignet.

Opipramol

🗨 Ihr verordnetes Medikament mit dem Wirkstoff Opipramol hat eine beruhigende, angstlösende und leicht stimmungsaufhellende Wirkung.

Opipramol unterscheidet sich deutlich vom Wirkprofil klassischer trizyklischer Antidepressiva, da es die Wiederaufnahme von Neurotransmittern nicht hemmt. Es besitzt auch nur eine geringe anticholinerge Wirkung. Opipramol zeigt eine hohe Affinität zu den Sigmabindungsstellen und es wirkt antagonistisch an den Histamin-Rezeptoren von Typ 1. Es zeigt eine geringe Affinität zu Serotonin-, Dopamin- und Alpha-Adrenorezeptoren. Opipramol wirkt sedierend, angstlösend und auch ein wenig stimmungsaufhellend.

Trimipramin

🗨 Ihr verordnetes Medikament mit dem Wirkstoff Trimipramin hat eine beruhigende, angstlösende und stimmungsaufhellende Wirkung.

Trimipramin ist ein trizyklisches Antidepressivum mit sedierender, anxiolytischer und stimmungsaufhellender Wirkkomponente. Es entfaltet seine Wirkung nicht über eine Wiederaufnahmehemmung von Noradrenalin und Serotonin. Daher bezeichnet man es auch als ein atypisches Antidepressivum. Und es führt auch nicht zu einer Downregulation von adrenergen postsynaptischen Rezeptoren. Wahrscheinlich entfaltet es seine pharmakologischen Effekte vor allem über Rezeptoraffinitäten. Es wirkt antagonistisch an H_1-Rezeptoren (Sedierung und zentralnervöse Dämpfung), blockiert muscarinerge Acetylcholinrezeptoren (anticholinerge Nebenwirkungen) und wirkt stark antagonistisch an α_1-Rezeptoren (Sedation und Blutdruckabfall). Trimipramin ist das einzige Antidepressivum, das offensichtlich durch eine Blockierung der postsynaptischen D_2-Rezeptoren sowie präsynaptische Autorezeptoren in das dopaminerge System eingreift.

4.4.2 Handelspräparate und Indikationen

Das Hauptindikationsgebiet für diese Wirkstoffe sind depressive Erkrankungen. Amitriptylin, Clomipramin und Imipramin werden wegen ihrer antinozizeptiven Wirkung auch in der langfristigen Schmerztherapie eingesetzt im Rahmen eines therapeutischen Gesamtkonzepts. Darüber hinaus gibt es noch andere Einsatzgebiete (siehe Tab. 4.3).

💬 Ihr verordnetes Antidepressivum gibt es in verschiedenen Stärken und Darreichungsformen auf dem Markt.

Tab. 4.3 Fertigarzneimittel mit tri- und tetrazyklischen Antidepressiva

Handelspräparat®	Wirkstoff	Indikation
Saroten® Tabs 50 mg, Saroten® retard Tabs 75 mg	Amitriptylin	Depressive Erkrankungen, langfristige Schmerzbehandlung.
Amitriptylin-CT 25 mg/75 mg Tabletten		Depressive Erkrankungen.
Anafranil® 10 mg/25 mg, Anafranil® 75 mg retard, Clomipramin-ratiopharm® 10 mg/25 mg Filmtabletten, Clomipramin-ratiopharm® 75 mg Retardtabletten	Clomipramin	Depressive Erkrankungen, Zwangsstörungen, Phobien und Panikstörungen, langfristige Schmerzbehandlung, bei Schlaflähmung, bei Kataplexie, Halluzinationen mit zwanghaften Schlafanfällen während des Tages.
Aponal® 5/10/25/100, Aponal® Tropfen, Doxepin STADA® 50 mg/100 mg Filmtabletten, Doxepin-ratiopharm® 10 mg/25 mg/50 mg/100 mg Filmtabletten	Doxepin	Depressive Erkrankungen, Angstsyndrome, leichte Entzugssyndrome bei Alkohol-, Arzneimittel- oder Drogenabhängigkeit, Unruhe, Schlafstörungen, Angst und funktionelle Organbeschwerden.
Aponal® 50		Vorzugweise zur Behandlung von depressiven Verstimmungszuständen mit Angst und/oder innerer Spannung bei endogenen, psychogenen oder somatogenen Depressionen sowie bei funktionellen Organbeschwerden infolge larvierter Depression. Unterstützend zur Behandlung auch folgender Erkrankungen auch ohne direkte Anzeichen einer Depression: Magen-Darm-Erkrankungen die durch eine psychische Belastung mit verursacht sind, chronische Schmerzen, die das seelische Befinden beeinträchtigen. Unterstützend zur Behandlung von Entzugserscheinungen während der Entwöhnung von Schlaf- und Beruhigungsmitteln, Alkohol und Drogen.

Tab. 4.3 Fertigarzneimittel mit tri- und tetrazyklischen Antidepressiva (Fortsetzung)

Handelspräparat®	Wirkstoff	Indikation
Tofranil® 25, Imipramin-neuraxpharm® 10 mg/25 mg/ 100 mg Filmtabletten	Imipramin	Depressive Erkrankungen, langfristige Schmerzbehandlung. Behandlung von Enuresis und Pavor nocturnus.
Ludiomil® 25 mg/50 mg/75 mg Filmtabletten, Maprotilin-TEVA® 25 mg/50 mg/75 mg, Maprotilin-ratiopharm® 25 mg/50 mg/75 mg	Maprotilin	Depressive Erkrankungen.
Nortrilen® Dragees 10 mg/25 mg	Nortriptylin	Depressive Zustandsbilder jeder Ätiologie, vor allem wenn sie durch vitale Hemmung und Antriebsverarmung gekennzeichnet sind.
Insidon® Tropfen, Insidon® 50 mg Dragees, Insidon® 100 mg Filmtabletten, Opipramol-CT 50 mg/100 mg Filmtabletten, Opipramol Heumann 50 mg/100 mg Filmtabletten	Opipramol	Generalisierte Angststörungen, somatoforme Störungen.
Stangyl® Tropfen, Stangyl® 25 mg Tabletten, Stangyl® 100 mg Tabs, Trimipramin Sandoz® 25 mg/50 mg Tabletten, Trimipramin Sandoz® 100 mg Filmtabletten, Trimipramin AWD® 100 mg Filmtabletten	Trimipramin	Depressive Erkrankungen (Episoden einer Major Depression) mit den Leitsymptomen Schlafstörungen, Angst und innere Unruhe.

4.4.3   Dosierung und Einnahmehinweise

🗨 Zu Beginn Ihrer Therapie wird die Dosierung schrittweise gesteigert bis eine entsprechende Wirkung eintritt.

Die Dosierung und die Dauer der Anwendung müssen der individuellen Reaktionslage, dem Anwendungsgebiet und der Schwere der Erkrankung angepasst werden. Der Wirkstoff wird anfangs bis zur individuellen Dosis auftitriert.

🗨 Bis zum Eintreten der stimmungsaufhellenden Wirkung dauert es ein bis drei Wochen. Dazu müssen Sie Ihre Medikation regelmäßig einnehmen.

Hinweis

Die sedierende Wirkung tritt meist sofort oder innerhalb der ersten Tage ein. Während die stimmungsaufhellende, antidepressive Wirkung erst nach ein bis drei Wochen beginnt. Das pharmazeutische Personal muss den Patienten zur konsequenten weiteren Einnahme motivieren.

Bei einem Ansprechen des Patienten auf die Therapie erhält dieser die geringste für ihn wirksame Dosis. Spricht der Patient bei geringen Dosen noch nicht auf den Wirkstoff an, so sollten auf alle Fälle die zur Verfügung stehenden Dosierungsbereiche ausgenutzt werden. Bei älteren Patienten zeigen häufig schon geringe Dosen einen zufriedenstellenden Behandlungseffekt.

💬 Die Dosierung Ihres Arzneimittels wird so lange schrittweise erhöht bis eine zufriedenstellende Wirkung erreicht wird.

Hinweis

Suizidgefährdete Patienten sollten nur eine begrenzte Menge an TZA ausgehändigt bekommen. Diese Warnung gilt auch für die irreversiblen MAO-Hemmer und die Benzodiazepine.

💬 Zu Ihrer eigenen Sicherheit hat der Arzt Ihnen nur eine kleine Packungsgröße verordnet.

Bei den Wirkstoffen mit einer schlafanstoßenden Wirkung kann ein größerer Teil der Tagesdosis zur Nacht gegeben werden, damit dieser Effekt optimal ausgenutzt wird. Über die Behandlungsdauer entscheidet der Arzt individuell. Die mittlere Dauer einer Behandlungsperiode bis zum Nachlassen der Krankheitssymptome beträgt mindestens vier bis sechs Wochen. Nach der Symptomrückbildung sollte die Behandlung noch für mindestens ein halbes Jahr vorgesetzt werden. Über die Höhe der Erhaltungsdosis entscheidet der Arzt. Am Ende der Therapie erfolgt eine vorsichtige schrittweise Reduktion der Dosis.

💬 Mit Hilfe dieses Medikaments können Sie wieder besser schlafen. Nehmen Sie dazu Ihre Tabletten am Abend ein. Nach einem Monat bessert sich Ihre allgemeine Stimmungslage wieder. Ihre Tabletten nehmen Sie nach ärztlicher Anweisung weiter.

Praxistipp

Die gleichzeitige Einnahme von Alkohol und tri- oder tetrazyklischen Antidepressiva führt zu einer starken Sedierung. Während der Therapie sollte auf gerbstoffhaltige Getränke wie z. B. schwarzer Tee verzichtet werden, da dieser die Resorption von Wirkstoffen verringern kann.

💬 Bei gleichzeitigem Genuss von Alkohol verspüren Sie eine starke Müdigkeit. Das Trinken von schwarzem Tee kann die Wirkung Ihres Medikaments mindern.

Tab. 4.4 Tri- und tetrazyklische Antidepressiva: Dosierungen für Erwachsene und Kinder bei depressiven Erkrankungen

Wirkstoff	Dosis Erwachsene	Dosis Kinder
Amitriptylin	Anfangsdosis: 2–3 × 25 mg, tägliche Steigerung um 12,5–25 mg bis zum Wirkungseintritt Tagesdosis (ambulant): 150 mg Tagesdosis (stationär): 300 mg	Kinder und Jugendliche unter 16 Jahren: 2 × 12,5 mg bis 3 × 50 mg Tagesdosis: 25–150 mg, max. 4–5 mg/kg KG. Es sollte allerdings nicht zur Behandlung von Depressionen bei Kindern und Jugendlichen unter 18 Jahren eingesetzt werden.

💬 Ihre Saroten Tabs 50 mg sind teilbar. Aufgrund der Kerben können sie diese leicht in vier Bruchstücke teilen. Die nicht direkt benötigten Stücke lagern Sie dann im Reservoir der Tablettendose unter dem Schieber des Deckels. Sie nehmen die Tabletten zum oder unabhängig vom Essen unzerkaut mit einem Glas Wasser ein.

Tab. 4.4 Tri- und tetrazyklische Antidepressiva: Dosierungen für Erwachsene und Kinder bei depressiven Erkrankungen (Fortsetzung)

Wirkstoff	Dosis Erwachsene	Dosis Kinder
Clomipramin	Anfangsdosis: 2–3 x 25 mg oder 37,5–75 mg (retard am Abend), innerhalb einer Woche schrittweise Steigerung auf 100–150 mg max. Tagesdosis: 225–300 mg	Anfangsdosis: 10 mg pro Tag, dann innerhalb von 10 Tagen steigern. Von 5 bis 7 Jahren: 20 mg/Tag Von 8 bis 14 Jahren: 20–50 mg/Tag Über 14 Jahren: 50–150 mg/Tag Es sollte allerdings nicht zur Behandlung von Depressionen bei Kindern und Jugendlichen unter 18 Jahren eingesetzt werden.
Doxepin	Anfangsdosis: 50 mg am Abend, nach 3–4 Tagen Steigerung auf 75 mg/Tag und nach 7–8 Tagen auf 100–150 mg/Tag, Tagesdosis (ambulant): 150 mg Tagesdosis (stationär): 300 mg	Kinder über 12 Jahren benötigen wegen des geringeren KG eine deutlich geringere Dosis. Es sollte allerdings nicht zur Behandlung von Depressionen bei Kindern und Jugendlichen unter 18 Jahren eingesetzt werden.
Imipramin	Anfangsdosis: 2 x 25 mg, im Verlauf von mehreren Tagen Steigerung auf bis zu 3 x 50 mg Tagesdosis (ambulant): 150 mg Tagesdosis (stationär): 300 mg	Ab 9 Jahren: 1–2 x 25 mg Ab 14 Jahren: 2–3 x 25 mg. Es sollte allerdings nicht zur Behandlung von Depressionen bei Kindern und Jugendlichen unter 18 Jahren eingesetzt werden.
Maprotilin	Anfangsdosis: 25–75 mg/Tag, nach 2 Wochen Steigerung um 25 mg/Tag auf bis zu 150 mg/Tag Tagesdosis (ambulant): 150 mg Tagesdosis (stationär): 225 mg	Keine Behandlung von Depressionen bei Kindern und Jugendlichen unter 18 Jahren.
Nortriptylin	Anfangsdosis: 2–3 x 10–20 mg, dann schrittweise Steigerung auf 2–3 x 25–50 mg Tagesdosis (ambulant): 150 mg Tagesdosis (stationär): 225 mg	

🗨 Sie nehmen Ihre Anafranil 25 mg Tabletten zu oder nach dem Essen unzerkaut mit einem großen Glas Wasser ein. Ihre 75 mg Retardtabletten sind teilbar. Sie nehmen diese vor oder nach dem Essen mit einem großen Glas Wasser ein.

🗨 Unverdünnt führen diese Tropfen zu einem vorübergehenden Taubheitsgefühl im Mund. Mit Hilfe der Bruchrille können Sie bei Bedarf die Dosierung anpassen. Durch die Kreuzbruchkerbe ist Ihre Aponal 100 Tablette nach dem Zerteilen leichter zu schlucken.

🗨 Sie nehmen Ihre Tabletten zum oder unabhängig vom Essen unzerkaut mit einem Glas Wasser ein.

🗨 Sie nehmen Ihre Tabletten zum oder unabhängig vom Essen über den Tag verteilt oder nur abends mit einem Glas Wasser ein. Ihre 75 mg Tabletten sind teilbar.

🗨 Sie nehmen Ihre Dragees unzerkaut mit einem Glas Wasser ein.

Tab. 4.4 Tri- und tetrazyklische Antidepressiva: Dosierungen für Erwachsene und Kinder bei depressiven Erkrankungen (Fortsetzung)

Wirkstoff	Dosis Erwachsene	Dosis Kinder
Opipramol	Morgens und mittags je 50 mg und abends 100 mg Tagesdosierfenster reicht von 1 x - (abends) 50–100 mg bis 3 x 100 mg	Keine Behandlung bei Kindern und Jugendlichen unter 18 Jahren.
Trimipramin	Anfangsdosis: 25–50 mg, dann schrittweise Steigerung auf 100–150 mg Tagesdosis (mittelgradige Depression): 100–150 mg Tagesdosis (schwere Depression): 300–400 mg	Keine Behandlung von Depressionen bei Kindern und Jugendlichen unter 18 Jahren.

💬 Sie nehmen Ihre Dragees unzerkaut mit einem Glas Wasser zu oder nach dem Essen ein. Die Dosierung erfolgt morgens, mittags und abends. Ihre 100 mg Tabletten sind teilbar.

💬 Sie nehmen Ihre Stangyl Tropfen mit etwas Wasser während oder nach dem Essen ein. Sie können die Einnahme über den Tag verteilen oder auch als Einmaldosis am Abend einnehmen. Wenn Sie die schlafanstoßende Wirkung ausnutzen wollen, dann sollten Sie die höchste Teildosis am Abend nehmen.

4.4.4　Neben-, Wechselwirkungen und Kontraindikationen

Hinweise

Bei depressiven Patienten ist grundsätzlich zu berücksichtigen, dass das Risiko eines Suizids mit zum Krankheitsbild gehört und trotz Therapie bis zum Nachlassen der Krankheitserscheinungen fortbesteht. Daher sollten suizidgefährdete Patienten gerade zu Behandlungsbeginn engmaschig überwacht werden (Erklärung Suizidrisiko siehe Kap. 4.5.3).

Das plötzliche Absetzen der Arzneimitteltherapie muss vermieden werden. Es ist ansonsten zu erwarten, dass Absetzsymptome wie Unruhe, Schweißausbrüche, Übelkeit, Erbrechen und Schlafstörungen auftreten.

Tri- und tetrazyklische Antidepressiva senken die Krampfschwelle, daher kann es bei erhöhter Anfallsbereitschaft vermehrt zu Krampfanfällen kommen.

In Studien zur Behandlung von Depressionen zeigten tri- und tetrazyklische Antidepressiva bei Kindern und Jugendlichen unter 18 Jahren keinen therapeutischen Nutzen. Sie sollten daher nicht zur Behandlung eingesetzt werden.

💬 Sie dürfen Ihr Medikament nicht einfach absetzen. Denn durch das Weglassen des Wirkstoffs kommt es zu Symptomen wie Unruhe, Schwitzen oder Übelkeit. Am Ende der Therapie vermeiden Sie dies durch eine ausschleichende Dosierung.

Gerade zu Beginn Ihrer Therapie werden Sie unter einigen Nebenwirkungen leiden. Es treten z. B. Mundtrockenheit, Verstopfung und Probleme beim Wasserlassen auf. Diese Symptome werden Sie nach dem stimmungsaufhellenden Wirkeintritt immer weniger bemerken.

Nebenwirkungen

— Sehr häufig (≥ 1/10) bis häufig (≥ 1/100 bis < 1/10) treten besonders zu Beginn der Behandlung auf: Mundtrockenheit, verstopfte Nase, Müdigkeit, Benommenheit, Schwitzen, Schwindel, Hypotonie, orthostatische Dysregulation, Tachykardie, Herzrhythmusstörungen, Aggression, Sprachstörungen, Tremor, Akkommodationsstörungen, Obstipation, Miktionsstörungen, innere Unruhe, Gewichtszunahme, Hautausschläge, Libidoverlust bzw. Impotenz.

— Gelegentlich (≥ 1/1000 bis < 1/100): Kollapszustände, paralytischer Ileus, Harnsperre, Blutbildveränderungen (insbesondere Leukopenien), Galaktorrhö, Anstieg der Leberenzymaktivitäten, Erregungsleitungsstörungen, allergische Hautreaktionen. Eine bestehende Herzmuskelschwäche (Herzinsuffizienz) kann verstärkt werden.

Ihr verordnetes Arzneimittel tritt mit anderen Medikamenten in Wechselwirkung. Wir werden nun gemeinsam ihre aktuelle Medikation diesbezüglich überprüfen.

Wechselwirkungen

— Bei gleichzeitiger Einnahme von Alkohol oder anderen zentraldämpfend wirkenden Arzneimittel (z. B. Barbiturate, Benzodiazepine) verstärken sich die Wirkungen. Der Genuss von Alkohol sollte während der Behandlung vermieden werden.

— Bei gleichzeitiger Verabreichung anderer Arzneimittel mit anticholinerger Wirkung (z. B. Antiparkinsonmittel, Antihistaminika) ist mit einer Verstärkung peripherer und zentraler Effekte (insbesondere einem Delir) zu rechnen.

— In Kombination mit MAO-Hemmern treten schwere Wechselwirkungen auf. Es kommt zu Erregung, Delir, Koma, Hyperpyrexie, Krampfanfällen und starken Blutdruckschwankungen. Diese Symptome werden durch einen ausreichenden Therapieabstand vermieden. Reversible MAO-Hemmer müssen mindestens einen Tag vor der Amitriptylin-Therapie abgesetzt werden, irreversible mindestens zwei Wochen vorher.

— Mit Antiarrhythmika der Klasse I A (Chinidin, Procainamid, Disopyramid) und der Klasse III (Sotalol, Amiodaron), mit Makroliden, Malariamitteln, einigen Neuroleptika und Antihistaminika, sowie mit Diuretika (die zu einer Hypokaliämie führen) erhöht sich durch die additive Verlängerung des QT-Intervalls das Risiko von Herzrhythmusstörungen.

Aufgrund zahlreicher Nebenwirkungen darf Ihr Medikament bei einigen Erkrankungen nicht angewendet werden. Ihr Arzt hat dies bei der Verordnung berücksichtigt.

Kontraindikationen

— Überempfindlichkeit gegenüber dem Wirkstoff oder einem der sonstigen Bestandteile.

— Keine Anwendung bei akuten Alkohol-, Schlafmittel-, Schmerzmittel- und Psychopharmakavergiftungen.

— Keine Anwendung bei Delirien, unbehandeltem Engwinkelglaukom, akutem Harnverhalten, Prostatahyperplasie mit Restharnbildung, Pylorusstenose, paralytischem Ileus, Hypokaliämie und Bradykardie.

- Keine Anwendung bei angeborenem langen QT-Syndrom oder anderen klinisch relevanten kardialen Erregungsleitungsstörungen.
- Keine gleichzeitige Behandlung mit Arzneimitteln, die ebenfalls das QT-Intervall im EKG verlängern oder eine Hypokaliämie hervorrufen können.
- Keine gleichzeitige Behandlung mit MAO-Hemmern.

> Aufgrund von schwerwiegenden Wechselwirkungen darf Ihr Medikament mit einigen anderen Wirkstoffen nicht gleichzeitig angewendet werden.

Reaktionsvermögen

Durch individuell auftretende unterschiedliche Reaktionen kann, auch bei bestimmungsgemäßer Anwendung, die Fähigkeit zur aktiven Teilnahme am Straßenverkehr oder zum Bedienen von Maschinen beeinträchtigt sein. Dies gilt besonders zu Behandlungsbeginn, bei Präparatewechsel sowie auch im Zusammenwirken mit anderen zentral wirksamen Medikamenten und Alkohol.

> Sie sollten in den ersten Tagen darauf verzichten, selbst Auto zu fahren, Maschinen zu bedienen oder gefahrvolle Aufgaben durchzuführen. Danach entscheidet Ihr Arzt individuell, ob Sie diese Tätigkeiten wieder verrichten können.

4.5 Beratung bei der Abgabe von selektiven Serotonin-Reuptake-Inhibitoren (SSRI)

4.5.1 Wirkungsweise

Die Wirkstoffe Citalopram, Escitalopram, Fluoxetin, Fluvoxamin, Paroxetin und Sertralin hemmen selektiv die Wiederaufnahme von Serotonin im synaptischen Spalt. Sie wirken nicht sedierend, sondern eher aktivierend. In ihrer Wirkung sind sich die sechs Wirkstoffe sehr ähnlich. Unterschiede zeigen sie in den pharmakokinetischen Eigenschaften. Sie hemmen das Isoenzym Cytochrom P450 unterschiedlich stark.

> Dieser Wirkstoff wird häufig verordnet. Er bewirkt eine Stimmungsaufhellung und lässt Sie wieder aktiver werden.

Hinweis

Bei gleicher Wirksamkeit sind die SSRI besser verträglich als die TZA. Sie haben eine größere therapeutische Breite und führen zu keiner Sedierung. Ein Suizidversuch mit diesen Substanzen führt nicht zum Tod.

> Ihr verordnetes Medikament ist gut wirksam und gut verträglich.

4.5.2 Handelspräparate und Indikationen

Der Einsatz dieser Wirkstoffe erfolgt zur Behandlung depressiver Erkrankungen. Kinder und Jugendliche ab acht Jahren können mit dem Wirkstoff Fluoxetin bei einer mittelgradigen bis schweren Episode einer Major Depression behandelt werden, wenn die Depression nach vier bis sechs Sitzungen nicht auf eine psychologische Behandlung anspricht. Allerdings auch dann nur in Verbindung mit der gleichzeitig fortgesetzten Psychotherapie.

> Das Fluoxetin ist der einzige Wirkstoff, der schon bei Kindern ab acht Jahren eingesetzt werden darf, wenn die depressive Verstimmung mit Hilfe der Psychotherapie allein nicht besser wird.

Tab. 4.5 Fertigarzneimittel mit SSRI

Handelspräparat®	Wirkstoff	Indikation
Cipramil® 20 mg/40 mg Filmtabletten, Citalopram dura® 10 mg/20 mg/40 mg Filmtabletten, Citalopram Sandoz® 10 mg/20 mg/30 mg/40 mg/50 mg/60 mg Filmtabletten	Citalopram	Behandlung depressiver Erkrankungen und Panikstörungen mit und ohne Agoraphobie.
Cipralex® 10 mg/20 mg Filmtabletten, Cipralex® 20 mg/ml Tropfen zum Einnehmen, Lösung	Escitalopram	Behandlung von Episoden einer Major Depression, von Panikstörungen mit und ohne Agoraphobie, von sozialer Angststörung, von generalisierter Angststörung und von Zwangsstörung.
Fluctin 20 mg Hartkapseln/Tabletten, Fluoxetin-ratiopharm® 20 mg Hartkapseln/Tabletten, Fluoxetin-ratiopharm® Lösung, Fluoxetin STADA® 20 mg Hartkapseln/Tabletten	Fluoxetin	Für Erwachsene bei Episoden einer Major Depression, Zwangsstörung und Bulimie. Für Kinder und Jugendliche ab 8 Jahren bei mittelgradigen bis schweren Episoden einer Major Depression.
Fevarin® 50 mg/100 mg, Fluvoxamin-ratiopharm® 50 mg/100 mg Filmtabletten, Fluvoxamin-TEVA® 50 mg/100 mg Filmtabletten	Fluvoxamin	Depressive Erkrankungen, Zwangsstörungen.
Seroxat® 20 mg Filmtabletten, Seroxat® 2 mg/ml Suspension zum Einnehmen, Paroxetin AbZ 20 mg Filmtabletten, Paroxetin Heumann 20 mg Filmtabletten	Paroxetin	Depressive Erkrankungen, Zwangsstörungen, Panikstörung mit oder ohne Agoraphobie, soziale Angststörung, generalisierte Angststörung. Seroxat® hat zusätzlich die Indikation: posttraumatische Belastungsstörung.
Zoloft® 50 mg/100 mg Filmtabletten, Zoloft® 20 mg/ml Konzentrat zur Herstellung einer Lösung zum Einnehmen, Sertralin Aristo® 50 mg/100 mg Filmtabletten, Sertralin-CT 50 mg/100 mg Filmtabletten	Sertralin	Episoden einer Major Depression. Rezidivprophylaxe von Episoden einer Major Depression. Panikstörung mit oder ohne Agoraphobie. Zwangsstörungen ab einem Alter von 6 Jahren. Soziale Angststörung. Posttraumatische Belastungsstörung.

4.5.3 Dosierung und Einnahmehinweise

Citalopram: Citalopram kann als Einzeldosis zu jeder Tageszeit und unabhängig vom Essen mit einem Glas Wasser eingenommen werden.

Escitalopram: Escitalopram kann ebenfalls als Einzeldosis zu jeder Tageszeit und unabhängig vom Essen mit einem Glas Wasser eingenommen werden.

Fluoxetin: Fluoxetin kann als Einzeldosis oder über den Tag verteilt eingenommen werden. Die Einnahme erfolgt mit einem Glas Wasser zum Essen oder zwischen den Mahlzeiten. Wenn bei Kindern innerhalb von neun Wochen keine klinische Besserung erreicht wird, dann sollte die Behandlung überdacht werden.

> **Warnhinweis für die Anwendung bei Kindern und Jugendlichen unter 18 Jahren**
>
> Suizidale Verhaltensweisen (Suizidversuch und Suizidgedanken) sowie Feindseligkeit (vorwiegend Aggressivität und Wut) wurden in klinischen Studien häufiger bei mit Antidepressiva behandelten Kindern und Jugendlichen beobachtet, als bei denen, die mit Placebo behandelt wurden. Fluoxetin darf bei Kindern ab acht Jahren nur zur Behandlung von mittelgradigen bis schweren Episoden einer Major Depression und nicht bei anderen Indikationen angewendet werden. Die Patienten sollten im Hinblick auf das Auftreten von Symptomen einer Suizidalität engmaschig überwacht werden.

Fluvoxamin: Der Wirkstoff Fluvoxamin wird als abendliche Einzeldosis bis zu einer Dosierung von 150 mg gegeben. Die Einnahme erfolgt unzerkaut mit einem Glas Wasser ganz unabhängig von den Mahlzeiten. Falls höhere Dosierungen notwendig sind, sollten diese auf zwei bis drei Einzelgaben über den Tag verteilt eingenommen werden.

Paroxetin: Der Wirkstoff Paroxetin wird einmal täglich, morgens zusammen mit dem Frühstück, eingenommen.

Sertralin: Die Einnahme von Sertralin erfolgt einmal täglich morgens oder abends. Die Tabletten werden unabhängig von den Mahlzeiten eingenommen. Das Konzentrat dient zur Herstellung einer Lösung, welche dann zu oder zwischen den Mahlzeiten eingenommen werden kann.

💬 Sie nehmen Ihr Medikament einmal täglich zur gleichen Tageszeit ganz unabhängig vom Essen mit einem Glas Wasser ein.

💬 Sie können Ihre Tabletten zum Essen oder zwischen den Mahlzeiten mit einem Glas Wasser einnehmen.

💬 In klinischen Studien wurde festgestellt, dass Kinder und Jugendliche, die mit Antidepressiva behandelt werden häufiger Suizidgedanken und ein aggressives Verhalten zeigen als ohne Antidepressiva. Deshalb muss während der Therapie auf hinweisende Symptome geachtet werden.

💬 Sie nehmen Ihre Tabletten abends unzerkaut mit einem Glas Wasser ganz unabhängig vom Essen ein.

💬 Sie nehmen Ihr Medikament morgens mit dem Frühstück ein.

💬 Sie entnehmen die entsprechende Menge Konzentrat mit dem beigelegten Tropfer und verdünnen es mit Wasser oder Orangensaft. Dann müssen Sie die Lösung sofort einnehmen.

Tab. 4.6 SSRI: Dosierungen für Erwachsene und Kinder bei Depressionen

Wirkstoff	Dosis Erwachsene	Dosis Kinder
Citalopram	1 x 20 mg, bis maximal 1 x 60 mg Ab 65 Jahre: bis maximal 1 x 40 mg	Keine Anwendung bei Kindern und Jugendlichen unter 18 Jahren.
Escitalopram	1 x 10 mg, bis maximal 1 x 20 mg Ab 65 Jahre: 1 x 5 mg, bis maximal 1 x 10 mg	
Fluoxetin	20 mg/Tag, bis maximal 60 mg/Tag	Ab 8 Jahren: Anfangs 10 mg/Tag, evtl. nach 1–2 Wochen Erhöhung auf 20 mg/Tag
Fluvoxamin	1 x 50–100 mg (abends), bis maximal 300 mg /Tag	Keine Anwendung bei Kindern und Jugendlichen unter 18 Jahren.
Paroxetin	1 x 20 mg, bis maximal 1 x 50 mg Ab 65 Jahren: bis maximal 1 x 40 mg	
Sertralin	Anfangsdosis: 50 mg/Tag, Woche für Woche Steigerung auf maximal 200 mg /Tag	

💬 Sie können Ihre Tropfen auch mit Orangen- oder Apfelsaft verdünnen.

💬 Sie können Ihre Tabletten auch in Wasser zerfallen lassen und dann sofort trinken. Zurückbleibende Reste nehmen Sie nochmals mit Wasser auf.

💬 Ihre Suspension müssen Sie vor der Einnahme schütteln.

💬 Sie nehmen Ihr Medikament einmal täglich am Morgen oder am Abend ein.

💬 Erst zwei bis vier Wochen nach Therapiebeginn spüren Sie die Wirkung. Sie nehmen die Tabletten in Absprache mit Ihrem Arzt über mindestens ein halbes Jahr ein, damit die Symptome nicht wieder auftreten. Sie dürfen das Arzneimittel, wenn es Ihnen gut geht nicht einfach weglassen, denn dann können unangenehme Erscheinungen wie Unruhe, Übelkeit und Schlafstörungen auftreten. Sie besprechen das Therapieende mit Ihrem Arzt und dann können Sie Ihre Dosierung schrittweise reduzieren.

Die antidepressive Wirkung setzt in der Regel zwei bis vier Wochen nach Beginn der Therapie ein. Es erfolgt dann eine Überprüfung der Dosierung. Diese wird gegebenen falls nach unten oder oben angepasst. Ziel ist es den Patienten mit der niedrigsten wirksamen Dosis zu behandeln. Die Behandlung wird noch über mindestens sechs Monate weitergeführt um ein eventuelles Rezidiv zu vermeiden. Ein plötzliches Absetzen dieser Wirkstoffe sollte vermieden werden. Bei Therapieende wird die Dosis über zwei Wochen lang schrittweise reduziert, damit die Absetzerscheinungen nicht so stark sind. Zum anfänglichen Auftitrieren und zum abschließenden Ausschleichen sind die verordneten Tabletten in der Regel teilbar.

Suizidrisiko

Depressive Erkrankungen sind mit einem erhöhten Risiko für die Auslösung von Suizidgedanken, selbstschädigendem Verhalten und Suizid verbunden. Dieses Risiko besteht, bis es zu einer signifikanten Linderung der Symptomatik kommt. Bis zum Eintritt einer Besserung müssen diese

Patienten engmaschig überwacht werden. Die Erfahrung hat gezeigt, dass das Suizidrisiko gerade zu Beginn einer Behandlung ansteigen kann. Diese paradoxe Reaktion entsteht dadurch, dass der Körper anfangs die durch die Medikation nun ansteigende Serotoninkonzentration wieder schnell aus dem synaptischen Spalt abzieht. Dadurch sinkt zu Beginn die Serotoninmenge nochmals ab. Die zugeführten Wirkstoffe führen jedoch zu einer Antriebssteigerung. In dieser Kombination hat der Betroffene den Antrieb seinen Suizid durchzuführen. Auch zum Ende der Therapie muss eine paradoxe Reaktion des Körpers beachtet werden. Durch das Absetzen des Medikaments sinkt auch die Neurotransmitterkonzentration im synaptischen Spalt. Nun versucht der Körper schnellst möglich gegen zu steuern, dazu sorgt er für viele Neurotransmitter im synaptischen Spalt. Diese führen dann beim abrupten Absetzen zu den auftretenden Absetzphänomenen. Deshalb erfolgt eine ausschleichende Dosierung.

> 💬 Aufgrund Ihrer Erkrankung haben Sie ohne Behandlung und auch noch in den ersten Wochen der Therapie ein erhöhtes Risiko hinsichtlich Selbstschädigung, Suizidgedanken und Suizid. Mit dem Einsetzen der Wirkung sinkt dieses Risiko.

Reaktionsvermögen

In der Regel zeigen die SSRI keine oder keine erheblichen Auswirkungen auf die Verkehrstüchtigkeit und das Bedienen von Maschinen. Jedoch sollten die Patienten, wie bei allen psychoaktiven Arzneimitteln, auf eine mögliche Beeinflussung ihrer Fähigkeit, Auto zu fahren oder Maschinen zu bedienen, aufmerksam gemacht werden.

> 💬 In der Regel zeigt Ihr verordnetes Medikament keine Beeinträchtigung hinsichtlich der aktiven Teilnahme am Straßenverkehr und dem Bedienen von Maschinen.

4.5.4 Neben-, Wechselwirkungen und Kontraindikationen

Nebenwirkungen

Die auftretenden Nebenwirkungen treten meist in den ersten zwei Behandlungswochen auf. Mit dem Eintritt der Wirkung lassen die unerwünschten Wirkungen deutlich nach.
Als mögliche Nebenwirkungen sind zu nennen:
- Schlafstörungen, Kopfschmerzen, Tremor, Schwindel
- Übelkeit, Mundtrockenheit, Obstipation, Diarrhö
- Schwitzen, Juckreiz, Hautausschlag
- verringerte Libido, Impotenz, Ejakulationsstörungen
- Agitiertheit, Ängstlichkeit, Verwirrtheit, anormale Träume
- Gewichtsveränderungen, Sehstörungen
- Tachykardie, Palpitationen, orthostatische Hypotonie
- Harnretention, Miktionsstörungen
- Rhinitis, Sinusitis, Husten

> 💬 Die zu erwartenden Nebenwirkungen spüren Sie direkt zu Beginn der Therapie. Sie zeigen damit auch den Beginn der Wirkung an. Wenn Sie die Wirkung dann nach zwei bis drei Wochen bemerken, dann treten die Nebenwirkungen in den Hintergrund und lassen meist ganz nach.

Wechselwirkungen

💬 Ihr verordnetes Medikament tritt mit anderen Substanzen in Wechselwirkung. Nehmen Sie noch andere Arzneimittel ein? Wenn ja, dann können wir nun direkt die Verträglichkeit miteinander überprüfen.

— Die gleichzeitige Anwendung von SSRI mit MAO-Hemmern kann ein Serotonin-Syndrom auslösen. Daher ist diese Kombination kontraindiziert. Bei der Umstellung von MAO-Hemmern auf SSRI muss ein zwei Wochen Abstand eingehalten werden. Bei der Umstellung von Fluoxetin auf einen MAO-Hemmer muss wegen der langen Halbwertszeit des Metaboliten Norfluoxetin ein Abstand von fünf Wochen eingehalten werden.

💬 Die Antidepressiva Citalopram und Sertralin zeigen weniger Wechselwirkungen als die anderen SSRI.

— Durch eine pharmakokinetische Interaktion führen die Wirkstoffe Escitalopram, Fluoxetin, Fluvoxamin und Paroxetin zu einer Abbauhemmung von anderen Substanzen. Bei notwendigen Kombinationen sollte auf die SSRI Citalopram und Sertralin zurückgegriffen werden, da diese diesbezüglich ein geringes Interaktionspotenzial zeigen. **Fluoxetin** hemmt das CYP2D6 und sein Metabolit Norfluoxetin das CYP3A4. Damit tritt es in Wechselwirkung mit oralen Antikoagulantien, TZA, Benzodiazepinen, Buspiron, Carbamazepin, Clozapin, Delaviridin, Diltiazem, Flecainid, Haloperidol, Metoprolol, Propranolol, Phenytoin, Propafenon, orale Antidiabetika, Terfenadin und Vinblastin. **Fluvoxamin** hemmt das CYP1A2 und CYP2C19 stark sowie das CYP2D6 und CYP3A5 schwach. Damit tritt es in Wechselwirkung mit Carbamazepin, Ciclosporin A, Methadon, Neuroleptika, Phenytoin, Propranolol, Tacrin, Theophyllin und Warfarin. **Escitalopram** und **Paroxetin** hemmen das CYP2D6. Damit treten sie in Wechselwirkung mit TZA, Chinidin, Flecainid, Galantamin, Metoprolol, Phenothiazinen, Procyclidin, Propafenon und oralen Antikoagulanzien.

💬 Durch dieses Medikament ist Ihre Blutgerinnung erniedrigt. Die gleichzeitige Einnahme von anderen Medikamenten, die ebenfalls die Blutgerinnung senken wie ASS oder Ibuprofen führt zu einem erhöhten Blutungsrisiko.

— Hinsichtlich der Wechselwirkung von SSRI und TAH muss beachtet werden, dass SSRI schon alleine die Thrombozytenaggregation herabsetzen. In Kombination mit TAH steigt das Blutungsrisiko. Diese Gefahr besteht auch in der Kombination mit NSAR, was auch gerade in der Selbstmedikation beachtet werden sollte. Einen möglichen Magenschleimhautschutz bietet die Kombination mit einem PPI. Dieser schützt aber nicht den unteren Gastrointestinaltrakt vor Blutungen.

💬 Sie nehmen den Wirkstoff Tamoxifen aufgrund Ihrer Brustkrebserkrankung ein. Durch die gleichzeitige Einnahme von Paroxetin oder Fluoxetin sinkt die Tamoxifenwirkung. Andere Antidepressiva wie Sertralin, Citalopram oder Venlafaxin können angewendet werden.

— Aktuell werden Wechselwirkungen von Paroxetin oder Fluoxetin mit Tamoxifen gemeldet. Durch die gemeinsame Anwendung erhöht sich die Brustkrebssterblichkeit. Oftmals tritt bei brustkrebserkrankten Patientinnen eine Depression in Folge der Diagnose und Therapie auf. Tamoxifen wird im Körper durch CYP2D6 in seinen aktiven Metaboliten umgewandelt. Paroxetin und Fluoxetin hemmen dieses Enzym und damit sinkt die Wirksamkeit des Tamoxifens. Ein Ausweichen zum Beispiel auf die Substanzen Sertralin, Citalopram oder Venlafaxin verhindert diese Wechselwirkung.

Kontraindikationen

— Überempfindlichkeit gegenüber SSRI oder einem der sonstigen Bestandteile.
— Keine Kombination mit MAO-Hemmern. Der beschriebene Sicherheitsabstand muss eingehalten werden.

4.6 Beratung bei der Abgabe von selektiven Serotonin-/Noradrenalin-Reuptake-Inhibitoren (SSNRI)

4.6.1 Wirkungsweise

Duloxetin und Venlafaxin sind die beiden Wirkstoffe in dieser Gruppe. Sie sind kombinierte Serotonin- und Noradrenalin-Wiederaufnahmehemmer und entfalten damit ihre antidepressive Wirkung. Außerdem inhibieren sie beide auch schwach die Dopamin Wiederaufnahme. **Duloxetin** zeigt praktisch keine Affinität zu histaminergen, dopaminergen, cholinergen und adrenergen Rezeptoren. Es hat (wie alle anderen Antidepressiva) eine schmerzhemmende Wirkung über eine Verstärkung der absteigenden hemmenden Schmerzbahnen im zentralen Nervensystem. **Venlafaxin** zeigt praktisch keine Affinität zu muscarinischen, histaminergen, α_1-adrenergen, Opiat- oder Benzodiazepin-sensitiven Rezeptoren. Es reduziert die β-adrenerge Ansprechbarkeit. Venlafaxin hemmt nicht die Monoaminoxidase.

> 🗨 Ihr verordnetes Medikament mit dem Wirkstoff Duloxetin/ Venlafaxin hat eine stimmungsaufhellende und angstlösende Wirkung.

4.6.2 Handelspräparate und Indikationen

Duloxetin und Venlafaxin werden zur Behandlung von depressiven Erkrankungen eingesetzt. Venlafaxin hat auch die Zulassung zur Rezidivprophylaxe von depressiven Episoden. Der Wirkstoff Duloxetin ist noch in zwei anderen Fertigarzneimitteln auf dem Markt mit anderen Indikationsgebieten. In Ariclaim® wird er eingesetzt zur Behandlung von Schmerzen bei diabetischer Polyneuropathie bei Erwachsenen. In Yentreve® wird er eingesetzt zur Behandlung von Frauen mit mittelschwerer bis schwerer Belastungsinkontinenz. In den USA hat Duloxetin jetzt auch noch die FDA Zulassung für die Behandlung von chronischen muskuloskelettalen Schmerzen (Arthrose- und Rückenschmerzen). Dieses Beispiel zeigt, dass pharmazeutische Hersteller zusätzliche Wirkaspekte und auftretende Nebenwirkungen optimal für den Arzneimittelmarkt verarbeiten können. Hier muss das pharmazeutische Personal darauf achten, dass die Patienten nicht denselben Wirkstoff gleichzeitig von verschiedenen Ärzten für unterschiedliche Indikationen verordnet bekommen.

> 🗨 Das Haupteinsatzgebiet für Ihr Arzneimittel sind depressive Erkrankungen. Der Wirkstoff Duloxetin wird auch noch bei anderen Erkrankungen wie zum Beispiel bei chronischen Schmerzen oder bei Inkontinenz eingesetzt.

Suizidrisiko

Die depressiven Erkrankungen gehen mit einem erhöhten Risiko für Suizide und Suizidgedanken einher. Nach Behandlungsbeginn steigt das Suizidrisiko an. Erst mit dem Einsetzen der Wirkung sinkt das Risiko. Die Patienten sollten daher bis zum Eintritt einer Besserung engmaschig überwacht werden (Erklärung Suizidrisiko siehe Kap. 4.5.3).

> 🗨 Aufgrund Ihrer Erkrankung haben Sie ohne Behandlung und auch noch in den ersten Wochen der Therapie ein erhöhtes Risiko hinsichtlich Selbstschädigung und Suizid.

Tab. 4.7 Fertigarzneimittel mit SSNRI

Handelspräparat®	Wirkstoff	Indikation
Cymbalta® 30 mg/60 mg magensaftresistente Hartkapseln	Duloxetin	Zur Behandlung von depressiven Erkrankungen (Major Depression). Zur Behandlung von Schmerzen bei diabetischer Polyneuropathie bei Erwachsenen. Zur Behandlung der generalisierten Angststörung.
Trevilor® retard 37,5 mg/75 mg/ 150 mg Hartkapseln retardiert	Venlafaxin	Behandlung von Episoden einer Major Depression. Rezidivprophylaxe von Episoden einer Major Depression. Behandlung der generalisierten Angststörung, der sozialen Angststörung, der Panikstörung mit oder ohne Agoraphobie.
Venlafaxin-ratiopharm® 37,5 mg Tabletten		Behandlung von Episoden einer Major Depression. Zur Prävention des Wiederauftretens neuer depressiver Episoden (Rezidivprophylaxe).
Venlafaxin-ratiopharm® 37,5 mg/ 75 mg/150 mg Hartkapseln retardiert, Venlafaxin-ratiopharm® 37,5 mg/ 75 mg/150 mg/225 mg Retardtabletten		Behandlung von Episoden einer Major Depression.Zur Prävention des Wiederauftretens neuer depressiver Episoden (Rezidivprophylaxe). Behandlung der sozialen Angststörung.

🗩 Ihr Wirkstoff Duloxetin ist in zwei verschiedenen Stärken auf dem Markt. Er wird zur Behandlung von depressiven Erkrankungen eingesetzt.

🗩 Ihr Wirkstoff Venlafaxin ist in verschiedenen Stärken und Darreichungsformen auf dem Markt. Er wird zur Behandlung von depressiven Erkrankungen und zur Verhinderung einer Wiedererkrankung eingesetzt.

4.6 Beratung bei der Abgabe von sel. Serotonin-/Noradrenalin-Reuptake-Inhibitoren

93

4.6.3 Dosierung und Einnahmehinweise

Duloxetin

Die Patienten nehmen die empfohlene Dosis einmal täglich, unabhängig von den Mahlzeiten mit einem Glas Wasser ein. Zwei bis vier Wochen nach Behandlungsbeginn setzt die antidepressive Wirkung ein. Die Behandlung sollte über mehrere Monate fortgesetzt werden, um einen Rückfall zu vermeiden. Am Ende der Therapie muss ein plötzliches Absetzen der Medikation vermieden werden. Die Dosierung sollte über mindestens zwei Wochen schrittweise reduziert werden um das Risiko möglicher Absetzphänomene gering zu halten.

> **Reaktionsvermögen**
>
> Der Wirkstoff Duloxetin kann Müdigkeit und Schwindel auslösen. Patienten sollten darauf hingewiesen werden, dass sie bei Auftreten von diesen Symptomen das Fahren von Fahrzeugen oder das Bedienen von Maschinen vermeiden sollen.

Sie nehmen Ihre Hartkapseln einmal täglich mit einem Glas Wasser ganz unabhängig vom Essen ein. Da es sich um magensaftresistente Kapseln handelt sollten Sie diese mindestens eine halbe Stunde vor einer Mahlzeit oder frühestens zwei Stunden nach einer Mahlzeit einnehmen. Sie dürfen die Medikation nach der mehrere Monate dauernden Therapie nicht plötzlich absetzen. Am Ende der Therapie reduzieren Sie schrittweise Ihre Dosis in Absprache mit dem Arzt.

Venlafaxin

Die Patienten nehmen die empfohlene Dosis in der retardierten Form einmal täglich immer zur gleichen Tageszeit zusammen mit einer Mahlzeit ein. Die Einnahme erfolgt mit viel Wasser. Die retardierte Arzneiform darf nicht geteilt, zerdrückt, zerkaut oder aufgelöst werden. Der Wirkstoff wird im Körper langsam freigesetzt und ein unlösliches Trägergerüst bleibt übrig. Dieses wird dann unverdaut mit den Fäzes ausgeschieden. Die Einnahme des nicht retardierten, schnell freisetzenden Venlafaxins erfolgt über den Tag verteilt, in zwei bis drei Gaben, immer zu den gleichen Zeiten zum Essen. Diese Patienten können auch auf die retardierte Arzneiform umgestellt werden. Dann erhält ein Patient statt zweimal täglich 37,5 mg schnell freisetzendes Venlafaxin nach der Umstellung einmal täglich 75 mg retardiertes Venlafaxin. Nach Beginn der Behandlung kann die Dosierung im Abstand von mindestens zwei Wochen erhöht werden. Die Erhaltungstherapie erfolgt mit der niedrigsten wirksamen Dosierung über mehrere Monate. Mit der gleichen Dosierung wird die Therapie nach der Remission als Rezidivprophylaxe über mindestens sechs Monate weitergeführt. Am Ende der Therapie wird die Dosierung über einen Zeitraum von mindestens ein bis zwei Wochen schrittweise reduziert, um das Risiko von Absetzphänomen niedrig zu halten.

Sie nehmen Ihr Retard-Arzneimittel einmal täglich mit viel Wasser immer zur gleichen Mahlzeit ein. Dabei dürfen Sie das Medikament nicht teilen, zerdrücken, zerkauen oder auflösen. Der Wirkstoff wird in Ihrem Körper aus dem Trägergerüst herausgelöst. Dieses Gerüst scheiden Sie wieder aus, aber ohne den Wirkstoff. Die Einnahme des Medikamentes erfolgt über viele Monate. Dadurch verhindern Sie das erneute Auftreten einer depressiven Phase. Am Ende der Therapie reduzieren Sie schrittweise Ihre Dosis in Absprache mit dem Arzt.

Reaktionsvermögen

Jedes psychoaktive Arzneimittel kann das Urteilsvermögen, das Denkvermögen und die motorischen Fähigkeiten beeinträchtigen. Daher sollte ein Patient, der Venlafaxin erhält, vor einer Einschränkung seiner Fähigkeit, ein Fahrzeug zu führen oder gefährliche Maschinen zu bedienen, gewarnt werden.

🗨 Auch bei bestimmungsgemäßen Gebrauch kann dieses Arzneimittel Ihr Reaktionsvermögen beeinträchtigen. Achten Sie darauf bevor Sie selbst am Straßenverkehr teilnehmen oder Maschinen bedienen.

Tab. 4.8 SSNRI: Dosierungen für Erwachsene und Kinder bei Depressionen

Wirkstoff	Dosis Erwachsene	Dosis Kinder
Duloxetin	Anfangsdosis: 1 x 60 mg Erhaltungsdosis: 1 x 60 mg Tageshöchstdosis: 120 mg	Keine Anwendung bei Kindern und Jugendlichen.
Venlafaxin	Anfangsdosis: 1 x 75 mg retard oder 75 mg/Tag in 2–3 Dosen, in Abständen von 2 Wochen Dosiserhöhung bis auf maximal 375 mg/Tag	

🗨 Sie nehmen Ihr Medikament einmal täglich zur gleichen Tageszeit unabhängig vom Essen mit einem Glas Wasser ein.

🗨 Sie nehmen Ihre Tagesdosis in Retardform einmal täglich zur gleichen Tageszeit zum Essen mit viel Wasser ein. Bei der Nicht-Retardform nehmen Sie Ihre Tagesdosis über den Tag verteilt zum Essen mit Wasser ein.

4.6.4 Neben-, Wechselwirkungen und Kontraindikationen

Duloxetin
Nebenwirkungen

- Sehr häufig ($\geq 1/10$): Kopfschmerzen, Schläfrigkeit, Schwindel, Übelkeit, Mundtrockenheit.
- Häufig ($\geq 1/100$ bis $< 1/10$): verminderter Appetit, Schlaflosigkeit, Agitiertheit, Libidoverminderung, Angst, anormaler Orgasmus, anormale Träume, Tremor, Parästhesien, unscharfes Sehen, Tinnitus, Herzklopfen, Erröten, Gähnen, Obstipation, Diarrhö, Erbrechen, Dyspepsie, Flatulenz, vermehrtes Schwitzen, Hautausschlag, Schmerzen, Muskelsteifigkeit, Muskelkrämpfe, erektile Dysfunktion, Müdigkeit, Abdominalschmerzen, Gewichtsabnahme.
- Gelegentlich ($\geq 1/1000$ bis $1/100$): Laryngitis, Hyperglykämie, Schlafstörungen, Zähneknirschen, Verwirrtheit, Apathie, Myoklonus, Nervosität, Aufmerksamkeitsstörung, Lethargie, Geschmackstörung, Dyskinesie, Restless-Legs-Syndrom, schlechter Schlaf, Mydriasis, Sehstörungen, Vertigo, Ohrenschmerzen, Tachykardie, subraventrikuläre Arrhythmien, Vorhofflimmern, Blutdruckanstieg, kalte Extremitäten, orthostatische Hypotension, Synkope, Engegefühl im Rachen, Gastroenteritis, Aufstoßen, Gastritis, erhöhte Leberenzymwerte, Hepatitis, akute Leberschädigung, Nachtschweiß, Urtikaria,

🗨 Ihr verordnetes Arzneimittel hat gerade zu Beginn der Therapie viele Nebenwirkungen. Am häufigsten kommt es zu Kopfschmerzen, Schläfrigkeit, Schwindel, Übelkeit und Mundtrockenheit. Mit dem Einsetzen der Wirkung verlieren jedoch diese unerwünschten Erscheinungen ihre Bedeutung und verschwinden wieder bei fortgesetzter Medikation.

Kontaktdermatitis, kalter Schweiß, Lichtüberempfindlichkeit der Haut, erhöhte Neigung zu Blutergüssen, Muskelzuckungen, Harnverhalten, Dysurie, Harnverzögerung, Nykturie, Polyurie, verminderter Harnfluss, Ejakulationsstörungen, verzögerte Ejakulation, sexuelle Dysfunktion, gynäkologische Blutungen, Unbehagen, Kältegefühl, Durst, Schüttelfrost, Unwohlsein, Hitzegefühl, Gangstörung, Gewichtszunahme, Kreatinphosphokinase-Anstieg.

— Alle diese Nebenwirkungen treten meistens nur zu Beginn der Therapie auf und verschwinden dann bei Fortsetzung der Medikation wieder.

Wechselwirkungen

— Bisher gibt es noch keine Erfahrungen in der gemeinsamen Anwendung von Duloxetin mit anderen ZNS wirksamen Arzneimitteln. Infolgedessen ist bei einer solchen Kombination, einschließlich Alkohol und Sedativa Vorsicht geboten.

— Wegen des Risikos eines Serotonin-Syndroms erfolgt keine Kombination mit MAO-Hemmern. Der Sicherheitsabstand nach der Einnahme von MAO-Hemmern beträgt zwei Wochen und umgekehrt fünf Tage. Hieraus leitet sich eine Kontraindikation ab.

— Die gleichzeitige Einnahme von SSRI, TZA, Johanniskraut, Venlafaxin, Triptanen, Tramadol, Pethidin und Tryptophan kann zu einem Serotonin-Syndrom führen.

— Duloxetin ist ein moderater Inhibitor von CYP2D6. Damit beeinflusst es die Wirkung von Arzneimitteln, die vorwiegend über dieses Enzym verstoffwechselt werden (z. B. Risperidon, Nortriptylin, Amitriptylin, Imipramin, Flecainid, Propafenon und Metoprolol).

— Aufgrund seiner erhöhten Blutungsneigung sind Kombinationen mit Thrombozytenaggregationshemmern oder oralen Antikoagulanzien mit Vorsicht zu erfolgen.

— In Kombination mit CYP1A2-Inhibitoren wie zum Beispiel Fluvoxamin, Ciprofloxacin und Enoxacin kommt es zu erhöhten Duloxetin-Konzentrationen. Hieraus leitet sich eine Kontraindikation ab.

— Raucher induzieren das CYP1A2 und bewirken dadurch eine verminderte Konzentration von Duloxetin.

Kontraindikationen

— Überempfindlichkeit gegenüber Duloxetin oder einem der sonstigen Bestandteile.

— Die gleichzeitige Anwendung mit nichtselektiven, irreversiblen MAO-Hemmern ist kontraindiziert.

— Lebererkrankungen, die zu einer Leberfunktionseinschränkung führen.

— Die gleichzeitige Anwendung mit CYP1A2-Inhibitoren ist kontraindiziert.

— Schwere Nierenfunktionseinschränkungen.

💬 Mit einigen Arzneimitteln tritt Ihr Medikament in Wechselwirkung. Nehmen Sie noch andere Medikamente ein? Wenn ja, welche? Wir können jetzt direkt klären, ob eine Kombination möglich ist.

💬 Rauchen Sie? Das Rauchen kann die Konzentration Ihres Medikaments verringern. Sie sollten dies mit Ihrem behandelnden Arzt besprechen.

– Bei Patienten mit einem unkontrollierten Bluthochdruck besteht die Gefahr eine hypertensiven Krise, daher ist hier der Einsatz von Duloxetin kontraindiziert.

Venlafaxin

Nebenwirkungen

> Ihr verordnetes Arzneimittel hat gerade zu Beginn der Therapie viele Nebenwirkungen. Am häufigsten kommt es zu Übelkeit, Mundtrockenheit, Schwitzen und Kopfschmerzen. Mit dem Einsetzen der Wirkung verlieren jedoch diese unerwünschten Erscheinungen ihre Bedeutung und verschwinden wieder bei fortgesetzter Medikation.

– Sehr häufig ($\geq 1/10$): Übelkeit, Mundtrockenheit, Schwitzen, Kopfschmerzen.
– Häufig ($\geq 1/100$ bis $< 1/10$): erhöhte Cholesterinwerte, Gewichtsabnahme, ungewöhnliche Trauminhalte, Libidoabnahme, Schwindelgefühl, erhöhte Muskelspannung, Schlaflosigkeit, Nervosität, Parästhesien, Sedierung, Zittern, Verwirrtheit, Depersonalisation, Akkommodationsstörungen des Auges, Mydriasis, Sehstörungen, Blutdruckanstieg, Vasodilatation (Hitzewallung), Palpitationen, Gähnen, verminderter Appetit, Obstipation, Erbrechen, Ejakulations- und Orgasmusstörungen, Impotenz, Probleme beim Wasserlassen, Störungen der Menstruation, Asthenie, Schüttelforst.
– Gelegentlich ($\geq 1/1000$ bis $< 1/100$): kleinflächige Hautblutungen, gastrointestinale Blutungen, Gewichtszunahme, Apathie, Halluzinationen, Myoklonus, Agitiertheit, beeinträchtigte Koordination und Balance, Geschmacksveränderungen, Tinnitus, orthostatische Hypotonie, Synkopen, Tachykardie, Bruxismus, Diarrhö, Ausschlag, Alopezie, Orgasmusstörungen bei der Frau, Harnverhalten, Lichtüberempfindlichkeitsreaktion.

Wechselwirkungen

> Mit einigen Arzneimitteln tritt Ihr Medikament in Wechselwirkung. Nehmen Sie noch andere Medikamente ein? Wenn ja, welche? Wir können jetzt direkt klären, ob eine Kombination möglich ist.

– Wegen des Risikos eines Serotonin-Syndroms erfolgt keine Kombination mit MAO-Hemmern. Der Sicherheitsabstand nach der Einnahme von MAO-Hemmern beträgt zwei Wochen und umgekehrt sieben Tage. Hieraus leitet sich eine Kontraindikation ab.
– Die gleichzeitige Einnahme von SSRI, TZA, Johanniskraut, Triptanen, Lithium, Sibutramin, Tramadol und Tryptophan kann zu einem Serotonin-Syndrom führen.
– In der Kombination mit anderen ZNS aktiven Substanzen ist Vorsicht ratsam.
– Obwohl sich bei gleichzeitiger Einnahme von Alkohol keine Nebenwirkungen zeigen, sollten die Patienten wie bei allen ZNS aktiven Substanzen den Genuss von Alkohol vermeiden.
– Die Kombination mit CYP3A4-Inhibitoren wie zum Beispiel Atazanavir, Clarithromycin, Indinavir, Itraconazol, Voriconazol, Ketoconazol, Nelfinavir, Ritonavir, Saquinavir und Telithromycin kann den Wirkspiegel von Venlafaxin erhöhen.

Kontraindikationen

- Überempfindlichkeit gegenüber Venlafaxin oder einem der sonstigen Bestandteile.
- Die gleichzeitige Anwendung mit nichtselektiven, irreversiblen MAO-Hemmern ist kontraindiziert.

4.7 Beratung bei der Abgabe von selektiven Noradrenalin–Reuptake–Inhibitoren (SNRI)

4.7.1 Wirkungsweise

Reboxetin ist laut Hersteller und Publikationen ein hoch selektiver und potenter Noradrenalin-Wiederaufnahmehemmer. Es beeinflusst die Serotonin-Wiederaufnahme nur schwach und die von Dopamin überhaupt nicht. Durch die Reuptake-Inhibition von Noradrenalin wird dessen Konzentration im synaptischen Spalt erhöht. Damit wird der bestehende Neurotransmittermangel ausgeglichen und die antidepressive Wirkung entfaltet.

> 🗨 Ihr verordnetes Medikament mit dem Wirkstoff Reboxetin hat eine stimmungsaufhellende Wirkung.

4.7.2 Handelspräparate und Indikationen

Es gibt zwei Medikamente mit dem Wirkstoff Reboxetin auf dem deutschen Markt. Die Kostenerstattung zu Lasten der GKV ist umstritten (siehe Kap. 2.1.3 Bewertung der Studienlage).

> 🗨 Ihr Medikament wird von der Krankenkasse nicht mehr erstattet, deshalb hat Ihr Arzt es auf einem Privatrezept verordnet.

Tab. 4.9 Fertigarzneimittel mit Reboxetin

Handelspräparat®	Indikation
Edronax® 4 mg Tabletten, Solvex® 4 mg Tabletten	Reboxetin ist für die Behandlung akuter depressiver Erkrankungen/Major Depression bestimmt. Die Behandlung sollte bei Patienten, die initial auf das Arzneimittel angesprochen haben, zur Aufrechterhaltung der klinischen Besserung fortgeführt werden.

> 🗨 Auf dem deutschen Markt gibt es zwei Arzneimittel mit dem Wirkstoff Reboxetin. Sie werden eingesetzt zur akuten Behandlung von Depressionen und zur anschließenden Erhaltungstherapie.

4.7.3 Dosierung und Einnahmehinweise

Die Patienten nehmen von Anfang an direkt zweimal täglich eine Tablette mit einem Glas Wasser ein. Bei unzureichender Wirkung kann nach drei bis vier Wochen die Dosierung auf 10 mg pro Tag erhöht werden. Reboxetin Tabletten sind teilbar. Die maximale Tagesdosis beträgt 12 mg, dies entspricht drei Tabletten beziehungsweise zweimal täglich eine ganze und eine halbe Tablette. Es gibt keine Studie mit älteren Patienten, deshalb wird für diese Personengruppe keine Anwendung empfohlen. Patienten mit Leber- oder Niereninsuffizienz sollte zunächst mit einer geringen Dosierung starten. Sie nehmen dann am Anfang zweimal täglich eine halbe Tablette ein. Bei Bedarf und Verträglichkeit kann diese Dosierung erhöht werden. Reboxetin sollte nicht zur Behandlung

> 🗨 Sie nehmen Ihre Tabletten zweimal täglich zur gleichen Tageszeit mit einem Glas Wasser ein.

von Kindern und Jugendlichen unter 18 Jahren angewendet werden. Diese Personengruppe zeigte in Studien mit Antidepressiva im Vergleich zu Placebo wesentlich häufiger suizidale Versuche und Gedanken sowie Aggressivität und Wut. Falls dennoch die Entscheidung für eine Behandlung getroffen wird, dann müssen diese jungen Patienten besonders sorgfältig überwacht werden. Langzeitdaten im Hinblick auf Wachstum, Reifung, kognitive und Verhaltensentwicklung fehlen bislang.

Suizidrisiko

Die depressiven Erkrankungen gehen mit einem erhöhten Risiko für Suizide und Suizidgedanken einher. Nach Behandlungsbeginn steigt das Suizidrisiko an. Erst mit dem Einsetzen der Wirkung sinkt das Risiko. Die Patienten sollten daher bis zum Eintritt einer Besserung engmaschig überwacht werden (Erklärung Suizidrisiko siehe Kap. 4.5.3).

🗨 Aufgrund Ihrer Erkrankung haben Sie ohne Behandlung und auch noch in den ersten Wochen der Therapie ein erhöhtes Risiko hinsichtlich Selbstschädigung und Suizid.

Tab. 4.10 Reboxetin: Dosierungen für Erwachsene und Kinder

Wirkstoff	Dosis Erwachsene	Dosis Kinder
Reboxetin	2 x 4 mg (= 8 mg/Tag), nach 3–4 Wochen ggf. Erhöhung auf 10 mg/Tag Tageshöchstdosis: 12 mg	Keine Anwendung bei Kindern und Jugendlichen unter 18 Jahren.

🗨 Sie nehmen Ihr Medikament zweimal täglich immer zur gleichen Tageszeit mit einem Glas Wasser ein.

Reaktionsvermögen

Reboxetin wirkt nicht sedierend, auch nicht in Kombination mit Alkohol. Allerdings sollten die Patienten wie bei allen psychoaktiven Substanzen darauf hingewiesen werden, dass beim Lenken von Fahrzeugen und beim Bedienen von Maschinen Vorsicht geboten ist.

🗨 In der Regel beeinflusst dieses Medikament Ihr Reaktionsvermögen nicht. Dennoch sollten Sie auf mögliche Reaktionen achten.

4.7.4   Neben-, Wechselwirkungen und Kontraindikationen

Nebenwirkungen

- Sehr häufig (≥ 1/10): Schlaflosigkeit, Mundtrockenheit, Obstipation, Schwitzen.
- Häufig (≥ 1/100 bis < 1/10): Vertigo, Tachykardie, Palpitationen, Gefäßerweiterung, Blutdruckabfall nach Lagewechsel, Akkommodationsstörungen, Appetitmangel, Harnverhalten, Miktionsbeschwerden, Harnwegsinfektionen, Erektions- und Ejakulationsstörungen, Kältegefühl.

🗨 Durch die Einnahme Ihres Medikaments sind auch Nebenwirkungen möglich. Am häufigsten treten Schlaflosigkeit, Mundtrockenheit, Verstopfung, schwitzen und Schwindel auf.

Wechselwirkungen

- Reboxetin wird über CYP3A4 metabolisiert. In Kombination mit CYP3A4-Inhibitoren (z. B. Ketoconazol, Nefazodon, Erythromycin und Fluvoxamin) kann die Reboxetin-Konzentration steigen. Daher sollte eine Kombination mit Azol-Antimykotika, Makroliden und Fluvoxamin nicht erfolgen.
- Eine Kombination mit MAO-Hemmern, TZA, SSRI und Lithium sollte vermieden werden (hierzu liegen noch keine Daten vor).

Ihr verordnetes Medikament kann mit anderen Arzneimitteln in Wechselwirkung treten. Nehmen Sie noch andere Arzneimittel ein? Wenn ja, dann überprüfen wir jetzt, ob die gleichzeitige Einnahme möglich ist.

Kontraindikationen

Überempfindlichkeit gegenüber Reboxetin oder einem der sonstigen Bestandteile.

4.8 Beratung bei der Abgabe von selektiven Noradrenalin- und Dopamin-Reuptake-Inhibitoren

4.8.1 Wirkungsweise

Der Wirkstoff in dieser Gruppe ist das Bupropion. Er hemmt selektiv die neuronale Wiederaufnahme von Noradrenalin und Dopamin. Die Wiederaufnahme von Serotonin beeinflusst er nur minimal. Bupropion zeigt keine Hemmung hinsichtlich der Monoaminoxidasen. Der genaue antidepressive Mechanismus ist nicht bekannt.

Ihr verordnetes Medikament mit dem Wirkstoff Bupropion hat eine stimmungsaufhellende Wirkung.

4.8.2 Handelspräparate und Indikationen

Der Wirkstoff Bupropion ist für zwei unterschiedliche Indikationen auf dem deutschen Markt. Das Fertigarzneimittel Elontril® findet seine Anwendung zu Behandlung von depressiven Erkrankungen. In dem Fertigarzneimittel Zyban® ist der Wirkstoff zur Raucherentwöhnung zugelassen.

Dieser Wirkstoff ist in Deutschland sowohl zur Behandlung von Depressionen als auch zur Raucherentwöhnung zugelassen.

Tab. 4.11 Fertigarzneimittel mit Bupropion

Handelspräparat®	Indikation
Elontril® 150 mg/300 mg Tabletten mit veränderter Wirkstofffreisetzung	Zur Behandlung von Episoden einer depressiven Erkrankung (Episoden einer Major Depression).

Zur Behandlung von depressiven Erkrankungen ist mit diesem Wirkstoff ein Präparat in zwei Wirkstärken auf dem deutschen Markt.

4.8.3 Dosierung und Einnahmehinweise

Die Einnahme der Tabletten erfolgt einmal täglich unabhängig von den Mahlzeiten zusammen mit einem Glas Wasser. Zwischen der Einnahme der Einzeldosen sollte immer ein ganzer Tag liegen, deshalb muss die Anwendung immer zur gleichen Zeit erfolgen. Um das Auftreten von der Nebenwirkung Schlaf-

🗨 Sie nehmen die Tabletten einmal täglich im Abstand von mindestens 24 Stunden mit einem Glas Wasser unabhängig von den Mahlzeiten ein. Vermeiden Sie die Einnahme vor dem Schlafen gehen, damit Sie die Nebenwirkung Schlaflosigkeit so gering wie möglich halten. Nach zwei Wochen Therapie spüren Sie die ersten Verbesserungen. Die volle Wirksamkeit tritt nach einigen Wochen ein. Sie müssen das Medikament über mindestens sechs Monate einnehmen, damit Sie hinsichtlich der Depression völlig symptomfrei werden.

🗨 Aufgrund Ihrer Erkrankung haben sie ohne Behandlung und auch noch in den ersten Wochen der Therapie ein erhöhtes Risiko hinsichtlich Selbstschädigung und Suizid.

🗨 Sie nehmen Ihr Medikament einmal täglich zur gleichen Tageszeit mit einem Glas Wasser unabhängig vom Essen ein.

🗨 Auch bei bestimmungsgemäßen Gebrauch kann dieses Medikament Ihr Reaktionsvermögen beeinträchtigen. Achten Sie auf mögliche Beeinträchtigungen.

losigkeit zu vermeiden, sollte eine Einnahme des Wirkstoffs vor dem Schlafengehen vermieden werden. Die Tabletten dürfen nicht zerkleinert oder zerkaut werden, sondern sie müssen als Ganzes geschluckt werden. Ein zerstören der Arzneiform kann zu einem erhöhten Risiko an Nebenwirkungen einschließlich Krampfanfällen führen. Die Anfangsdosis beträgt 150 mg. Nach zwei Wochen Therapie zeigen sich die ersten Symptomverbesserungen. Die volle antidepressive Wirkung stellt sich erst einige Wochen später ein. Falls sich nach vier Wochen Behandlung keine Besserung zeigt, dann kann die Dosierung auf 300 mg erhöht werden. Die gesamte Behandlungsdauer sollte mindestens sechs Monate betragen. Am Ende der Therapie sollte eine ausschleichende Dosierung in Betracht gezogen werden. Bei Leber- und Nierenfunktionsstörungen beträgt die maximale empfohlene Tagesdosis 150 mg. Bei Kindern und Jugendlichen unter 18 Jahren ist die Behandlung mit Antidepressiva mit einem erhöhten Risiko für das Auftreten von Suizidgedanken und suizidalem Handeln verbunden.

Suizidrisiko

Die depressiven Erkrankungen gehen mit einem erhöhten Risiko für Suizide und Suizidgedanken einher. Nach Behandlungsbeginn steigt das Suizidrisiko an. Erst mit dem Einsetzen der Wirkung sinkt das Risiko. Die Patienten sollten daher bis zum Eintritt einer Besserung engmaschig überwacht werden (Erklärung Suizidrisiko siehe Kap. 4.5.3).

Tab. 4.12 Bupropion: Dosierungen für Erwachsene und Kinder

Wirkstoff	Dosis Erwachsene	Dosis Kinder
Bupropion	Anfangsdosis: 1×150 mg, nach 4 Wochen evtl. Erhöhung auf 1×300 mg	Keine Anwendung bei Kindern und Jugendlichen unter 18 Jahren.

Reaktionsvermögen

Wie alle anderen ZNS wirkenden Arzneimittel kann auch Bupropion die Fähigkeit zur aktiven Teilnahme am Straßenverkehr und zum Bedienen von Maschinen beeinflussen. Die Patienten sollten solange vorsichtig sein, bis sie sich sicher sind, dass keine Beeinträchtigungen auftreten.

4.8.4 Neben-, Wechselwirkungen und Kontraindikationen

Nebenwirkungen

- Sehr häufig ($\geq 1/10$): Schlaflosigkeit, Kopfschmerzen, Mundtrockenheit, Übelkeit, Erbrechen.
- Häufig ($\geq 1/100$ bis $< 1/10$): Urtikaria, Appetitlosigkeit, Agitiertheit, Angst, Zittern, Schwindel, Geschmacksstörungen, Sehstörungen, Tinnitus, erhöhter Blutdruck, Gesichtsröte, Bauchschmerzen, Obstipation, Hautausschlag, Juckreiz, Schwitzen, Fieber, Brustschmerzen, Asthenie.
- Gelegentlich ($\geq 1/1000$ bis $< 1/100$): Gewichtsverlust, Verwirrtheit, Konzentrationsstörungen, Tachykardie.

💬 Die am häufigsten auftretenden Nebenwirkungen sind Schlaflosigkeit, Kopfschmerzen, Mundtrockenheit und Übelkeit. Durch den Einnahmeabstand von mind. 24 Stunden und die Vermeidung der Einnahme vor dem Schlafen gehen kann man die Nebenwirkungen verringern.

Wechselwirkungen

- In Kombination mit MAO-Hemmern kommt es zu einer Erhöhung der Nebenwirkungen. Die gleichzeitige Anwendung ist kontraindiziert. Nach der Behandlung mit irreversiblen MAO-Hemmern muss bei einer Umstellung auf Bupropion ein Abstand von mindestens zwei Wochen eingehalten werden. Die Umstellung von einem reversiblen MAO-Hemmer auf Bupropion kann nach einem Tag erfolgen.
- Der Hauptmetabolit Hydroxybupropion wird über CYP2D6 metabolisiert. Hier sind Wechselwirkungen möglich mit Imipramin, Risperidon, Metoprolol, SSRI, Propafenon und Flecainid. Gegebenenfalls muss hier eine Dosisreduktion der anderen Arzneimittel erfolgen.
- Vorsicht ist angezeigt bei gleichzeitiger Anwendung von Enzyminduktoren wie zum Beispiel Carbamazepin und Phenytoin sowie bei gleichzeitiger Anwendung von Enzyminhibitoren wie zum Beispiel Valproat. Somit könnte die Wirksamkeit und Verträglichkeit von Bupropion wegen einer Störung der Metabolisierung beeinträchtigt werden.

💬 Nehmen Sie noch andere Arzneimittel ein? Wenn ja, dann überprüfen wir nun ihre aktuelle Medikamentenliste hinsichtlich der Verträglichkeit untereinander.

Kontraindikationen

- Überempfindlichkeit gegenüber Bupropion oder einem der sonstigen Bestandteile.
- Patienten, die ein anderes Bupropion-haltiges Medikament (Zyban®) einnehmen, damit eine Überdosierung und möglicherweise Krampfanfälle vermieden werden.
- Bei Patienten mit epileptischen Anfällen ist die Anwendung kontraindiziert.
- Keine Anwendung bei Patienten mit einem Tumor im zentralen Nervensystem.
- Während der Behandlung darf es zu keinem Entzug hinsichtlich Alkohol oder Benzodiazepinen kommen, da dieser Entzug mit einem Risiko von Krampfanfällen verbunden ist.
- Keine Anwendung bei Patienten mit schwerer Leberzirrhose.
- Keine Anwendung bei Patienten mit Bulimie oder Anorexia nervosa.

💬 Sie nehmen bereits ein Medikament mit diesem Wirkstoff zur Raucherentwöhnung ein? Darf ich Ihren behandelnden Arzt anrufen und Rücksprache halten, denn eine gleichzeitige Einnahme ist nicht möglich.

— Keine gleichzeitige Anwendung mit MAO-Hemmern. Hier muss bei Medikamentenumstellung auf den notwendigen Sicherheitsabstand geachtet werden.

4.9 Beratung bei der Abgabe von Alpha-2-Rezeptor-Antagonisten

4.9.1 Wirkungsweise

Mianserin und Mirtazapin gehören in diese Gruppe. Beides sind tetrazyklische Antidepressiva. **Mianserin** wirkt durch die Blockade von präsynaptischen α_2-Adrenorezeptoren. Dies hat eine verstärkte Freisetzung von Noradrenalin und Serotonin zu Folge. Mianserin hat antiserotonerge und antihistaminische Eigenschaften. Es wirkt bereits in den ersten Tagen der Behandlung sedativ-anxiolytisch. Aufgrund seiner nur schwach ausgeprägten anticholinergischen Eigenschaften treten auch die darauf beruhenden anticholinergen Nebenwirkungen nur gering auf. **Mirtazapin** ist ein zentral wirksamer, präsynaptisch angreifender α_2-Antagonist. Dies hat eine verstärkte Freisetzung von Noradrenalin und Serotonin zur Folge. Die Verstärkung der serotonergen Neurotransmission wird spezifisch durch 5-HT$_1$-Rezeptoren vermittelt. 5-HT$_2$- und 5-HT$_3$-Rezeptoren werden durch Mirtazapin blockiert. Beide Enantiomere von Mirtazapin sind für die antidepressive Wirkung verantwortlich. Die antagonistische Wirkung an H$_1$-Rezeptoren ist für die sedierende Wirkkomponente verantwortlich. Es besitzt praktisch keine anticholinergen Eigenschaften und somit auch keine anticholinergen Nebenwirkungen.

4.9.2 Handelspräparate und Indikationen

Der Wirkstoff Mianserin mit der Indikation depressive Störungen ist als Filmtablette in zwei Stärken von vielen verschiedenen Herstellern auf dem deutschen Markt. Der Wirkstoff Mirtazapin mit der Indikation depressive Störungen ist als Lösung und in drei Stärken als Film- oder Schmelztablette von verschiedenen Herstellern auf dem deutschen Markt (siehe Tab. 4.13).

4.9.3 Dosierung und Einnahmehinweise

Die anfängliche Dosierung von **Mianserin** beträgt 30 mg. Die Einnahme erfolgt mit einem Glas Wasser zum Essen entweder dreimal täglich als 10 mg Tablette oder einmal täglich am Abend als 30 mg Tablette. Gegebenenfalls muss diese Dosierung bei unzureichender antidepressiver Wirkung erhöht werden. Die Erhaltungsdosis liegt zwischen 30 und 90 mg Mianserin pro Tag. In den meisten Fällen hat sich eine Tagesdosis von 60 mg Mianserin als ausreichend erwiesen. Diese kann auf drei Gaben, auf zwei Gaben, morgens und abends verteilt, oder als eine Gabe am Abend eingenommen werden. Die letzte Dosierung am Abend kann auch vor dem Schlafengehen genommen werden. Gerade bei älteren Patienten empfiehlt sich eine langsam einschleichende und langsame, schritt-

---

💬 Ihr verordnetes Medikament mit dem Wirkstoff Mianserin hat eine stimmungsaufhellende Wirkung.

💬 Ihr verordnetes Medikament mit dem Wirkstoff Mirtazapin hat eine stimmungsaufhellende Wirkung.

💬 Ihr Wirkstoff Mianserin/Mirtazapin wird eingesetzt bei depressiven Erkrankungen.

💬 Sie nehmen Ihre Tabletten mit einem Glas Wasser zum Essen ein. Hat der Arzt Ihnen empfohlen die Tabletten dreimal täglich oder einmal am Abend einzunehmen? Beides ist möglich.

Tab. 4.13 Fertigarzneimittel mit Alpha-2-Rezeptor-Antagonisten

Handelspräparat®	Wirkstoff	Indikation
Mianserin-CT 10 mg/30 mg Filmtabletten, Mianserin-ratiopharm® 10 mg/30 mg Film-tabletten, Mianserin-TEVA® 10 mg/30 mg Filmtabletten	Mianserin	Depressive Störungen
Remergil SolTab® 15 mg/30 mg/45 mg Schmelz-tabletten, Remergil® Pumplösung (15 mg/ml), Mirtazapin STADA® 15 mg/30 mg/45 mg Film-tabletten, Mirtazapin STADA® 15 mg/30 mg/45 mg Schmelztabletten	Mirtazapin	Depressive Erkrankungen (Episoden einer Major Depression)

🗨 Ihr Wirkstoff Mianserin ist in zwei Stärken als Filmtablette von vielen Herstellern auf dem Markt.

🗨 Ihr Wirkstoff Mirtazapin ist als Lösung und in drei Stärken als Film- und Schmelztabletten von vielen Herstellern auf dem Markt.

weise Erhöhung der Dosierung. Die gesamte Behandlungsdauer beträgt mehrere Monate. Durch ein zu frühes Absetzen der Therapie wird der Behandlungserfolg gefährdet und das Rückfall-Risiko erhöht. In den ersten vier bis sechs Behandlungswochen kann es zu einer Blutbildveränderung durch eine Abnahme der Leukozyten kommen. Mit einer wöchentlichen Blutbildkontrolle in den ersten Monaten kann diese Nebenwirkung schnell entdeckt werden. Nach Absetzen der Medikation bildet sich diese Erscheinung wieder zurück.

🗨 In den ersten Wochen der Therapie wird der Arzt Ihr Blutbild regelmäßig überprüfen, damit er evtl. auftretende Veränderungen frühzeitig erkennen kann.

Reaktionsvermögen

Mianserin kann, auch bei bestimmungsgemäßen Gebrauch, das Reaktionsvermögen so weit verändern, dass die aktive Teilnahme am Straßenverkehr oder das Bedienen von Maschinen beeinträchtigt sind. Patienten sollten diese Tätigkeiten meiden.

🗨 Ihr Wirkstoff beeinträchtigt Ihr Reaktionsvermögen. Sie sollten während der Therapie selbst keine Fahrzeuge steuern und auch keine Maschinen bedienen.

Die anfängliche Dosierung von **Mirtazapin** beträgt 15 bis 30 mg pro Tag. Nach ein bis zwei Wochen tritt die Wirkung ein. Falls der Therapieerfolg nach zwei bis vier Wochen noch nicht ausreichend sein sollte, erfolgt eine Erhöhung der Dosierung. Bleibt der Erfolg weiterhin aus, dann sollte über einen Wirkstoffwechsel (nach der schrittweisen Reduzierung) nachgedacht werden. Die Einnahme erfolgt vorzugsweise am Abend als Einmaldosis vor dem Schlafengehen. Eine Aufteilung auf zwei Gaben ist möglich. Hierbei wird die niedrigere Dosis morgens und die höhere Dosis abends vor dem Schlafengehen eingenommen. Die Schmelztabletten zergehen sehr schnell im Mund und können ohne Wasser geschluckt werden. Unzerkaut mit einem Glas Wasser werden die Filmtabletten

🗨 Sie nehmen Ihr Medikament einmal am Abend vor dem Schlafengehen ein. Bei der Aufteilung der Dosis auf zwei Gaben, nehmen Sie die geringere Dosis am Morgen und die größere Dosis am Abend. Die Schmelztabletten lassen Sie einfach im Mund zergehen. Die Einnahme der Tabletten erfolgt mit einem Glas Wasser.

eingenommen. Die Lösung muss in einem Glas mit etwas Wasser eingenommen werden.

💬 Sie müssen Ihre Lösung zum Einnehmen noch vorbereiten. Dazu öffnen Sie die kindergesicherte Flasche und schrauben dann die beigelegte Dosierpumpe darauf. Sie hören dabei ein Klicken, danach ziehen Sie die Pumpe noch einmal fest. Zum Öffnen drehen Sie den Dosierknopf gegen den Uhrzeigersinn. Sie stellen ein Glas unter die Öffnung und drücken dreimal kräftig die Pumpe zum Befüllen des noch leeren Röhrchens. Die austretende Lösung wird verworfen. Dann ist die Pumpe fertig vorbereitet. Zum Dosieren stellen Sie ein neues Glas mit Wasser unter die Öffnung und betätigen die Pumpe. Zum Sichern der Pumpe drehen Sie den Dosierknopf im Uhrzeigersinn.

Praxistipp

Die Öffnung der Flasche mit dem kindergesicherten Verschluss erfolgt durch das Drücken nach unten und das gleichzeitige Drehen des Deckels gegen den Uhrzeigersinn. Dann wird die Dosierpumpe aus dem Kunststoffbeutel entnommen und das Kunststoffröhrchen vorsichtig in die Flasche eingeführt und festgeschraubt. Nach einem Klick sollte die Pumpe noch ein letztes Mal festgezogen werden. Der leicht drehbare Dosierknopf hat zwei Stellungen. Gegen den Uhrzeigersinn ist die entsicherte Position und mit dem Uhrzeigersinn ist die gesicherte Position. Gesichert kann der Dosierknopf nicht nach unten gedrückt werden und eine Entnahme der Lösung ist nicht möglich. Entsichert kann der Dosierknopf nach unten gedrückt werden und eine Entnahme der Lösung ist dann möglich. Die Pumpe muss vor der ersten Dosierung vorbereitet werden, da das Kunststoffröhrchen ja noch leer ist. Dazu wird der Dosierknopf dreimal hintereinander vollständig betätigt und die austretende Lösung wird verworfen. Dann ist die Dosierpumpe vorbereitet. Sie enthält pro Milliliter 15 mg Mirtazapin. Zum Dosieren wird die Flasche auf eine ebene Fläche wie zum Beispiel einen Tisch gestellt. Ein Glas mit etwas Wasser wird unter den Dosierknopf gestellt. Dieser wird nun kräftig, aber ruhig und gleichmäßig und nicht zu langsam bis zum Anschlag nach unten gedrückt und dann wieder losgelassen. Die Pumpe ist somit für die nächste Dosierung sofort wieder bereit.

Patienten mit depressiven Erkrankungen müssen über mindestens sechs Monate behandelt werden. Am Ende der Therapie wird eine schrittweise Reduzierung der Dosierung empfohlen, damit das Risiko für Absetzphänomen (Schwindel, Angst, Kopfschmerzen, Agitiertheit, Übelkeit) niedrig gehalten wird.

💬 Ihre Behandlungsdauer beträgt mindestens sechs Monate. Sie dürfen Ihr Medikament nicht plötzlich absetzen, sondern zum Ende der Therapie werden Sie mit dem Arzt zusammen die Dosierung Schritt für Schritt reduzieren.

💬 Auch bei bestimmungsgemäßem Gebrauch kann dieses Arzneimittel Ihr Reaktionsvermögen beeinträchtigen. Dies gilt besonders am Therapieanfang. Achten Sie auf mögliche Anzeichen.

Reaktionsvermögen

Mirtazapin beeinflusst die Verkehrstüchtigkeit und die Fähigkeit zum Bedienen von Maschinen nur gering. Allerdings können die Konzentrationsfähigkeit und die Wachsamkeit gerade zu Therapiebeginn beeinträchtigt sein. Daher sollten Patienten auf das Führen von Fahrzeugen und auf das Bedienen von Maschinen unter der Therapie verzichten.

Mianserin und **Mirtazapin** sollten nicht zur Behandlung von Kindern und Jugendlichen unter 18 Jahren verwendet werden. Gerade diese Patientengruppe zeigte in klinischen Studien mit Antidepressiva gegenüber Placebo häufiger suizidale Verhaltensweisen sowie Feindseligkeiten. Falls dennoch eine Behandlung als notwendig betrachtet wird, müssen diese jungen Patienten sehr engmaschig überwacht werden. Es fehlen auch noch Langzeitdaten hinsichtlich der Auswirkungen auf Wachstum, Reifung, kognitive Entwicklung und Verhaltensentwicklung.

Suizidrisiko

Die depressiven Erkrankungen gehen mit einem erhöhten Risiko für Suizide und Suizidgedanken einher. Nach Behandlungsbeginn steigt das Suizidrisiko an. Erst mit dem Einsetzen der Wirkung sinkt das Risiko. Die Patienten sollten daher bis zum Eintritt einer Besserung engmaschig überwacht werden (Erklärung Suizidrisiko siehe Kap. 4.5.3).

💬 Aufgrund Ihrer Erkrankung haben Sie ohne Behandlung und auch noch in den ersten Wochen der Therapie ein erhöhtes Risiko hinsichtlich Selbstschädigung und Suizid.

Praxistipp

Patienten, die unter der Therapie mit Mianserin oder Mirtazapin plötzlich unter grippeähnlichen Symptomen leiden wie zum Beispiel Fieber oder Halsschmerzen müssen zu ihrem behandelnden Arzt geschickt werden. Es kann sich hierbei um eine Blutbildveränderung (z. B. Agranulozytose) handeln. Die Therapie muss dann sofort abgebrochen werden und umgehend ein Differentialblutbild angefertigt werden. Auch bei Auftreten einer Gelbsucht sollte die Therapie abgebrochen werden.

💬 Sie haben gerade Ihre grippeähnlichen Symptome geschildert. Aufgrund Ihrer Medikation verweise ich Sie zum Arzt, damit er Ihr Blutbild kontrolliert. Eine schwerwiegende Nebenwirkung kann der Grund für Ihre Symptome sein.

Tab. 4.14 Alpha-2-Rezeptor-Antagonisten: Dosierungen für Erwachsene und Kinder

Wirkstoff	Dosis Erwachsene	Dosis Kinder
Mianserin	Anfangsdosis: 3 x 10 mg oder abends 1 x 30 mg, ggf. Erhöhung der Dosis Erhaltungsdosis: 3 x 20 mg oder 2 x 30 mg	Keine Anwendung bei Kindern und Jugendlichen unter 18 Jahren.
Mirtazapin	Anfangsdosis: 15–30 mg Tageshöchstdosis: 45 mg	

💬 Sie können Ihr Medikament über den Tag verteilt einnehmen oder als Einmalgabe am Abend.

4.9.4 Neben-, Wechselwirkungen und Kontraindikationen

Mianserin

Nebenwirkungen

- Eine vorübergehende Müdigkeit wird in den ersten Behandlungstagen beobachtet.
- Gelegentlich ($\geq 1/1000$ bis $< 1/100$): Benommenheit, Zittern, unwillkürliche Bewegungen, orthostatische Hypotonie.

Wechselwirkungen

- Mianserin darf nicht gleichzeitig mit MAO-Hemmern angewendet werden. Bei der Umstellung der Therapie von MAO-Hemmer auf Mianserin sollte ein Abstand von mindestens zwei Wochen eingehalten werden.
- Auf den Genuss von Alkohol ist während der Behandlung wegen der wechselseitigen Wirkungsverstärkung (starke Sedierung) zu verzichten.

Kontraindikationen

- Überempfindlichkeit gegenüber Mianserin oder einem der sonstigen Bestandteile.
- Schwere Lebererkrankungen.
- Akute Alkohol-, Schlafmittel-, Analgetika- und Psychopharmakaintoxikationen (Antidepressiva, Neuroleptika, Lithium).
- Gleichzeitige Anwendung mit MAO-Hemmern.

Mirtazapin

Nebenwirkungen

- Sehr häufig ($\geq 1/10$): Gewichtszunahme, Schläfrigkeit, Sedierung, Kopfschmerzen, Mundtrockenheit, Appetitsteigerung.
- Häufig ($\geq 1/100$ bis $< 1/10$): Lethargie, Schwindel, Tremor, Übelkeit, Diarrhö, Erbrechen, Exanthem, Arthralgie, Myalgie, Rückenschmerzen, orthostatische Hypotonie, periphere Ödeme, Erschöpfung, anormale Träume, Verwirrtheit, Schlaflosigkeit, Angst.
- Gelegentlich ($\geq 1/1000$ bis $< 1/100$): Parästhesie, Restless Legs, Synkope, orale Hypästhesie, Hypotonie, Alpträume, Manie, Agitiertheit, Halluzinationen, psychomotorische Unruhe.

Wechselwirkungen

- Mirtazapin darf nicht gleichzeitig mit MAO-Hemmern angewendet werden. Bei der Umstellung von MAO-Hemmern auf Mirtazapin oder umgekehrt sind mindestens zwei Wochen Abstand zu halten.
- Das Auftreten eines Serotonin-Syndroms ist in Kombination mit L-Tryptophan, Triptanen, Tramadol, Linezolid, SSRI, Venlafaxin, Lithium oder Johanniskraut möglich.

Der Arzt hat Ihnen ein gut verträgliches Medikament verordnet. Beachten Sie, dass eine auftretende Müdigkeit in den ersten Tagen Ihr Reaktionsvermögen beeinträchtigt. Während der Therapie sollten Sie auf den Genuss von Alkohol verzichten, damit Ihr Medikament gut verträglich bleibt.

Neben der guten Wirksamkeit zeigt Ihr Medikament meist gerade am Anfang der Therapie auch Nebenwirkungen. Diese werden jedoch geringer und lassen nach, wenn die Wirkung immer besser wird.

Nehmen Sie noch andere Medikamente ein? Wenn ja, dann können wir jetzt überprüfen, ob sich diese alle miteinander vertragen.

- Die gleichzeitige Gabe von Benzodiazepinen oder anderen Sedativa verstärkt die sedierende Wirkung.
- Durch den Genuss von Alkohol wird die zentral dämpfende Wirkung verstärkt. Daher sollte während der Therapie kein Alkohol konsumiert werden.
- In Kombination mit CYP3A4-Induktoren oder -Inhibitoren muss die Mirtazapindosierung gegebenenfalls angepasst werden.

Kontraindikationen

- Überempfindlichkeit gegenüber Mirtazapin oder einem der sonstigen Bestandteile.
- Gleichzeitige Anwendung mit MAO-Hemmern.

4.10 Beratung bei der Abgabe von Melatonin-Rezeptor-Agonisten

4.10.1 Wirkungsweise

Agomelatin ist ein melatonerger Agonist an MT_1- und MT_2-Rezeptoren und ein 5-HT_{2C}-Antagonist. Es zeigt keinen Effekt auf die Monoaminaufnahme und keine Affinität zu adrenergen, histaminergen, cholinergen, dopaminergen und Benzodiazepin-Rezeptoren. Im Tiermodell resynchronisiert Agomelatin circadiane Rhythmen. Es erhöht die Freisetzung von Noradrenalin und Dopamin speziell im frontalen Cortex und es hat keinen Einfluss auf den extrazellulären Serotoninspiegel. Der Wirkstoff entfaltet antidepressive Effekte. Ebenso bewirkt er eine Melatoninsekretion, eine Absenkung der Körpertemperatur und daraus resultierend beeinflusst er das Einschlafen.

💬 Die Einnahme dieses Medikaments bewirkt eine Verbesserung Ihrer depressiven Symptome. Es kann besonders positiv zusätzlich Ihren Schlaf beeinflussen, indem es die Einschlafzeit verkürzt.

4.10.2 Handelspräparate und Indikationen

Auf dem deutschen Markt befindet sich ein Fertigarzneimittel mit dem Wirkstoff Agomelatin. Es wird ausschließlich zur Behandlung von Episoden einer Major Depression bei Erwachsenen eingesetzt. Für die Behandlung von Depressionen bei Personen unter 18 Jahren wird der Wirkstoff nicht empfohlen. Bisher wurde die notwendige Unbedenklichkeit und Wirksamkeit für diese Altersgruppe nicht nachgewiesen. Allerdings gilt auch hier der besondere Warnhinweis wie bei allen anderen Antidepressiva, dass bei klinischen Studien mit Kindern und Jugendlichen unter 18 Jahren bei der Behandlung mit anderen Antidepressiva im Vergleich zu den Placebogruppen häufiger suizidales Verhalten und Feindseligkeit beobachtet wurden. Eine Anwendung bei älteren Menschen mit Demenz wurde bisher nicht belegt.

💬 Auf dem deutschen Markt gibt es bislang nur ein Medikament mit diesem Wirkstoff. Es wird nur bei Erwachsenen eingesetzt. Erfahrungen bei Personen über 65 Jahren liegen noch nicht genügend vor.

Tab. 4.15 Fertigarzneimittel mit Agomelatin

Handelspräparat®	Indikation
Valdoxan® 25 mg	Behandlung von Episoden einer Major Depression bei Erwachsenen.

🗨 Ihr Arzneimittel Valdoxan® enthält den Wirkstoff Agomelatin und ist zur Behandlung Ihrer Depression geeignet.

🗨 Aufgrund Ihrer Erkrankung haben Sie ohne Behandlung und auch noch in den ersten Wochen der Therapie ein erhöhtes Risiko hinsichtlich Selbstschädigung und Suizid.

Suizidrisiko

Die depressiven Erkrankungen gehen mit einem erhöhten Risiko für Suizide und Suizidgedanken einher. Nach Behandlungsbeginn steigt das Suizidrisiko an. Erst mit dem Einsetzen der Wirkung sinkt das Risiko. Die Patienten sollten daher bis zum Eintritt einer Besserung engmaschig überwacht werden (Erklärung Suizidrisiko siehe Kap. 4.5.3).

4.10.3 Dosierung und Einnahmehinweise

Die empfohlene Dosierung beträgt einmal täglich 25 mg. Die Einnahme erfolgt unabhängig von den Mahlzeiten beim Zubettgehen mit einem Glas Wasser. Falls sich nach zwei Wochen Therapie keine Verbesserung der Symptome zeigt, kann die Dosierung auf einmal täglich 50 mg erhöht werden. Die Einnahme erfolgt dann ebenfalls vor dem Schlafen gehen. Die Therapie wird von Leberfunktionstests begleitet. Diese werden durchgeführt zu Beginn der Behandlung, in der Akuttherapie alle sechs Wochen und während der Erhaltungstherapie alle 12 bis 24 Wochen. Bei der Feststellung von erhöhten Leberwerten erfolgt das Absetzen des Medikaments. Die Behandlung einer Depression muss über einen Zeitraum von mindestens sechs Monaten durchgeführt werden. Bei einem Absetzen der Behandlung ist kein Ausschleichen der Dosis erforderlich.

🗨 Sie nehmen diese Tabletten einmal täglich vor dem Schlafen gehen mit einem Glas Wasser ein. Während der gesamten Therapie überwacht Ihr behandelnder Arzt Ihre Leberwerte. Damit kann er frühzeitig eventuell auftretende Nebenwirkungen hinsichtlich der Leber feststellen. Nach Absetzen des Medikaments normalisieren sich die Werte wieder.

Für die Anwendung bei älteren Menschen oder bei Patienten mit Niereninsuffizienz gibt es bisher nur wenige klinische Daten. Daher ist bei diesen Patienten hinsichtlich der Behandlung mit Agomelatin Vorsicht geboten.

Tab. 4.16 Agomelatin: Dosierungen für Erwachsene und Kinder

Wirkstoff	Dosis Erwachsene	Dosis Kinder
Agomelatin	1 x 25 mg, nach 2 Wochen evtl. Erhöhung auf 1 x 50 mg	Keine Anwendung bei Kindern und Jugendlichen unter 18 Jahren.

🗨 Sie nehmen Ihre Tabletten als Einmalgabe abends vor dem Schlafengehen mit einem Glas Wasser ein.

Reaktionsvermögen

Es gibt bisher keine Studien hinsichtlich der Beeinträchtigung zur aktiven Teilnahme am Straßenverkehr und zum Bedienen von Maschinen. Allerdings kann eine Beeinträchtigung durch die Nebenwirkungen Schwindel und Schläfrigkeit vorliegen.

💬 Auch bei bestimmungsgemäßen Gebrauch kann das Arzneimittel Ihr Reaktionsvermögen beeinträchtigen. Achten Sie auf mögliche Anzeichen.

4.10.4 Neben-, Wechselwirkungen und Kontraindikationen

Nebenwirkungen

In der Regel sind die Nebenwirkungen leicht bis mäßig und treten in den ersten zwei Behandlungswochen auf. Mit Eintreten der antidepressiven Wirkung treten die anfänglichen unerwünschten Wirkungen in den Hintergrund.

- Häufig ($\geq 1/100$ bis $< 1/10$): Kopfschmerzen, Schwindel, Schläfrigkeit, Schlaflosigkeit, Migräne, Angst, Übelkeit, Diarrhö, Obstipation, Oberbauchschmerzen, vermehrtes Schwitzen, Rückenschmerzen, Müdigkeit, erhöhte Leberwerte.
- Gelegentlich ($\geq 1/1000$ bis $< 1/100$): Parästhesie, verschwommenes Sehen, Ekzem.

💬 Nur zu Beginn der Therapie treten Nebenwirkungen wie Kopfschmerzen, Schwindel und Schläfrigkeit auf. Diese verschwinden mit dem Einsetzen der Wirkung wieder.

Wechselwirkungen

- Agomelatin wird über CYP1A2 metabolisiert. Eine gleichzeitige Gabe von starken Inhibitoren dieses Enzyms sollte vermieden werden (siehe KI).
- Der Genuss von Alkohol während der Therapie mit Agomelatin ist nicht ratsam, da der Wirkstoff alleine schon leberschädigend sein kann.

💬 Während der Therapie sollten Sie auf den Genuss von Alkohol verzichten, denn schon der Wirkstoff alleine kann Ihre Leber schädigen.

Kontraindikationen

- Überempfindlichkeit gegenüber Agomelatin oder einem der sonstigen Bestandteile.
- Eingeschränkte Leberfunktion.
- Gleichzeitige Anwendung von starken CYP1A2-Inhibitoren wie zum Beispiel Fluvoxamin und Ciprofloxacin.

4.11 Beratung bei der Abgabe von nicht klassifizierten Antidepressiva

4.11.1 Wirkungsweise

💬 Dieser Wirkstoff bewirkt eine Verbesserung Ihrer depressiven Symptome. Er greift in die Übertragung von Informationen im Gehirn ein und erhöht die Wirkungsdauer der stimmungsaufhellenden Botenstoffe.

Trazodon ist ein sedierendes und anxiolytisch wirkendes Antidepressivum. Präsynaptisch hemmt es selektiv, aber nur mäßig stark die Serotonin-Wiederaufnahme. Postsynaptisch blockiert es die 5-HT$_2$-Rezeptoren. Der Wirkstoff hat eine antagonistische Affinität zu zentralen α_1- und H$_1$- Rezeptoren.

4.11.2 Handelspräparate und Indikationen

Tab. 4.17 Fertigarzneimittel mit Trazodon

Handelspräparat®	Indikation
Trazodon Hexal® Tabletten, Trazodon-neuraxpharm® 100 mg Tabletten	Depressive Erkrankung, unabhängig von ihrer nosologischen Zuordnung.

💬 Ihr verordneter Wirkstoff wird von verschiedenen Herstellern als Tablette angeboten.

4.11.3 Dosierung und Einnahmehinweise

💬 Die Therapie mit Ihrem Medikament erfolgt anfangs ein- und später ausschleichend. Sie nehmen die Tabletten direkt nach dem Essen ein. Entweder einmal täglich am Abend oder verteilt auf zwei Gaben. Die abendliche Dosis wirkt schlafanstoßend. Nach Besserung der Symptome müssen Sie das Medikament noch mindestens vier bis sechs Monate weiter einnehmen, damit Sie wieder ganz gesund werden.

💬 Sie dürfen Ihr Arzneimittel nicht plötzlich absetzen. Dies kann zu Beschwerden führen. Am Ende der Therapie setzen Sie das Arzneimittel langsam in Absprache mit Ihrem Arzt Schritt für Schritt ab.

Die Dosierung von Trazodon erfolgt immer ein- und ausschleichend. In der ersten Woche werden täglich 100 mg eingenommen. Dann erfolgt wöchentlich eine Erhöhung um 100 mg pro Tag bis auf eine maximale Tagesdosis von 400 mg. In besonders schweren Fällen beträgt die maximale Tagesdosis 600 mg. Die Tabletten werden direkt nach dem Essen mit einem Glas Wasser eingenommen. Die Tagesdosis kann als Einzelgabe am Abend erfolgen, oder auf zwei Gaben aufgeteilt werden. Dann wird gegebenenfalls die größere Teildosis abends zur Schlafanstoßung gegeben. Bereits in den ersten Tagen kommt es zu einer sedierenden Wirkung. Die stimmungsaufhellende Wirkung setzt in der Regel erst nach ein bis drei Wochen ein. Nach Eintreten der Besserung sollte die Behandlung noch für mindestens vier bis sechs Monate fortgeführt werden. Am Ende der Therapie sollte ein plötzliches Absetzen der Medikation vermieden werden. Ansonsten besteht die Gefahr von Absetzphänomenen wie zum Beispiel Unruhe, Schwitzen, Schwindel, Erbrechen und Schlafstörungen. Eine Reduzierung der Dosis kann schrittweise erfolgen in dem pro Woche die Tagesdosis um 100 mg vermindert wird.

Ältere Menschen benötigen oft eine deutlich geringere Dosierung. Meist zeigen sie schon bei der Hälfte der üblichen Tagesdosis eine gute Wirkung. Eine Anwendung bei Kindern und Jugendlichen unter 18 Jahren wird nicht empfohlen, da bisher nur ungenügende Erfahrungen vorliegen.

Suizidrisiko

Die depressiven Erkrankungen gehen mit einem erhöhten Risiko für Suizide und Suizdgedanken einher. Nach Behandlungsbeginn steigt das Suizidrisiko an. Erst mit dem Einsetzen der Wirkung sinkt das Risiko. Die Patienten sollten daher bis zum Eintritt einer Besserung engmaschig überwacht werden (Erklärung Suizidrisiko siehe Kap. 4.5.3).

💬 Aufgrund Ihrer Erkrankung haben Sie ohne Behandlung und auch noch in den ersten Wochen der Therapie ein erhöhtes Risiko hinsichtlich Selbstschädigung und Suizid.

Tab. 4.18 Trazodon: Dosierungen für Erwachsene und Kinder

Wirkstoff	Dosis Erwachsene	Dosis Kinder
Trazodon	1. Woche: 100 mg/Tag 2. Woche: 200 mg/Tag usw. Tageshöchstdosis (ambulant): 400 mg Tageshöchstdosis (stationär): 600 mg	Keine Anwendung bei Kindern und Jugendlichen unter 18 Jahren.

💬 Sie können Ihre Tabletten als abendliche Einmalgabe nehmen oder die Dosierung auf morgens und abends aufteilen.

Reaktionsvermögen

Trazodon kann, auch bei bestimmungsgemäßen Gebrauch, das Reaktionsvermögen so weit verändern, dass die Fähigkeit zur aktiven Teilnahme am Straßenverkehr oder zum Bedienen von Maschinen beeinträchtigt wird. Dies gilt in verstärktem Maße bei gleichzeitigem Genuss von Alkohol. Besonders in den ersten Tagen der Behandlung sollten das Führen von Fahrzeugen, das Bedienen von Maschinen oder sonstige gefahrvolle Tätigkeiten unterbleiben.

💬 Dieses Arzneimittel kann Ihr Reaktionsvermögen beeinträchtigen. Besonders in den ersten Tagen sollten Sie das Führen von Fahrzeugen, das Bedienen von Maschinen und andere gefahrvolle Tätigkeiten vermeiden. Achten Sie auf Ihre Reaktionen.

4.11.4 Neben-, Wechselwirkungen und Kontraindikationen

Nebenwirkungen

— Häufig (≥ 1/100 bis < 1/10): Müdigkeit, Schwindel, gastrointestinale Beschwerden (Übelkeit, Erbrechen, Durchfall), Mundtrockenheit, Schlafstörungen, Kopfschmerzen, Blutdruckabfall, Unruhe, Sedation, Herzrhythmusstörungen.

— Gelegentlich (≥ 1/1000 bis < 1/100): Überempfindlichkeitsreaktionen wie Hautausschlag, Verwirrtheitszustände, Zittern, Sehstörungen, Blutdruckanstieg, Obstipation, Gewichtsveränderungen.

💬 Gerade zu Beginn der Behandlung müssen Sie mit Nebenwirkungen wie Müdigkeit, Schwindel, Mundtrockenheit und Kopfschmerzen rechnen. Diese verschwinden jedoch mit dem Einsetzen der Wirkung.

💬 Arzneimittel vertragen sich nicht immer miteinander. Nehmen Sie noch andere Medikamente ein? Wenn ja, dann kontrollieren wir jetzt, ob sich diese mit Ihrem neuen Medikament vertragen.

Wechselwirkungen

— Der Genuss von Alkohol während der Therapie oder die gleichzeitige Anwendung von anderen zentral wirkenden Arzneimitteln (Antiepileptika, Antihistaminika, Barbiturate, Benzodiazepine, Opiate oder Neuroleptika) verstärken die sedierende Wirkung.
— Trazodon darf nicht gleichzeitig mit MAO-Hemmern angewendet werden. Bei einer Umstellung von MAO-Hemmern auf Trazodon sollten zwei Wochen Abstand dazwischen liegen. Im umgekehrten Fall sollte mindestens eine Woche dazwischen liegen.
— Ein Serotonin-Syndrom kann bei gleichzeitiger Gabe von SSRI, TZA oder Neuroleptika auftreten.
— Vorsicht bei Kombination mit anderen Arzneimittel, die ebenfalls das QT-Intervall verlängern wie zum Beispiel Antiarrhythmika der Klasse 1A oder III, Antibiotika, Malariamittel, Antihistaminika, Neuroleptika.

Kontraindikationen

— Überempfindlichkeit gegenüber Trazodon oder einem der sonstigen Bestandteile.
— Akute Intoxikation mit zentral dämpfenden Pharmaka, wie beispielsweise Hypnotika, Analgetika und Psychopharmaka.
— Akute Intoxikation mit Alkohol.
— Karzinoid-Syndrom.

4.12   Beratung bei der Abgabe von Johanniskraut

4.12.1 Wirkungsweise

💬 Johanniskrautpräparate wirken stimmungsaufhellend. Sie werden wieder belastbarer und ausgeglichener. Sie werden in ein bis zwei Wochen tagsüber wieder mehr Schwung haben und nachts einen erholsamen Schlaf finden.

Hypericin gilt als die Leitsubstanz für die Wirkung des Johanniskrautextraktes. Es erfolgt im synaptischen Spalt eine Hemmung der Wiederaufnahme von Serotonin, Noradrenalin, Dopamin und Glutamat. Damit steigt deren Neurotransmitter-Konzentration wieder an. Wie bei allen anderen Antidepressiva tritt auch bei diesem pflanzlichen Wirkstoff die Wirkung zeitlich verzögert ein. Johanniskrautextrakt wirkt antidepressiv.

4.12.2 Handelspräparate und Indikationen

💬 Der Arzt hat Ihnen ein pflanzliches Präparat mit Johanniskrautextrakt für Ihre Erkrankung verordnet.

Für die Verschreibungspflicht ist nicht die Dosierung, sondern alleine die Indikation entscheidend. Alle zugelassenen Johanniskrautpräparate mit der Indikation mittelschwere vorübergehende depressive Störungen gehören hierzu, denn diese Indikation ist nicht mehr für die Selbstmedikation geeignet. Diese Erkrankungen gehören in ärztliche Behandlung.

Tab. 4.19 Fertigarzneimittel mit Johanniskraut (RP)

Handelspräparat®	Indikation
Helarium® forte 600 mg, Jarsin® RX 300 mg, Laif® 900 Filmtabletten	Mittelschwere vorübergehende depressive Störungen (mittelschwere depressive Episoden).

4.12.3 Dosierung und Einnahmehinweise

Die Einnahme von Helarium® forte 600 mg erfolgt einmal täglich am Morgen mit einem Glas Wasser unabhängig von den Mahlzeiten und nicht im Liegen. Die Tabletten besitzen eine Bruchrille. Zur Erleichterung der Einnahme können sie nach dem Anritzen der Tablettenoberfläche mit dem Fingernagel geteilt werden. Die Teilung kann auch mit Hilfe eines Tablettenteilers erfolgen.

Jarsin® RX 300 mg Tabletten werden unzerkaut mit einem Glas Wasser morgens, mittags und abends zu den Mahlzeiten eingenommen.

Laif® 900 Filmtabletten werden einmal täglich nach dem Frühstück mit einem Glas Wasser eingenommen.

> **Hinweis**
>
> Zirka vier bis sechs Wochen nach Behandlungsbeginn zeigt sich eine Besserung der Symptome. Falls sich vier Wochen lang keine Änderung der Krankheitssymptome zeigen, dann sollte mit dem Arzt Rücksprache gehalten werden.

Tab. 4.20 Johanniskraut: Dosierungen für Erwachsen und Kinder

Handelspräparat®	Dosis Erwachsene	Dosis Kinder
Helarium® forte 600 mg (3–7:1)	1 x 1 Tbl.	Keine Anwendung bei Kindern und Jugendlichen unter 18 Jahren.
Jarsin® RX 300 mg (3–6:1)	3 x 1 Tbl.	Ab 12 Jahren: 3 x 1 Tbl.
Laif® 900 Filmtabletten (3–6 : 1)	1 x 1 Tbl.	Keine Angabe.

Verschreibungspflichtige Johanniskrautpräparate werden in verschiedenen Stärken von mehreren Herstellern angeboten.

Sie nehmen die Johanniskrauttabletten nach ärztlicher Vorschrift mit einem Glas Wasser nach den Mahlzeiten ein.

Innerhalb eines Monats sollten sich Ihre depressiven Beschwerden bessern. Falls dies nicht der Fall ist oder auch bei einer Verschlechterung der Symptome, müssen Sie mit Ihrem behandelnden Arzt Rücksprache halten.

In der Regel nehmen Sie Ihr Johanniskrautpräparat morgens nach dem Frühstück mit einem Glas Wasser ein.

4.12.4 Neben-, Wechselwirkungen und Kontraindikationen

Nebenwirkungen

💬 Johanniskrautpräparate lassen Ihre Haut empfindlicher auf die Sonne reagieren. Während der Therapie müssen Sie Ihre Haut vor der Sonne gut schützen. Benutzen Sie dazu eine Sonnencreme mit hohem Lichtschutz, bedecken Sie die Haut mit Kleidung, halten Sie sich bevorzugt im Schatten auf und verzichten Sie auf Sonnenbäder.

Eine Photosensibilisierung mit sonnenbrandähnlichen Symptomen ist insbesondere bei hellhäutigen Personen möglich. Nach erfolgter Sonneneinstrahlung reagiert die Haut mit Rötung, Schwellung und Juckreiz. Es können auch Missempfindungen bei Temperaturreiz und Berührung auftreten.

Praxistipp

Patienten sollten während der Einnahme natürliche und künstliche Sonnenbäder vermeiden. Die Haut muss vor der normalen Sonneneinstrahlung mit Hilfe von geeigneten Maßnahmen (Sonnencreme, Kleidung, Schatten) geschützt werden.

Es werden auch allergische Reaktionen, gastrointestinale Beschwerden, Müdigkeit und Unruhe als mögliche Nebenwirkungen beschrieben.

Wechselwirkungen

💬 Johanniskrautpräparate vertragen sich schlecht mit vielen anderen Arzneimitteln. Nehmen Sie noch andere Arzneimittel ein? Wenn ja, dann klären wir nun zusammen, ob eine kombinierte Einnahme so ohne weiteres möglich ist.

Hinweis

Johanniskraut zeigt als CYP3A4-Induktor sehr viele pharmakokinetische Wechselwirkungen mit anderen Arzneimitteln. Vor der Anwendung muss das pharmazeutische Personal die aktuellen Medikamente des Kunden hinsichtlich der Interaktionen mit Johanniskrautpräparaten überprüfen. Ansonsten besteht die Gefahr, dass die schon bestehende Arzneimitteltherapie negativ beeinflusst wird. Kombinationen von Johanniskraut mit Wirkstoffen geringer therapeutischer Breite sollten möglichst vermieden werden. Bei nicht vermeidbaren Kombinationen können die Serumspiegel unter ärztlicher Kontrolle überwacht werden.

💬 Durch die gleichzeitige Einnahme des Johanniskrautpräparates ...

💬 ... würde die Wirksamkeit Ihres bisherigen Arzneimittels sinken.

💬 ... würde Ihr Arzneimittel für die Blutgerinnung weniger stark wirken.

💬 ... würde Ihr jetziges Arzneimittel schneller abgebaut.

— Johanniskraut ist ein Enzyminduktor von CYP3A4. Die Einnahme von Johanniskraut vermindert innerhalb von sieben bis zehn Tagen die Wirkung von Antidementiva. Hiervon betroffen sind Donepezil, Galantamin, Flunarizin und Nimodipin. Sie werden durch die Enzyminduktion schneller abgebaut. Der Arzt muss bei einer notwendigen Kombination die Dosis des Antidementivums erhöhen.

— Johanniskraut vermindert die Wirkung von oralen Antikoagulantien wie zum Beispiel Phenprocoumon. Durch die Abschwächung der Wirkung ist die Thromboseneigung erhöht. Umgekehrt kann durch das Absetzen des Enzyminduktors Johanniskraut die Blutungsneigung steigen.

— Theophyllin und Montelukast werden bei gleichzeitiger Verabreichung von Johanniskraut (CYP3A4-Induktor) beschleunigt in der Leber abgebaut.

- Ebenso werden alle Glucocorticoide durch diese pharmakokinetische Interaktion beschleunigt abgebaut.
- Der CYP3A4-Induktor Johanniskraut beschleunigt den Abbau von Immunsuppressiva wie zum Beispiel Ciclosporin A, Tacrolimus und Sirolimus. Die Gefahr einer Transplantatabstoßung wird dadurch erhöht.
- Sexualhormone wie Tibolon, Progesteron, Östrogene und östrogenhaltige orale Kontrazeptiva werden bei gleichzeitiger Verabreichung von Johanniskraut beschleunigt abgebaut. Die damit verbundene abgeschwächte Hormonwirkung kann zu Zwischenblutungen und einer verminderten Sicherheit der Kontrazeption führen. Hier sind gegebenenfalls zusätzliche Verhütungsmaßnahmen zu empfehlen.

💬 ... kann die Hormonwirkung Ihrer Pille abgeschwächt werden.

- Die Urologika Oxybutynin und Tolterodin werden ebenfalls möglicherweise durch die gleichzeitige Gabe von Johanniskraut beschleunigt abgebaut.
- Die Virustatika Amprenavir, Efavirenz, Indinavir und Saquinavir werden durch den Enzyminduktor Johanniskraut beschleunigt abgebaut. Dadurch sinkt deren antivirale Wirksamkeit.

💬 ... sinkt die Wirksamkeit Ihrer Virustatika.

- Die Zytostatika wie Imatinib und Irinotectan werden in ihrer Wirkung abgeschwächt.
- Bei gleichzeitiger Einnahme bestimmter Antidepressiva (Citalopram, Fluoxetin, Fluvoxamin, Moclobemid, Paroxetin, Sertralin und Trazodon) kann sich deren pharmakologische Wirkung verstärken. In Folge der erhöhten Serotoninspiegel im ZNS kann es zum lebensgefährlichen Serotonin-Syndrom kommen. Die auftretenden Symptome sind dann ein starker Blutdruckanstieg, Ruhelosigkeit, Verwirrtheit und Übelkeit. Das Serotonin-Syndrom kann nicht nur durch die Kombination mit Johanniskraut sondern auch durch die gleichzeitige Aufnahme sehr großer Mengen tyraminhaltigen Käse ausgelöst werden.

💬 Bitte fragen Sie Ihren Arzt, ob eine Kombination möglich ist. Durch eine Wirkspiegelüberwachung im Blut kann der Arzt auftretende Wechselwirkungen kontrollieren und durch Dosisanpassung beeinflussen.

💬 Die Einnahme von Johanniskraut zusätzlich zu Ihrem jetzigen Antidepressivum kann die Wirksamkeit verstärken. Allerdings kann dies auch zu starken und gefährlichen Nebenwirkungen führen.

- Bei gleichzeitiger Behandlung mit anderen photosensibilisierenden Arzneimitteln ist mit einer verstärkten phototoxischen Reaktion zu rechnen.

Hinweis

Mit einigen dieser Wirkstoffe sind Wechselwirkungen so gravierend auch hinsichtlich der bestehenden Grunderkrankungen, dass die gleichzeitige Verabreichung mit Johanniskraut nicht ratsam ist. Infolgedessen sind dies Kontraindikationen.

💬 Mit einigen Arzneimitteln sind die Unverträglichkeiten und die daraus resultierenden Folgen hinsichtlich der Arzneimitteltherapie so gravierend, dass sie nicht zusammen eingenommen werden dürfen.

Kontraindikationen

- Überempfindlichkeit gegenüber Johanniskraut oder einem der sonstigen Bestandteile.
- Keine Anwendung bei bekannter Lichtüberempfindlichkeit der Haut.
- Keine Anwendung bei schweren depressiven Episoden.

— Keine Anwendung zusammen mit Ciclosporin A, Tacrolimus, Indinavir und andere Protease-Inhibitoren, Irinotectan, Imatinib und andere Zytostatika, anderen Antidepressiva.

4.13 Beratung bei der Abgabe von Tranquilizer

4.13.1 Wirkungsweise

💬 Der Arzt hat Ihnen begleitend dieses beruhigende und entspannende Medikament für die ersten Tage aufgeschrieben.

Tranquilizer wirken selbst nicht antidepressiv. Sie werden jedoch aufgrund ihrer sedierenden, anxiolytischen und relaxierenden Eigenschaften häufig als Co-Medikament am Anfang der Therapie von Depressionen eingesetzt. Hier werden beispielhaft die drei Tranquilizer Alprazolam, Bromazepam und Lorazepam erwähnt. Diese drei Benzodiazepine haben spannungs-, erregungs- und angstdämpfende Eigenschaften. Sie sind sedierend, hypnotisch und antikonvulsiv.

4.13.2 Handelspräparate und Indikationen

💬 Die stimmungsaufhellende Wirkung Ihres Antidepressivums spüren Sie erst in ein bis drei Wochen. Ihre vorhandenen schlechten Gedanken werden sich in dieser ersten Zeit noch verstärken. Deshalb hat der Arzt Ihnen dieses beruhigende Medikament für den Therapieanfang begleitend verordnet.

Diese Benzodiazepine werden in der Akuttherapie der Depression in den ersten zwei Wochen oftmals zusätzlich verordnet. Die betroffenen Patienten haben aufgrund ihrer depressiven Erkrankung ein erhöhtes Risiko für Suizide und Suizidgedanken. Am Anfang der Arzneimitteltherapie steigt das Suizidrisiko paradoxer Weise nochmals an. Erst mit dem Einsetzen der Wirkung sinkt die Gefahr dann wieder. Patienten mit Suizidgedanken, deren Antrieb vor der Medikation gehemmt war, haben einen Suizid wegen ihrer Antriebsarmut nicht durchgeführt. Durch die Gabe der Antidepressiva steigt der Antrieb und die Suizidgedanken sind noch da. Dadurch ist das Risiko sehr groß, dass der Patient nun den Suizid durchführt. Die Patienten müssen deshalb, gerade in den ersten Therapiewochen, engmaschig überwacht werden. Nach dem Eintritt der antidepressiven Wirkung sinkt das Suizidrisiko wieder.

💬 Sie dürfen dieses beruhigende Medikament für Ihre Depression nicht als alleinige Therapie anwenden. Es zeigt seine gute therapiebegleitende Wirkung nur in der Kombination mit dem Antidepressivum.

Hinweis

Benzodiazepine sollten nicht zur alleinigen Behandlung von Depressionen und Angstzuständen, die von Depressionen begleitet sind, angewandt werden. Unter Umständen kann die depressive Symptomatik verstärkt und so das Risiko eines Suizids erhöht werden. Bei der Verabreichung an schwer depressive und Suizidpatienten ist es notwendig, geeignete Sicherheitsmaßnahmen zu treffen und adäquate Menge zu verordnen.

Tab. 4.21 Fertigarzneimittel mit Tranquilizern

Handelspräparat®	Wirkstoff	Indikation
Tafil® 0,5 mg/1,0 mg Tabletten, Alprazolam-ratiopharm® 0,25 mg/0,5 mg Tabletten	Alprazolam	Zur symptomatischen Behandlung von akuten und chronischen Spannungs-, Erregungs- und Angstzuständen.
Lexotanil® 6 mg, Bromazep-CT 6 mg Tabletten	Bromazepam	Zur symptomatischen Behandlung von akuten und chronischen Spannungs-, Erregungs- und Angstzuständen. Der Einsatz als Schlafmittel ist nur dann gerechtfertigt, wenn gleichzeitig eine Tranquilisation am Tage erforderlich ist.
Tavor® 0,5 mg/1,0 mg/ 2,5 mg, Tavor® Tabs 2,0 mg, Tavor® 1,0 mg/2,5 mg Expidet®, Lorazepam dura® 1 mg/ 2,5 mg Tabletten	Lorazepam	Symptomatische Kurzzeitbehandlung von Angst-, Spannungs- und Erregungszuständen sowie dadurch bedingten Schlafstörungen. Der Einsatz als Schlafmittel ist nur dann gerechtfertigt, wenn gleichzeitig eine Tranquilisation am Tage erforderlich ist.

💬 Auf dem Markt gibt es diese beruhigenden Arzneimittel in vielen Stärken und von vielen verschiedenen Herstellern.

💬 Diese verordneten Plättchen zergehen sofort im Mund. Sie dürfen nach der Anwendung auch ein wenig Wasser nachtrinken.

4.13.3 Dosierung und Einnahmehinweise

Die Dosierung und die Behandlungsdauer müssen individuell festgelegt werden. Es gilt der Grundsatz, die Dosis so gering und die Behandlungsdauer so kurz wie möglich zu halten. In der Regel erfolgt die Therapie ein- und ausschleichend. Die Einnahme der Tabletten erfolgt unabhängig von den Mahlzeiten mit einem Glas Wasser. Zur Schlafanstoßung wird die letzte abendliche Gabe eine halbe Stunde vor dem Schlafengehen angewendet. Zur Anpassung der Dosis sind die meisten Tabletten teilbar oder viertelbar. Auch die Expidet®-Plättchen sind teilbar. Sie zergehen bei der Einnahme auch ohne Wasser augenblicklich im Mund. Falls gewünscht kann der Patient zum Runterschlucken etwas Wasser nachtrinken.

💬 Bei der Einnahme des Arzneimittels halten Sie sich bitte genau an die ärztliche Vorgabe. Zur individuellen Dosisanpassung können Sie Ihre Tabletten halbieren oder vierteln. Nehmen Sie die Tabletten immer mit einem Glas Wasser unabhängig vom Essen ein.

Tab. 4.22 Tranquilizer: Dosierungen für Erwachsene und Kinder

Wirkstoff	Dosis Erwachsene	Dosis Kinder
Alprazolam	Anfangsdosis: 3 x 0,25–0,5 mg, ggf. allmählich steigern Tageshöchstdosis: 4 mg	Nach sorgfältiger Abwägung von Nutzen und Risiko.
Bromazepam	Anfangsdosis: abends 3 mg, Steigerung auf abends 6 mg Tageshöchstdosis (ambulant): 12 mg Tageshöchstdosis (stationär): 18 mg jeweils verteilt auf 2–3 Gaben	
Lorazepam	Tagesdosis 0,5–2,5 mg verteilt auf 2–3 Gaben oder als abendliche Einmalgabe Tageshöchstdosis (stationär): 7,5 mg	

🗨 Sie nehmen nur die vom Arzt vorgegebene Dosierung mit einem Glas Wasser unabhängig von dem Essen ein.

Reaktionsvermögen

Benzodiazepine können die Reaktionsfähigkeit durch ihre Eigenschaften (Sedierung, Amnesie, Konzentrationsmangel, Muskelrelaxation) soweit beeinträchtigen, dass eine aktive Teilnahme am Straßenverkehr oder das Bedienen von Maschinen nicht mehr empfohlen wird. Dies gilt besonders am Anfang der Therapie, in hohen Dosierungen, bei Schlafmangel und in Kombination mit Alkohol oder anderen zentralwirksamen Arzneimitteln.

🗨 Dieses Medikament beeinträchtigt Ihre Reaktionsfähigkeit. Sie sollten während der Therapie auf das Führen von Fahrzeugen und das Bedienen von Maschinen verzichten.

4.13.4 Neben-, Wechselwirkungen und Kontraindikationen

Nebenwirkungen

Es treten viele Nebenwirkungen in Abhängigkeit von Dosierung und Behandlungsdauer mit unterschiedlicher Häufigkeit auf. Einige Nebenwirkungen treten nur zu Beginn der Behandlung auf und verschwinden dann wieder. Da es sich hier bei diesen Substanzen nur um eine Kurzzeittherapie handelt, werden nur einige möglichen unerwünschten Wirkungen aufgezählt: Müdigkeit, Konzentrationsschwäche, Überhangeffekte am nächsten Morgen nach abendlicher Gabe, Verwirrtheit, Muskelschwäche, Bewegungs- und Gangunsicherheit (Vorsicht: Sturzgefahr).

🗨 Sie nehmen dieses Arzneimittel am Anfang Ihrer Therapie nur eine kurze Zeit ein. Es können Nebenwirkungen auftreten, die allerdings schon alleine durch die begrenzte Anwendungsdauer schnell wieder verschwinden.

Hinweis

Benzodiazepine können nach der Einnahme über einige Wochen ihre Wirksamkeit verlieren. Es kommt zu einer Toleranzentwicklung. Desweiteren kann auch die Anwendung im therapeutischen Dosisbereich zur Entwicklung von psychischer und physischer Abhängigkeit führen. Je länger die Behandlungsdauer und je höher die Dosis, desto größer ist das Abhängigkeitsrisiko. In Verbindung mit Alkohol und Drogen steigt das Risiko nochmals an.

🗩 Diese Wirkstoffe können zu einer Medikamentenabhängigkeit führen. Verwenden Sie das verordnete Arzneimittel nur solange wie Sie es mit Ihrem Arzt besprochen haben und geben Sie es niemals an andere weiter.

Wechselwirkungen

- In Kombination mit anderen sedierenden Stoffen wie Narkotika, Opioid-Analgetika, Neuroleptika, sedierenden Antidepressiva, Antihistaminika, Lithium und Alkohol ist eine verstärkte Sedierung, Müdigkeit und Benommenheit möglich. Wenn möglich dann sind diese Kombinationen zu vermeiden. Hier ist besonders der Hinweis auf eine eingeschränkte Verkehrstüchtigkeit wichtig.
- In Kombination mit Clozapin kann es zu schwerwiegenden Nebenwirkungen kommen (verstärkten Blutdruckabfall, Atemstillstand, Herzstillstand, Koordinationsstörungen).
- Der Abbau von Alprazolam wird durch CYP3A4-Inhibitoren wie zum Beispiel Cimetidin, Omeprazol und Makrolide gehemmt und durch CYP3A4-Induktoren wie zum Beispiel Carbamazepin beschleunigt.
- Die Wirkungen von anderen Muskelrelaxanzien können bei gleichzeitiger Gabe verstärkt werden.

🗩 Nehmen Sie noch andere Arzneimittel ein? Wenn ja, dann können wir jetzt gemeinsam überprüfen, ob diese sich mit Ihrem neuen Medikament vertragen.

Kontraindikationen

- Überempfindlichkeit gegenüber Alprazolam, Bromazepam oder Lorazepam oder einem der sonstigen Bestandteile.
- Alkohol-, Drogen- oder Medikamentenabhängigkeit in der Anamnese.
- Akute Intoxikation mit Alkohol, Sedativa, Hypnotika, Analgetika oder Psychopharmaka wie Antidepressiva, Neuroleptika und Lithium.
- Keine Anwendung bei Myasthenia gravis, schwerer Ateminsuffizienz, Schlafapnoe-Syndrom oder schwerer Leberinsuffizienz.

4.14 Beratung bei der Abgabe von (atypischen) Neuroleptika

4.14.1 Wirkungsweise

Amisulprid

> Ihr Medikament mit dem Wirkstoff Amisulprid wird zur Behandlung von depressiven Erkrankungen insbesondere mit bipolarem Verlauf verordnet.

Amisulprid bindet selektiv an Dopaminrezeptoren vom Typ 2 und 3. Es zeigt keine Affinität zu serotonergen, α-adrenergen, histaminergen und cholinergen Rezeptoren. In höherer Dosierung blockiert Amisulprid postsynaptische D_2-Rezeptoren im limbischen System. In geringer Dosierung blockiert der Wirkstoff präsynaptisch D_2-/D_3-Rezeptoren.

Sulpirid

> Ihr Wirkstoff Sulpirid hat eine stimmungsaufhellende Wirkung und wird in niedrigen Dosierungen gegen depressive Erkrankungen eingesetzt.

Sulpirid wirkt über die Blockade der D_2-Rezeptoren. In niedriger Dosierung wirkt es antidepressiv. Durch die Blockade präsynaptischer Rezeptoren verursacht es eine gesteigerte Neurotransmitterfreisetzung, welche die postsynaptischen Rezeptoren blockiert. In höherer Dosierung wirkt es neuroleptisch.

Olanzapin

> Ihr Wirkstoff Olanzapin wird bei bipolaren Depressionen insbesondere in der manischen Phase verordnet.

Olanzapin reagiert mit vielen Rezeptorsystemen (Dopamin-, Serotonin-, Muscarin- und Histamin-Rezeptoren sowie Adrenozeptoren) und wirkt neuroleptisch, antimanisch und stimmungsstabilisierend.

Quetiapin

> Ihr Wirkstoff Quetiapin hat eine stimmungsaufhellende Wirkung und wird sowohl bei schweren unipolaren Depressionen als auch bei bipolaren Depressionen verordnet.

Quetiapin reagiert mit vielen Rezeptorsystemen. Der Wirkstoff und sein aktiver Metabolit Norquetiapin besitzen eine Affinität zu serotonergen 5-HT_2-Rezeptoren und dopaminergen D_1- und D_2-Rezeptoren. Diese Eigenschaft ist für die antipsychotische Wirkung und die geringen extrapyramidalen Nebenwirkungen verantwortlich. Es bestehen auch Affinitäten zu Histaminrezeptoren und Adrenozeptoren. Quetiapin ist ein Stimmungsstabilisator mit eigenständiger antidepressiver Wirkung.

Ziprasidon

> Ihr Wirkstoff Risperidon wird bei bipolaren Depressionen insbesondere in der manischen Phase verordnet.

Ziprasidon zeigt eine hohe Affinität zu dopaminergen D_2-Rezeptoren und eine noch höhere vor allem zu serotonergen 5-HT_{2A}-Rezeptoren, aber auch zu den anderen Serotoninrezeptoren Subtypen. Die Affinität zu neuronalen Serotonin- und Noradrenalintransportern sowie Histamin- und α_1-Rezeptoren ist mäßig. Somit hemmt es die neuronale Serotonin- und Noradrenalin-Wiederaufnahme und zeigt damit eine antidepressive Wirkung.

Risperidon

Risperidon ist ein selektiver monoaminerger Antagonist mit einzigartigen Eigenschaften. Er besitzt eine hohe Affinität für serotonerge 5-HT$_2$- und dopaminerge D$_2$-Rezeptoren. Desweiteren bestehen Affinitäten zu histaminergen H$_1$-, sowie α_1- und α_2-Rezeptoren.

💬 Ihr Wirkstoff Risperidon wird bei bipolaren Depressionen insbesondere in der manischen Phase verordnet.

Aripiprazol

Aripiprazol wirkt partiell agonistisch auf dopaminerge D$_2$- und serotonerge 5-HT$_{1A}$-Rezeptoren und antagonistisch auf serotonerge 5-HT$_{2A}$-Rezeptoren. Die Wirkung scheint bei dopaminerger Hyperaktivität antagonistisch und bei dopaminerger Hypoaktivität agonistisch zu sein. Außerdem zeigen sich noch Affinitäten zu D$_3$-, D$_4$-, α_1-, H$_1$- und weiteren Serotonin Subtypen und zur Serotonin-Wiederaufnahmestelle.

💬 Ihr Wirkstoff Aripiprazol wird bei bipolaren Depressionen insbesondere in der manischen Phase verordnet.

Asenapin

Der Wirkmechanismus der neuen Substanz Asenapin ist noch nicht vollständig geklärt, wie auch bei anderen bei bipolaren Störungen eingesetzten Substanzen. Eine antagonistische Aktivität an dopaminergen D$_2$- und serotonergen 5-HT$_{2A}$-Rezeptoren ist wahrscheinlich für die Wirkung verantwortlich. Es gibt aber auch Affinitäten zu anderen Serotonin Subtypen, sowie zu α_2- und D$_3$-Rezeptoren.

💬 Ihr Wirkstoff Asenapin wird bei bipolaren Depressionen insbesondere in der manischen Phase verordnet.

4.14.2 Handelspräparate und Indikationen

Diese atypischen Neuroleptika werden neben ihren anderen Indikationen meist bei den bipolaren Störungen in den manischen Phasen eingesetzt (siehe Tab. 4.23).

Reaktionsvermögen

Die Wirkstoffe können, auch bei bestimmungsgemäßen Gebrauch, das Reaktionsvermögen so weit verändern, dass die Fähigkeit zur aktiven Teilnahme am Straßenverkehr, zum Bedienen von Maschinen oder zum Arbeiten ohne sicheren Halt beeinträchtigt wird. Dies gilt in verstärktem Maße bei Genuss von Alkohol.

💬 Das Arzneimittel kann, auch bei bestimmungsgemäßen Gebrauch, Ihr Reaktionsvermögen beeinträchtigen. Achten Sie auf Anzeichen. Dies gilt besonders in Verbindung mit Alkohol.

4.14.3 Dosierung und Einnahmehinweise

Die Einnahme des Wirkstoffs **Amisulprid** erfolgt unabhängig von den Mahlzeiten. Alle beispielhaft erwähnten Fertigarzneimittel für diesen Wirkstoff sind in der Tablettenform mit Bruchrille versehen und somit teilbar. Die Tabletten werden unzerkaut mit einem Glas Wasser eingenommen. Die Solian® Lösung zum Einnehmen ist gelb und klar. Die Lösung wird mit Hilfe einer Dosierpipette verabreicht. Diese Pipette hat eine Graduierung in mg auf dem Kolben. Die verordnete Menge an Lösung wird bis zu der Markierung aufgezogen und in ein

💬 Sie nehmen Ihre Tabletten/ Ihre Lösung mit dem Wirkstoff Amisulprid unabhängig von den Mahlzeiten mit einem Glas Wasser ein.

Tab. 4.23 Fertigarzneimittel mit atypischen Neuroleptika

Handelspräparat®	Wirkstoff	Indikation
Solian® 100 mg/200 mg/ 400 mg Tabletten, Solian® Lösung (100 mg/ml), Amisulprid STADA® 100 mg/ 200 mg Tabletten, Amisulprid STADA® 400 mg Filmtabletten	Amisulprid	Für die Behandlung von akuten und chronischen schizophrenen Störungen: Produktive Zustände mit Wahnvorstellungen, Halluzinationen, Denkstörungen, Feindseligkeit, Misstrauen. Primär negative Zustände (Defektsyndrom) mit Affektverflachung, emotionalem und sozialem Rückzug.
Dogmatil® forte (200 mg Tbl.), Dogmatil® Kapseln (50 mg), Dogmatil® Saft (25 mg/5 ml), Sulpirid-ratiopharm® 50 mg Tabletten, Meresa® forte (200 mg, Tbl.)	Sulpirid	Neben anderen Indikationen auch bei depressiven Störungen, wenn die Behandlung mit einem anderen Antidepressivum erfolglos war oder nicht durchgeführt werden kann.
Zyprexa 2,5 mg/5 mg/7,5 mg/ 10 mg/15 mg/20 mg überzogene Tabletten, Zyprexa Velotab 5 mg/10 mg/ 15 mg/20 mg Schmelztabletten	Olanzapin	Neben anderen Indikationen auch bei Patienten, deren manische Episode auf eine Behandlung mit Olanzapin angesprochen hat, ist Olanzapin zur Phasenprophylaxe bei Patienten mit bipolarer Störung angezeigt.
Seroquel® 25 mg/100 mg/ 200 mg/300 mg Filmtabletten, Seroquel Prolong® 50 mg/ 150 mg/200 mg/300 mg/ 400 mg Retardtabletten	Quetiapin	Neben der Indikation Schizophrenie ist Quetiapin auch zur Behandlung von bipolaren Störungen indiziert: Mäßig bis schwere manische Episoden bei bipolaren Störungen, Schwere depressive Episoden bei bipolaren Störungen, Rückfallprophylaxe bei Patienten mit bipolaren Störungen, deren manische oder depressive Phase auf Quetiapin angesprochen hat. Prolong zusätzlich noch zur Behandlung depressiver Erkrankungen (Episoden einer Major Depression) als Zusatztherapie bei Patienten, die unzureichend auf eine Monotherapie mit einem Antidepressivum angesprochen haben.

🗨 Ihre Tabletten mit dem Wirkstoff Amisulprid haben zum Teilen eine Bruchrille. Ihre Solian® Lösung ist gelb und mit einer Dosierpipette ausgestattet. Damit können Sie direkt Ihre vorgegebene mg-Dosierung aufziehen.

🗨 Ihre Tabletten mit dem Wirkstoff Sulpirid haben zum Teilen eine Bruchrille. Ihr Dogmatil® Saft ist leicht grüngelb und sirupartig.

🗨 Ihren Wirkstoff Olanzapin gibt es zur individuellen Dosierung in vielen verschiedenen Stärken und als Tabletten oder Schmelztabletten auf dem Markt.

🗨 Ihr Wirkstoff Quetiapin ist als Film- und Retardtablette auf dem Markt. Zur individuellen Dosierung gibt es viele verschiedene Stärken.

Tab. 4.23 Fertigarzneimittel mit atypischen Neuroleptika (Fortsetzung)

Handelspräparat®	Wirkstoff	Indikation
Zeldox® 20 mg/40 mg/ 60 mg/80 mg Hartkapseln, Zeldox® 10 mg/ml Suspension zum Einnehmen	Ziprasidon	Neben der Indikation Schizophrenie wird es angewendet bei Erwachsenen und bei Kindern und Jugendlichen im Alter von 10 bis 17 Jahren zur Behandlung von manischen oder gemischten Episoden bis zu einem mäßigen Schweregrad bei bipolaren Störungen.
Risperdal® 0,5 mg/1 mg/ 2 mg/3 mg/4 mg Filmtabletten, Risperdal® Quicklet® 1 mg/ 2 mg/3 mg/4 mg Schmelztabletten, Risperdal® Lösung 1 mg/ml, Lösung zum Einnehmen, Risperidon-CT 1 mg/ml Lösung zum Einnehmen, Risperidon-CT 0,5 mg/1 mg/ 2 mg Schmelztabletten	Risperidon	Neben anderen Indikationen auch zur Behandlung mäßiger bis schwerer manischer Episoden assoziiert mit bipolaren Störungen.
Abilify® 5 mg/10 mg/15 mg/ 30 mg Tabletten, Abilify® 10 mg/15 mg Schmelztabletten, Abilify® 1 mg/ml Lösung zum Einnehmen	Aripiprazol	Neben der Indikation Schizophrenie ist es angezeigt für die Behandlung von mäßigen bis schweren manischen Episoden der Bipolar-I-Störung und für die Prävention einer neuen manischen Episode bei Patienten, die überwiegend manische Episoden hatten und deren manische Episoden auf die Behandlung mit Aripiprazol ansprachen.
Sycrest® 5 mg/10 mg Sublingualtabletten	Asenapin	Für die Behandlung mäßiger bis schwerer manischer Episoden einer Bipolar-I-Störung bei Erwachsenen.

Ihren Wirkstoff Ziprasidon gibt es als Kapseln mit verschiedenen Stärken und als Suspension auf dem Markt.

Ihr Wirkstoff Risperidon ist als Lösung, Film- und Schmelztabletten auf dem Markt. Zur individuellen Dosierung gibt es viele verschiedenen Stärken und auch teilbare Tabletten.

Ihren Wirkstoff Aripiprazol gibt es als Tabletten, Schmelztabletten und als Lösung auf dem Markt. Zur individuellen Dosierung gibt es viele verschiedene Stärken.

Ihr verordneter Wirkstoff Asenapin ist neu auf dem Markt. Es gibt ihn als Sublingualtabletten in zwei Wirkstärken.

Glas mit Wasser gegeben. Es ist keine einschleichende Dosierung notwendig. Die Dosierung wird individuell angepasst. Im Rahmen der Erhaltungstherapie sollte die geringste noch wirksame Dosis gegeben werden. Am Ende der Therapie wird eine ausschleichende Dosierung empfohlen.

Der Arzt legt die Dosierung je nach Ansprechen auf das Medikament individuell fest. Am Ende der Therapie sollten Sie die Dosierung langsam in Absprache mit dem Arzt reduzieren.

In den ersten Tagen der Therapie nehmen Sie eine geringe Dosierung ein. Nach einer Woche oder auch später wird der Arzt Ihre Dosis erhöhen. Sie nehmen diese Tabletten unzerkaut mit einem Glas Wasser unabhängig von den Mahlzeiten ein.

Die beispielhaft erwähnten Fertigarzneimittel für den Wirkstoff **Sulpirid** sind in der Tablettenform alle mit Bruchrille versehen und somit teilbar. Zu Beginn der Therapie erfolgt ein Einschleichen der Dosierung. Eine Erhöhung der Dosis erfolgt nach ein bis drei Wochen. Ältere Menschen erhalten in der Regel die Hälfte der vorgeschlagenen Dosis. Die Einnahme des Wirkstoffs erfolgt unabhängig von den Mahlzeiten. Die Tabletten oder Kapseln werden unzerkaut mit einem Glas Wasser eingenommen. Der Dogmatil® Saft ist eine transparente farblose bis leicht grüngelbe siruparte Lösung zum Einnehmen. Er wird mit etwas Wasser zusammen eingenommen.

Ihr Wirkstoff hat eine anregende Wirkung. Nehmen Sie die letzte Dosis vor 16 Uhr ein, damit Sie abends gut schlafen können.

Praxistipp
Sulpirid hat eine zentralerregende Wirkung. Deshalb sollte die letzte Dosis in der Regel vor 16 Uhr eingenommen werden, um Schlafstörungen zu vermeiden.

Ihre Schmelztabletten dürfen Sie nicht aus dem Blister herausdrücken, denn dabei zerbrechen diese. Sie müssen das Blister öffnen und die Tabletten vorsichtig mit trockenen Händen entnehmen. Legen Sie die Schmelztablette dann direkt in den Mund. Dort löst sie sich innerhalb von Sekunden auf. Sie können die Schmelztabletten auch direkt vor der Einnahme in einem Glas Wasser oder Orangensaft auflösen.

Der Wirkstoff **Olanzapin** ist als Tablette und Schmelztablette auf dem deutschen Markt 123verfügbar. Für die individuellen Dosierungen gibt es viele verschiedene Stärken. Am Ende der Therapie sollte eine schrittweise Verminderung der Dosis in Betracht gezogen werden. Für die Behandlung von Patienten mit Leber- oder Niereninsuffizienz beträgt die Anfangsdosis nur 5 mg. Die Einnahme des Wirkstoffs erfolgt unabhängig von den Mahlzeiten. Die gelben, runden, gefriergetrockneten und schnell dispergierenden Schmelztabletten werden zur Einnahme in den Mund genommen. Mit Hilfe des Speichels lösen sie sich schnell auf und können so geschluckt werden. Das Herausnehmen der intakten Schmelztablette aus dem Mund gestaltet sich schwierig. Die Schmelztabletten sind sehr zerbrechlich und sollten unmittelbar nach Öffnen des Blisters (nicht herausdrücken) eingenommen werden. Alternativ können sie auch direkt vor der Einnahme in einem Glas Wasser, Orangensaft, Apfelsaft, Milch oder Kaffee gelöst werden. Hinsichtlich der Aufnahme und der Wirkung sind die Tabletten und Schmelztabletten gleich.

Sie nehmen diese Filmtabletten zweimal täglich/diese Retardtabletten einmal täglich unabhängig vom Essen mit einem Glas Wasser ein. Der Arzt kann Sie von den Filmtabletten auf die Retardtabletten umstellen. Am Ende der Therapie wird Ihr Arzt die Dosierung schrittweise reduzieren.

Der Wirkstoff **Quetiapin** ist als Film- und Retardtablette auf dem deutschen Markt. Für die individuelle Dosierung gibt es viele verschiedene Stärken. Die Einnahme des Wirkstoffs erfolgt unabhängig von den Mahlzeiten. Die Filmtabletten können zweimal täglich eingenommen werden und die Retardtabletten dürfen nur einmal täglich dosiert werden. Sie werden im Ganzen mit einem Glas Wasser geschluckt und dürfen weder geteilt, zerkaut noch zerkleinert werden. Zur Behandlung der manischen Phasen bei bipolaren Störungen erfolgt die Wirkstoffeinnahme zweimal täglich. Zur Behandlung von depressiven Phasen bei bipolaren Störungen und als Zusatztherapie bei Episoden einer Major Depression erfolgt die Wirkstoffeinnahme einmal täglich am Abend vor dem Schlafengehen. Die Erhaltungstherapie bzw. Rückfallprophylaxe erfolgt mit der niedrigsten noch wirksamen Dosierung. Patienten können von den schnellfreisetzenden Filmtabletten auf die Retardtabletten umgestellt werden. Die Tagesgesamtdosis ist äquivalent und somit ist eine verbesserte Compliance möglich. Am Ende der Therapie wird eine ausschleichende Dosierung empfohlen.

Der Wirkstoff **Ziprasidon** ist als Kapseln und Suspension auf dem deutschen Markt. Für die individuelle Dosierung gibt es viele verschiedene Stärken. Die wässrige Suspension ist weiß bis leicht gelblich, opak und mit Kirschgeschmack. Nach dem Schütteln der Suspension wird die Dosierung mit Hilfe der beigefügten Applikationsspritze abgemessen. Die Verabreichung des Arzneimittels erfolgt dann direkt in den Mund. Das Arzneimittel darf nicht mit Speisen oder Getränken vermischt bzw. verdünnt werden. Der Wirkstoff wird allerdings immer zusammen mit der Nahrung also beim Essen eingenommen. Die Erhaltungstherapie erfolgt mit der niedrigsten noch wirksamen Dosierung.

Der Wirkstoff **Risperidon** ist als Lösung, Film- und Schmelztabletten auf dem deutschen Markt. Die beispielhaft angegebenen generischen Fertigarzneimittel als Filmtabletten sind zur individuellen Dosierung teilbar. Alle anderen sind in vielen verschiedenen Stärken verfügbar. Die einschleichende Dosierung zur Behandlung der Manie im Rahmen von bipolaren Störungen erfolgt einmal täglich. Bei älteren Patienten werden eine geringere Tagesdosis und ein langsameres hoch dosieren empfohlen. Die Einnahme des Wirkstoffs kann unabhängig von den Mahlzeiten erfolgen. Am Ende der Therapie ist ein Ausschleichen der Dosierung zu empfehlen, damit Absetzphänome wie Übelkeit, Schwitzen und Schlaflosigkeit vermieden werden.

Praxistipp

Die verordneten Schmelztabletten dürfen erst unmittelbar vor der Einnahme aus dem Blister entnommen werden. Zur Entnahme wird die Blisterfolie abgezogen. Beim Durchdrücken durch die Blisterfolie würde die zerbrechliche Schmelztablette zerbrechen. Die Entnahme aus dem Blister muss mit trockenen Händen erfolgen. Dann wird die Tablette sofort in den Mund gelegt, wo sie sich innerhalb von Sekunden auflöst. Patienten können, wenn sie es möchten, einen Schluck Wasser nachtrinken.

Zur Entnahme der Lösung muss zuerst der kindersichere Verschluss der Flasche geöffnet werden. Dazu den Schraubdeckel nach unten drücken und gleichzeitig gegen den Uhrzeigersinn drehen. Den Deckel abnehmen und die Pipette in die Flasche einführen. Den unteren Ring festhalten und den oberen Ring bis zur vorgegebenen Dosierung ziehen. Dann die Pipette am unteren Ring haltend komplett aus der Flasche ziehen. Die abgemessene Menge an Lösung in ein nicht-alkoholisches Getränk (keinen Tee) geben und dann einnehmen. Anschließend die Pipette mit Wasser reinigen.

Sie nehmen Ihr Arzneimittel immer zum Essen ein. Die Suspension ist leicht gelblich und schmeckt nach Kirschen. Vor Gebrauch müssen Sie die Flasche schütteln. Danach messen Sie das Medikament mit der beigefügten Spritze ab, nehmen es direkt ein.

Sie beginnen mit diesem Arzneimittel mit einer niedrigen Dosierung. Im Rahme der Therapie wird die Dosis nach und nach gesteigert. Genauso erfolgt auch zum Ende der Therapie eine schrittweise Reduzierung der Dosis. Sie nehmen Ihr Arzneimittel unabhängig von den Mahlzeiten ein.

Durch Abziehen der Folie entnehmen Sie mit trockenen Händen diese Schmelztablette erst direkt vor der Einnahme aus dem Blister. Sie löst sich sekundenschnell im Mund auf.

Zur Einnahme der Lösung öffnen Sie die kindergesicherte Flasche und verwenden zum Abmessen der Dosierung die beigefügte Pipette. Sie können die Lösung in ein nichtalkoholisches Getränk, jedoch keinen Tee geben und dann trinken.

💬 Falls Sie diese Tabletten nicht schlucken können, kann Ihnen Ihr Arzt alternativ auch Schmelztabletten oder eine Lösung zum Einnehmen verordnen. Durch Abziehen der Folie entnehmen Sie die Schmelztabletten direkt vor der Anwendung mit trockenen Händen aus dem Blister. Diese löst sich innerhalb von Sekunden im Mund auf.

💬 Sie entnehmen diese Sublingualtablette mit trockenen Händen aus dem Blister, indem Sie die farbige Lasche zurückziehen. Dann legen Sie die Tablette direkt unter die Zunge. Dort löst sie sich innerhalb von Sekunden ganz auf. Sie dürfen die Tabletten nicht schlucken und auch nicht kauen. Nach der Einnahme müssen Sie zehn Minuten lang auf Essen und Trinken verzichten. Falls Sie noch andere Arzneimittel zur gleichen Zeit einnehmen, dann müssen Sie diese Sublingualtabletten als letztes Einnehmen.

💬 Sie nehmen Ihren Wirkstoff Amisulprid unabhängig vom Essen mit einem Glas Wasser ein.

💬 Sie nehmen Ihren Wirkstoff Sulpirid über den Tag verteilt, jedoch vor 16 Uhr unabhängig vom Essen mit einem Glas Wasser ein.

Der Wirkstoff **Aripiprazol** ist als Tabletten, Schmelztabletten und als Lösung auf dem deutschen Markt. Die Einnahme des Wirkstoffs erfolgt einmal täglich unabhängig von den Mahlzeiten. Patienten die Schwierigkeiten beim Schlucken von Tabletten haben, können alternativ die Schmelztabletten oder die Lösung verwenden. Die Schmelztabletten sind zerbrechlich und feuchtigkeitsempfindlich und müssen sofort nach der Entnahme aus dem Blister eingenommen werden. Dazu werden sie auf die Zunge gelegt, wo sie sich durch den Speichel schnell auflösen. Es ist schwierig eine Schmelztablette als Ganzes wieder aus dem Mund zu nehmen, da sie sich sekundenschnell auflöst. Die Schmelztabletten können auch in etwas Wasser unmittelbar nach der Entnahme und vor der Einnahme suspendiert werden. Die so hergestellte Suspension wird dann sofort getrunken.

Der neue Wirkstoff **Asenapin** ist als Sublingualtablette auf dem Markt. Die Einnahme erfolgt morgens und abends. Erfahrungen zur Einnahme bei Personen unter 18 und über 65 Jahren liegen noch nicht vor. Die Sublingualtablette darf erst unmittelbar vor der Einnahme mit trockenen Händen aus dem Blister entnommen werden. Zur Entnahme aus dem Blister die farbige Lasche zurückziehen und die Tablette vorsichtig entnehmen, damit sie nicht zerbricht. Dann wird die Tablette unter die Zunge gelegt bis sie sich vollständig aufgelöst hat. Innerhalb von Sekunden löst die Tablette sich im Speichel auf. Die Sublingualtabletten dürfen nicht geschluckt und nicht gekaut werden. Nach der Einnahme muss zehn Minuten lang auf Essen und Trinken verzichtet werden. Wenn Asenapin in Kombination mit anderen Arzneimitteln eingesetzt wird, dann muss Asenapin als letztes eingenommen werden.

Tab. 4.24 Dosierungen für Erwachsene und Kinder bei depressiven Erkrankungen

Wirkstoff	Dosis Erwachsene	Dosis Kinder
Amisulprid	Produktive Zustände: tgl. 400–800 mg Negative Zustände: tgl. 50–300 mg	Keine Anwendung bei Kindern und Jugendlichen unter 18 Jahren.
Sulpirid	Anfangsdosis: 1–3 x 50 mg Erhaltungsdosis: 3 x 50–100 mg	Ab 6 Jahren: Anfangsdosis: 1 mg/kg KG Erhaltungsdosis: 5 mg/kg KG Tageshöchstdosis: 3–10 mg/kg KG

Tab. 4.24 Dosierungen für Erwachsene und Kinder bei depressiven Erkrankungen (Fortsetzung)

Wirkstoff	Dosis Erwachsene	Dosis Kinder	
Olanzapin	Anfangsdosis: tgl. 10 mg Erhaltungsdosis: tgl. 5–20 mg	Keine Anwendung bei Kindern und Jugendlichen unter 18 Jahren.	💬 Sie nehmen Ihr Olanzapin-arzneimittel unabhängig vom Essen mit einem Glas Wasser ein.
Quetiapin	Manische Episoden (bipolar): 1. Tag: 2 x 50 mg 2. Tag: 2 x 100 mg 3. Tag: 2 x 150 mg 4. Tag: 2 x 200 mg eventuell nochmals 200 mg/Tag höher bis max. 800 mg/Tag		💬 Sie nehmen Ihren Wirkstoff Quetiapin als Filmtablette zweimal täglich/als Retardtablette einmal täglich unabhängig vom Essen mit einem Glas Wasser ein.
	Depressive Episode (bipolar): 1. Tag: 1 x 50 mg 2. Tag: 1 x 100 mg 3. Tag: 1 x 200 mg 4. Tag: 1 x 300 mg Rückfallprophylaxe (bipolar); Individuell: 2 x 150–400 mg Zusatztherapie (Major Depression): 1. und 2. Tag: 1 x 50 mg (retard) 3. und 4. Tag: 1 x 150 mg (retard)		
Ziprasidon	Anfangsdosis: 2 x 40 mg Erhöhung aus 2 x 80 mg bereits am dritten Tag möglich Erhaltungsdosis: 2 x 20 mg	Ab 10 Jahren: 1. Tag: 1 x 20 mg Steigerung über 2 Wochen Unter 45 kg KG: 2 x 30–40 mg Über 45 kg KG: 2 x 60–80 mg	💬 Sie nehmen Ihren Wirkstoff Ziprasidon zweimal täglich zum Essen ein.
Risperidon	Anfangsdosis: 1 x 2 mg Erhöhung um 1 mg/Tag möglich Tageshöchstdosis: 6 mg	Keine Anwendung bei Kindern und Jugendlichen unter 18 Jahren.	💬 Sie nehmen Ihren Wirkstoff Risperidon einmal täglich unabhängig vom Essen ein.
Aripiprazol	Anfangsdosis: 1 x 15 mg Tageshöchstdosis: 30 mg Rückfallprophylaxe: gleiche Dosis		💬 Sie nehmen Ihren Wirkstoff Aripiprazol einmal täglich unabhängig vom Essen ein.
Asenapin	Als Monotherapie: Anfangsdosis: 2 x 10 mg, danach eventuell auf 2 x 5 mg senken Als Kombinationstherapie: Anfangsdosis: 2 x 5 mg, danach eventuell auf 2 x 10 mg erhöhen		💬 Sie nehmen Ihren Wirkstoff Asenapin morgens und abends ein. Nach der Sublingualtablette dürfen Sie 10 Minuten lang nicht essen und trinken.

4.14.4 Neben-, Wechselwirkungen und Kontraindikationen

Amisulprid
Nebenwirkungen

▄▖ Ihr verordnetes Medikament hat erwünschte und leider auch unerwünschte Wirkungen. Der Arzt wird bereits mit Ihnen über mögliche Veränderungen oder Befindlichkeitsstörungen gesprochen haben. Falls Sie solche unerwünschten Wirkungen feststellen dann erzählen Sie diese Ihrem Arzt. Manche Nebenwirkungen kann man mit Hilfe von anderen Medikamenten wieder beseitigen.

- Sehr häufig (≥ 1/10): extrapyramidale Störungen (wie Tremor, Rigidität, Hypokinese, vermehrter Speichelfluss, Akathisie, Dyskinesie). Diese Symptome sind bei optimaler Dosiseinstellung nur schwach ausgeprägt. Sie können teilweise durch zusätzliche Gabe von Antiparkinsonmitteln beseitigt werden.
- Häufig (≥ 1/100 bis < 1/10): akute Dystonien wie Schiefhals, Augenmuskelkrämpfe und Kieferkrämpfe. Diese Symptome verschwinden durch die zusätzliche Verabreichung von Antiparkinsonmitteln. Schlaflosigkeit, Angst, Agitiertheit, Orgasmusstörungen, gastrointestinale Störungen (wie Obstipation, Übelkeit, Erbrechen, Mundtrockenheit), reversible Erhöhung der Prolaktinkonzentration, Hypotension, Gewichtszunahme.
- Gelegentlich (≥ 1/1000 bis < 1/100): Spätdyskinesien, welche gekennzeichnet sind durch rhythmische unwillkürliche Bewegungen vorzugsweise der Zunge und/oder des Gesichts. Hierbei können die Antiparkinsonmittel nicht als Gegenmittel eingesetzt werden. Hyperglykämie, Anstieg der Leberenzyme (insbesondere der Transaminasen), allergische Reaktionen.
- Amisulprid verursacht dosisabhängig einer Verlängerung des QT-Intervalls.
- Es kann wie bei anderen Neuroleptika auch ein malignes neuroleptisches Syndrom auftreten. Dieses ist gekennzeichnet durch hohes Fieber, Muskelrigidität, autonome Fehlfunktionen sowie Bewusstseinseintrübungen und erhöhte Serum-Kreatinphosphokinase-Werte. Es kann tödlich verlaufen. Beim Auftreten einer Hyperthermie sollte das Arzneimittel abgesetzt werden.

▄▖ Eine gefährliche Nebenwirkung äußert sich durch ein Ansteigen der Körpertemperatur bzw. Fieber. Falls Sie dies feststellen, sollten Sie sofort mit Ihrem Arzt Rücksprache halten.

Wechselwirkungen

▄▖ Ihr verordnetes Arzneimittel kann mit anderen Medikamenten in Wechselwirkung treten und sich mit diesen nicht vertragen. Nehmen Sie noch andere Medikamente ein? Wenn ja, dann überprüfen wir nun, ob sich diese auch alle mit Ihrem neuen Arzneimittel vertragen.

- Wegen des additiv erhöhten Risikos von gefährlichen Herzrhythmusstörungen darf Amisulprid nicht mit Antiarrhythmika und anderen Arzneimittel, die das QT-Intervall verlängern und Torsades de Pointes auslösen können, kombiniert werden (siehe auch Kontraindikationen).
- Die gleichzeitige Anwendung mit folgenden Arzneimitteln wegen möglicher Herzrhythmusstörungen und QT-Verlängerung wird nicht empfohlen: zum Beispiel Haloperidol, TZA und Terfenadin.
- Die gleichzeitige Kombination mit Levodopa sollte wegen der gegenseitigen Wirkungsabschwächung vermieden werden (siehe Kontraindikation).
- Bei gleichzeitigem Genuss von Alkohol werden dessen zentrale Wirkungen verstärkt.
- Bei gleichzeitiger Anwendung von Opiaten, Sedativa und Hypnotika verstärken sich die zentral dämpfenden Wirkungen.

Kontraindikationen

- Überempfindlichkeit gegenüber Amisulprid oder einem der sonstigen Bestandteile.
- Bestehende prolaktinabhängige Tumore.
- Phäochromozytom (Tumor der Nebennieren).
- Patienten mit stark eingeschränkter Nierenfunktion.
- Keine Kombination mit Levodopa.
- Die Anwendung bei Patienten mit einer bestehenden Parkinsonerkrankung kann diese Erkrankung verschlechtern.
- Keine Kombination mit Arzneimitteln, die schwerwiegende Herzrhythmusstörungen auslösen können wie beispielsweise Antiarrhythmika der Klasse IA (Chinidin, Disopyramid), der Klasse III (Amiodaron, Sotalol) sowie andere Arzneimittel (Cisaprid, Methadon, Halofantrin, Imidazol-Antimykotika).

💬 Bei einigen bestehenden Grunderkrankungen oder bei schweren Wechselwirkungen mit bereits verordneten Medikamenten darf dieser Wirkstoff nicht eingesetzt werden.

Sulpirid
Nebenwirkungen

- Häufig ($\geq 1/100$ bis $< 1/10$): Mundtrockenheit oder übermäßige Speichelsekretion, Schwitzen, Kopfschmerzen, Schwindel, Hypokinesie, Obstipation, Übelkeit, Erbrechen, Tachykardie.
- Gelegentlich ($\geq 1/1000$ bis $< 1/100$): extrapyramidal-motorische Störungen wie zum Beispiel medikamentöses Parkinson-Syndrom mit Tremor, Rigor, Akinese, Dystonien und Frühdyskinesien, Akathisie, Nervosität, Schlaf- und Konzentrationsstörungen. Als Gegenmittel kann intravenös Biperiden gegeben werden. Sehstörungen, Miktionsstörungen, Blutdruckabfall oder -steigerung, Müdigkeit, Appetitsteigerung, Gewichtszunahme. Bei Reduzierung der Dosierung geht auch die Häufigkeit der Nebenwirkungen zurück.
- Es kann wie bei anderen Neuroleptika auch ein malignes neuroleptisches Syndrom auftreten. Dieses ist gekennzeichnet durch hohes Fieber, Muskelrigidität, autonome Fehlfunktionen sowie Bewusstseinseintrübungen und erhöhte Serum-Kreatinphosphokinase-Werte. Es kann tödlich verlaufen. Beim Auftreten einer Hyperthermie sollte das Arzneimittel abgesetzt werden.
- Sulpirid verursacht eine dosisabhängige Verlängerung des QT-Intervalls.

💬 Der Arzt hat bereits mit Ihnen über mögliche Veränderungen oder Befindlichkeitsstörungen gesprochen. Falls Sie solche unerwünschten Wirkungen feststellen dann erzählen Sie diese Ihrem Arzt. Manche Nebenwirkungen kann man mit Hilfe von anderen Medikamenten wieder beseitigen.

💬 Eine gefährliche Nebenwirkung äußert sich durch ein Ansteigen der Körpertemperatur bzw. Fieber. Falls Sie dies feststellen, sollten Sie sofort mit Ihrem Arzt Rücksprache halten.

Wechselwirkungen

- Der Genuss von Alkohol ist wegen nicht absehbarer Folgen zu vermeiden.
- Eine Kombination mit Arzneimitteln, die zu einer Verlängerung des QT-Intervalls führen oder die Erregungsleitung am Herzen stören können, wird nicht empfohlen.
- Bei gleichzeitiger Anwendung von Opiaten, Sedativa und Hypnotika verstärken sich die zentral dämpfenden Wirkungen.

💬 Ihr verordnetes Arzneimittel kann mit anderen Medikamenten in Wechselwirkung treten und sich mit diesen nicht vertragen. Nehmen Sie noch andere Medikamente ein? Wenn ja, dann überprüfen wir nun, ob sich diese auch alle mit Ihrem neuen Arzneimittel vertragen.

Kontraindikationen

💬 Bei einigen bestehenden Grunderkrankungen oder bei schweren Wechselwirkungen mit bereits verordneten Medikamenten darf der Wirkstoff Sulpirid nicht eingesetzt werden.

— Überempfindlichkeit gegenüber Sulpirid oder einem der sonstigen Bestandteile.

— Akute Intoxikationen mit Alkohol, Schlafmitteln, Analgetika/Opiate oder Psychopharmaka.

— Maniforme Psychosen, hirnorganische Erkrankungen, Morbus Parkinson, Phäochromozytom, Epilepsie, bestehende Hyperprolaktinämie, prolaktinabhängige Tumore.

— Keine Kombination mit Levodopa, da die beiden Wirkstoffe sich dann gegenseitig abschwächen.

Olanzapin

Nebenwirkungen bei Erwachsenen

💬 Ihr verordnetes Medikament hat auch unerwünschte Nebenwirkungen. Am häufigsten werden Gewichtszunahme und Schläfrigkeit beobachtet.

— Sehr häufig ($\geq 1/10$): Gewichtszunahme, Schläfrigkeit, erhöhte Prolaktinspiegel.

— Häufig ($\geq 1/100$ bis $< 1/10$): Eosinophilie, erhöhte Cholesterin-, Glucose- und Triglyceridspiegel, Glucosurie, Appetitzunahme, Schwindel, Akathisie, Parkinsonismus, Dyskinesie, orthostatische Hypotonie, Obstipation, Mundtrockenheit, erhöhte Leberenzyme (Transaminasen), Ausschlag, Asthenie, Müdigkeit, Ödeme.

— Gelegentlich ($\geq 1/1000$ bis $< 1/100$): Leukopenie, Neutropenie, Bradykardie, QT-Verlängerung, Lichtüberempfindlichkeitsreaktionen, Alopezie, Harninkontinenz, hohe Kreatinphosphokinasewerte, erhöhtes Gesamtbilirubin.

💬 Eine gefährliche Nebenwirkung äußert sich durch ein Ansteigen der Körpertemperatur bzw. Fieber. Falls Sie dies feststellen, sollten Sie sofort mit Ihrem Arzt Rücksprache halten.

— Es kann wie bei anderen Neuroleptika auch ein malignes neuroleptisches Syndrom auftreten. Dieses ist gekennzeichnet durch hohes Fieber, Muskelrigidität, autonome Fehlfunktionen sowie Bewusstseinseintrübungen und erhöhte Serum-Kreatinphosphokinase-Werte. Es kann tödlich verlaufen. Beim Auftreten einer Hyperthermie sollte das Arzneimittel abgesetzt werden.

Davon abweichende Nebenwirkungen bei Kindern

💬 Wenn es bei Ihrem Kind durch eine Appetitsteigerung zur Gewichtszunahme kommt, dann sprechen Sie mit dem Therapeuten darüber.

— Sehr häufig ($\geq 1/10$): Appetitzunahme, Gewichtszunahme, erhöhte Triglyceridspiegel, Sedierung, erhöhte Lebertransaminasen, erniedrigtes Gesamtbilirubin, erhöhte Prolaktinspiegel.

— Häufig ($\geq 1/100$ bis $< 1/10$): erhöhte Cholesterinspiegel, Mundtrockenheit.

Wechselwirkungen

💬 Rauchen Sie? Falls ja, das Rauchen beeinflusst die Wirksamkeit Ihres Medikaments. Haben Sie mit Ihrem Therapeuten darüber gesprochen?

— Olanzapin wird über CYP1A2 metabolisiert. Induktoren für dieses Isoenzym sind der Zigarettenrauch und Carbamazepin. Durch den beschleunigten Abbau von Olanzapin sinkt dessen Konzentration. Fluvoxamin, Ciprofloxacin und Norfloxacin sind CYP1A2-Inhibitoren, dadurch wird der Abbau von Olanzapin verlangsamt und seine Konzentration steigt.

— Olanzapin kann die Wirkung von direkten und indirekten Dopamin-Agonisten schwächen.

— Bei gleichzeitigem Genuss von Alkohol verstärken sich die zentral dämpfenden Wirkungen.

Kontraindikationen
— Überempfindlichkeit gegenüber Olanzapin oder einem der sonstigen Bestandteile.
— Die Anwendung wird bei Patienten mit bestehender Parkinsonerkrankung nicht empfohlen, da sich diese dadurch verschlechtern kann.

Quetiapin
Nebenwirkungen

— Sehr häufig (≥ 1/10): Schwindel, Somnolenz, Kopfschmerzen, Mundtrockenheit, erhöhte Triglyceridspiegel, erhöhtes Gesamtcholesterin, Abnahme HDL, Gewichtszunahme.
— Häufig (≥ 1/100 bis < 1/10): Leukopenie, Hyperprolaktinämie, Appetitzunahme, anormale Träume, Alpträume, Synkope, extrapyramidal-motorische Symptome, Dysarthrie, Tachykardie, verschwommenes Sehen, Rhinitis, Obstipation, Dyspepsie, milde Asthenie, periphere Ödeme, Gereiztheit, erhöhte Serumtransaminasen, verringerte neutrophile Granulozyten, erhöhter Blutzuckerspiegel.
— Gelegentlich (≥ 1/1000 bis < 1/100): Eosinophilie, Thrombozytopenie, Hypersensibilität, Hyponatriämie, Krampfanfälle, Restless Legs Syndrom, Spätdyskinesie, Dysphagie, sexuelle Dysfunktion, erhöhter Gamma-GT-Spiegel, verringerte Blutplättchenzahl, QT-Verlängerung.
— Es kann wie bei anderen Neuroleptika auch ein malignes neuroleptisches Syndrom auftreten. Dieses ist gekennzeichnet durch hohes Fieber, Muskelrigidität, autonome Fehlfunktionen sowie Bewusstseinseintrübungen und erhöhte Serum-Kreatinphosphokinase-Werte. Es kann tödlich verlaufen. Beim Auftreten einer Hyperthermie sollte das Arzneimittel abgesetzt werden.

Davon abweichende Nebenwirkungen bei Kindern
— Sehr häufig (≥ 1/10): Appetitzunahme, erhöhtes Prolaktin, erhöhter Blutdruck, extrapyramidal-motorische Symptome.
— Häufig (≥ 1/100 bis < 1/10): Reizbarkeit.

Wechselwirkungen
— In Kombination mit anderen zentralwirksamen Arzneimitteln wie Hypnotika, Sedativa, Opiaten, Antiepileptika und auch Alkohol addieren sich die zentral dämpfenden Effekte und es kommt zu einer verstärkten Müdigkeit und Benommenheit.
— Quetiapin wird vorrangig über CYP3A4 metabolisiert. Mit CYP3A4-Inhibitoren wie Ketoconazol, Itraconazol, Ritonavir, Erythromycin, Clarithromycin und Grapefruitsaft wird Quetiapin verlangsamt abgebaut (siehe auch

💬 Ihr verordnetes Medikament Quetiapin hat erwünschte und leider auch unerwünschte Wirkungen. Am häufigsten werden Schwindel, Kopfschmerzen, Mundtrockenheit und eine Gewichtszunahme beobachtet.

💬 Eine gefährliche Nebenwirkung äußert sich durch ein Ansteigen der Körpertemperatur bzw. Fieber. Falls Sie dies feststellen, sollten Sie sofort mit Ihrem Arzt Rücksprache halten.

💬 Ihr neues Arzneimittel verträgt sich mit einigen anderen Medikamenten nicht. Nehmen Sie noch andere Medikamente ein? Wenn ja, dann überprüfen wir nun, ob eine Kombination mit Ihrem neuen Arzneimittel bedenkenlos möglich ist.

Kontraindikationen). Somit steigen die neuroleptischen Wirkungen und Nebenwirkungen. Mit CYP3A4-Induktoren wie Barbiturate, Carbamazepin, Phenytoin und Rifampicin wird Quetiapin beschleunigt abgebaut. Es kommt zur Wirkungsabschwächung von Quetiapin, zum Teil aber nicht im klinisch relevanten Ausmaß.

Kontraindikationen

— Überempfindlichkeit gegenüber Quetiapin oder einem der sonstigen Bestandteile.
— Die gleichzeitige Anwendung von CYP3A4-Inhibitoren wie HIV-Protease-hemmern, Antimykotika vom Azoltyp, Erythromycin, Clarithromycin und Nefazodon ist kontraindiziert.

Ziprasidon
Nebenwirkungen

🗨 Neben seiner guten Wirksamkeit zeigt Ihr verordnetes Medikament leider auch eine Vielzahl an unerwünschten Wirkungen. Wenn Sie Befindlichkeitsstörungen oder Veränderungen bemerken, dann sprechen Sie mit Ihrem behandelnden Arzt darüber.

— Häufig (≥ 1/100 bis < 1/10): Unruhe, Dystonie, Akathisie, extrapyramidale Störungen, Parkinsonismus, Tremor, Schwindel, Sedierung, Somnolenz, Kopfschmerzen, verschwommenes Sehen, Übelkeit, Erbrechen, Obstipation, Dyspepsie, Mundtrockenheit, Speichelfluss, muskuloskelettale Rigidität, Asthenie, Müdigkeit.
— Gelegentlich (≥ 1/1000 bis < 1/100): Appetitzunahme, Agitiertheit, Angst, Engegefühl im Hals, Alpträume, Krampfanfälle, Spätdyskinesie, Frühdyskinesie, Sabbern, Ataxie, Dysarthrie, okulogyre Krise, Aufmerksamkeitsstörungen, Hypersomnie, Hypästhesie, Parästhesie, Lethargie, Palpitationen, Tachykardie, Photophobie, Schwindel, Tinnitus, hypertensive Krise, Hypertonie, orthostatische Dysregulation, Hypotonie, Dyspnoe, Halsschmerzen, Diarrhö, Dysphagie, Gastritis, Magen-Darm-Beschwerden, Zungenschwellung, Gefühl einer dicken Zunge, Flatulenz, Urtikaria, Ausschlag, Akne, muskuloskelettale Beschwerden, Muskelkrämpfe, Schmerzen in den Extremitäten, Gelenksteifigkeit, Leberenzymerhöhung, Brustkorbbeschwerden, Störung des Gangbildes, Schmerzen, Durst.

🗨 Eine gefährliche Nebenwirkung äußert sich durch ein Ansteigen der Körpertemperatur bzw. Fieber. Falls Sie dies feststellen, sollten Sie sofort mit Ihrem Arzt Rücksprache halten.

— Es kann wie bei anderen Neuroleptika auch ein malignes neuroleptisches Syndrom auftreten. Dieses ist gekennzeichnet durch hohes Fieber, Muskelrigidität, autonome Fehlfunktionen sowie Bewusstseinseintrübungen. Es kann tödlich verlaufen. Beim Auftreten einer Hyperthermie sollte das Arzneimittel abgesetzt werden.

Wechselwirkungen

🗨 Nehmen Sie noch andere Medikamente ein? Wenn ja, dann überprüfen wir nun die Verträglichkeit miteinander.

— Ziprasidon verlängert das QT-Intervall. In Kombination mit anderen Arzneimitteln, die ebenfalls das QT-Intervall verlängern erhöht sich das Risiko von Herzrhythmusstörungen. Diese Kombinationen sind deshalb kontraindiziert (siehe Kontraindikationen).

- In Kombination mit anderen zentralwirksamen Arzneimitteln wie Hypnotika, Sedativa, Opiaten, Antiepileptika und auch Alkohol addieren sich die zentral dämpfenden Effekte und es kommt zu einer verstärkten Müdigkeit und Benommenheit.
- Ziprasidon wird vorrangig über CYP3A4 metabolisiert. Mit CYP3A4-Inhibitoren wie Ketoconazol, Itraconazol, Ritonavir, Erythromycin, Clarithromycin und Grapefruitsaft wird Ziprasidon verlangsamt abgebaut (siehe auch Kontraindikationen). Somit steigen die neuroleptischen Wirkungen und Nebenwirkungen. Mit CYP3A4-Induktoren wie Barbiturate, Carbamazepin, Phenytoin und Rifampicin wird Ziprasidon beschleunigt abgebaut. Es kommt zur Wirkungsabschwächung von Ziprasidon, zum Teil aber nicht im klinisch relevanten Ausmaß.

Kontraindikationen

- Überempfindlichkeit gegenüber Ziprasidon oder einem der sonstigen Bestandteile.
- Bekannte QT-Verlängerung. Angeborenes QT-Syndrom. Kürzlich vorangegangener akuter Herzinfarkt. Nicht kompensierte Herzinsuffizienz, Herzrhythmusstörungen, die mit Antiarrhythmika der Klassen IA und III behandelt werden.
- Gleichzeitige Behandlung mit Arzneimittel, die das QT-Intervall verlängern wie zum Beispiel Antiarrhythmika der Klassen IA und III, Arsentrioxid, Halofantrin, Thioridazin, Pimozid, Sparfloxacin, Gatifloxacin, Moxifloxacin, Mefloquin oder Cisaprid.

> 💬 Bei einigen bestehenden Grunderkrankungen oder bei schweren Wechselwirkungen mit bereits verordneten Medikamenten darf der Wirkstoff Ziprasidon nicht eingesetzt werden.

Risperidon

Nebenwirkungen

- Sehr häufig ($\geq 1/10$): Parkinsonismus, Kopfschmerzen, Schlaflosigkeit.
- Häufig ($\geq 1/100$ bis $< 1/10$): erhöhtes Serumprolaktin, Gewichtszunahme, Tachykardie, Akathisie, Schwindel, Tremor, Dystonie, Somnolenz, Sedierung, Lethargie, Dyskinesie, verschwommenes Sehen, Dyspnoe, Epistaxis, Husten, verstopfte Nase, pharyngolaryngealer Schmerz, Erbrechen, Diarrhö, Obstipation, Übelkeit, abdomineller Schmerz, Dyspepsie, Mundtrockenheit, Magenbeschwerden, Enuresis, Hautausschlag, Erythem, Arthralgie, Rückenschmerzen, Gliederschmerzen, Appetitzu- und -abnahme, Pneumonie, Influenza, Bronchitis, Infektionen der oberen Atemwege, Harnwegsinfekte, Pyrexie, Fatigue, peripheres Ödem, Asthenie, Brustschmerz, Angst, Agitation, Schlafstörung.
- Gelegentlich ($\geq 1/1000$ bis $< 1/100$): Verlängerung des QT-Intervalls, erhöhte Blutzuckerspiegel, erhöhte Transaminasen, erniedrigte Leukozytenzahl, erhöhte Körpertemperatur, erhöhte Eosinophilenzahl, erniedrigtes Hämoglobin, erhöhte Serum-Kreatin-Phosphokinase, AV-Block, Schenkelblock, Vorhofflimmern, Sinusbradykardie, Palpitationen, Anämie, Throm-

> 💬 Ihr verordnetes Medikament hat neben der guten Wirksamkeit auch unerwünschte Wirkungen. Am häufigsten treten Parkinson-Symptome, Kopfschmerzen und Schlaflosigkeit auf.

bozytopenie, Bewusstseinsverlust, Synkope, zerebrovaskuläre Ereignisse, transitorische ischämische Attacke, Dysarthrie, Störung der Aufmerksamkeit, Hypersomnie, Haltungsschwindel, Gleichgewichtsstörung, Sprachstörung, Konjunktivitis, okuläre Hyperämie, Augenausfluss, geschwollenes Auge, trockenes Auge, verstärkte Tränensekretion, Photophobie, Ohrenschmerzen, Tinnitus, Keuchen, Aspirationspneumonie, Lungenstauung, respiratorische Störung, Lungenrasseln, Atemwegsobstruktion, Dysphonie, Dysphagie, Gastritis, Stuhlinkontinenz, Faekulom, Harnretention, Dysurie, Harninkontinenz, Pollakisurie, Angioödem, Hautläsion, Hauterkrankungen, Pruritus, Akne, Hautverfärbung, Alopezie, seborrhoische Dermatitis, trockene Haut, Hyperkeratose, Muskelschwäche, Myalgie, Nackenschmerzen, Anschwellen der Gelenke, anomale Haltung, Gliedersteifigkeit, muskuloskelettaler Brustschmerz, Diabetes mellitus, Anorexie, Polydipsie, Sinusitis, virale Infektion, Infektion des Ohrs, Tonsillitis, Cellulitis, Otitis media, Infektion des Auges, lokalisierte Infektion, Akrodermatitis, Atemwegsinfektion, Cystitis, Onychomykosis, Hypotension, orthostatische Hypotension, Flush, Gesichtsödem, Gangstörung, anomales Gefühl, Schwerfälligkeit, influenzaartige Erkrankung, Durst, Brustkorbbeschwerden, Schüttelfrost, Überempfindlichkeit, Amenorrhoe, sexuelle Dysfunktion, erektile Dysfunktion, Ejakulationsstörung, Galaktorrhoe, Gynäkomastie, Menstruationsstörung, vaginaler Ausfluss, Verwirrtheitszustand, Manie, Libidoverminderung, Teilnahmslosigkeit, Nervosität.

— Es kann wie bei anderen Neuroleptika auch ein malignes neuroleptisches Syndrom auftreten. Dieses ist gekennzeichnet durch hohes Fieber, Muskelrigidität, autonome Fehlfunktionen sowie Bewusstseinseintrübungen und erhöhte Serum-Kreatinphosphokinase-Werte. Es kann tödlich verlaufen. Beim Auftreten einer Hyperthermie sollte das Arzneimittel abgesetzt werden.

🗨 Eine gefährliche Nebenwirkung äußert sich durch ein Ansteigen der Körpertemperatur bzw. Fieber. Falls Sie dies feststellen, sollten Sie sofort mit Ihrem Arzt Rücksprache halten.

Wechselwirkungen

🗨 In Kombination mit anderen Arzneimitteln können sich Wirkeffekte oder auch Nebenwirkungen verstärken. Nehmen Sie noch andere Medikamente ein? Wenn ja, dann überprüfen wir jetzt die Verträglichkeit miteinander.

— In Kombination mit anderen zentralwirksamen Arzneimitteln wie Hypnotika, Sedativa, Opiaten, Antiepileptika und auch Alkohol addieren sich die zentral dämpfenden Effekte und es kommt zu einer verstärkten Müdigkeit und Benommenheit.

— In Kombination mit anderen Arzneimitteln, die das QT-Intervall verlängern, wie zum Beispiel Antiarrhythmika der Klasse IA (Chinidin, Disopyramid, Procainamid) und Klasse III (Sotalol, Amiodaron), TZA, Terfenadin und Mefloquin, ist Vorsicht geboten.

— Risperidon kann die Wirkung von Levodopa und anderen Dopamin-Agonisten antagonisieren.

— Mit CYP2D 6-Inhibitoren wie Fluoxetin und Paroxetin wird Risperidon verlangsamt abgebaut, ebenso durch den CYP3A4-Inhibitor Verapamil. Mit CYP3A4-Induktoren wie Barbiturate, Carbamazepin, Phenytoin und Rifampicin wird Risperidon beschleunigt abgebaut.

Kontraindikationen

— Überempfindlichkeit gegenüber Risperidon oder einem der sonstigen Bestandteile.

Aripiprazol

Nebenwirkungen

— Häufig ($\geq 1/100$ bis $< 1/10$): Ruhelosigkeit, Schlaflosigkeit, Angstgefühl, extrapyramidale Störungen, Akathisie, Tremor, Schwindel, Schläfrigkeit, Sedierung, Kopfschmerzen, verschwommenes Sehen, Dyspepsie, Erbrechen, Übelkeit, Obstipation, Speichelüberproduktion, Abgeschlagenheit.
— Gelegentlich ($\geq 1/1000$ bis $< 1/100$): Tachykardie, orthostatische Hypotonie.
— Dystoniesymptome, verlängerte anormale Muskelkontraktionen, treten bei anfälligen Personen in den ersten Behandlungstagen auf.
— Es kann wie bei anderen Neuroleptika auch ein malignes neuroleptisches Syndrom auftreten. Dieses ist gekennzeichnet durch hohes Fieber, Muskelrigidität, autonome Fehlfunktionen sowie Bewusstseinseintrübungen und erhöhte Serum-Kreatinphosphokinase-Werte. Es kann tödlich verlaufen. Beim Auftreten einer Hyperthermie sollte das Arzneimittel abgesetzt werden.

Wechselwirkungen

— In Kombination mit anderen zentralwirksamen Arzneimitteln wie Hypnotika, Sedativa, Opiaten, Antiepileptika und auch Alkohol addieren sich die zentral dämpfenden Effekte und es kommt zu einer verstärkten Müdigkeit und Benommenheit.
— In Kombination mit anderen Arzneimitteln, die das QT-Intervall verlängern, wie zum Beispiel Antiarrhythmika der Klasse IA (Chinidin, Disopyramid, Procainamid) und Klasse III (Sotalol, Amiodaron), TZA, Terfenadin und Mefloquin, ist Vorsicht geboten.
— Aripiprazol wird über die Enzyme CYP2D6 und CYP3A4 metabolisiert. In Kombination mit CYP2D6-Inhibitoren (wie zum Beispiel Chinidin, Fluoxetin und Paroxetin) oder mit CYP3A4-Inhibitoren (wie zum Beispiel Ketoconazol, Itraconazol und HIV-Proteaseinhibitoren) wird Aripiprazol verlangsamt abgebaut und die im Körper verfügbare Wirkstoffkonzentration steigt. Eine Dosisanpassung sollte erfolgen. In der Kombination mit den Enzyminduktoren wie Carbamazepin, Rifampicin, Phenytoin, Efavirenz, Nevirapin und Johanniskraut erfolgt ein beschleunigter Abbau von Aripiprazol und somit sinkt die wirksame Konzentration. Auch hier muss eine Dosisanpassung erfolgen.

Kontraindikationen

Überempfindlichkeit gegenüber Aripiprazol oder einem der sonstigen Bestandteile.

💬 Neben seiner guten Wirksamkeit zeigt Ihr verordnetes Medikament leider auch eine Vielzahl an unerwünschten Wirkungen. Wenn Sie Befindlichkeitsstörungen oder Veränderungen bemerken, dann sprechen Sie mit Ihrem behandelnden Arzt darüber.

💬 Eine gefährliche Nebenwirkung äußert sich durch ein Ansteigen der Körpertemperatur bzw. Fieber. Falls Sie dies feststellen, sollten Sie sofort mit Ihrem Arzt Rücksprache halten.

💬 In Kombination mit anderen Arzneimitteln können sich Wirkeffekte oder auch Nebenwirkungen verstärken. Nehmen Sie noch andere Medikamente ein? Wenn ja, dann überprüfen wir jetzt die Verträglichkeit miteinander.

Asenapin

Nebenwirkungen

💬 Ihr verordnetes Medikament hat neben der guten Wirksamkeit auch unerwünschte Wirkungen. Ihr Appetit kann beispielsweise gesteigert werden und damit kann es zu einer Gewichtszunahme kommen. Besprechen Sie Änderungen, die Ihnen auffallen mit Ihrem behandelnden Arzt.

- Sehr häufig ($\geq 1/10$): Angst, Somnolenz.
- Häufig ($\geq 1/100$ bis $< 1/10$): Appetitzunahme, Gewichtszunahme, Dystonie, Akathisie, Dyskinesie, Parkinsonismus, Sedierung, Schwindelgefühl, Geschmacksstörung, Muskelrigidität, Ermüdung, Anstieg der Lebertransaminasen.
- Gelegentlich ($\geq 1/1000$ bis $< 1/100$): Hyperglykämie, Synkope, Krampfanfall, extrapyramidale Erkrankung, Dysarthrie, Sinusbradykardie, Schenkelblock, QT-Verlängerung, orthostatische Hypotonie, Hypotonie, geschwollene Zunge, Dysphagie, sexuelle Funktionsstörung, Amenorrhö.
- Asenapin hat lokalanästhetische Eigenschaften. Orale Hypästhesie und orale Parästhesie können unmittelbar nach der Einnahme auftreten. Die Symptome halten etwa eine Stunde lang an.

💬 Eine gefährliche Nebenwirkung äußert sich durch ein Ansteigen der Körpertemperatur bzw. Fieber. Falls Sie dies feststellen, sollten Sie sofort mit Ihrem Arzt Rücksprache halten.

- Es kann wie bei anderen Neuroleptika auch ein malignes neuroleptisches Syndrom auftreten. Dieses ist gekennzeichnet durch hohes Fieber, Muskelrigidität, autonome Fehlfunktionen sowie Bewusstseinseintrübungen und erhöhte Serum-Kreatinphosphokinase-Werte. Es kann tödlich verlaufen. Beim Auftreten einer Hyperthermie sollte das Arzneimittel abgesetzt werden.

Wechselwirkungen

💬 In Kombination mit anderen Arzneimitteln können sich Wirkeffekte oder auch Nebenwirkungen verstärken. Nehmen Sie noch andere Medikamente ein? Wenn ja, dann überprüfen wir jetzt die Verträglichkeit miteinander.

- In Kombination mit anderen zentralwirksamen Arzneimitteln wie Hypnotika, Sedativa, Opiaten, Antiepileptika und auch Alkohol addieren sich die zentral dämpfenden Effekte und es kommt zu einer verstärkten Müdigkeit und Benommenheit.
- In Kombination mit bestimmten Antihypertonika ist es möglich, dass Asenapin aufgrund seiner antagonistischen Wirkung am α_1-Rezeptor deren Wirkung verstärkt.
- Asenapin kann die Wirkung von Levodopa oder anderen Dopamin-Agonisten antagonisieren.

Kontraindikationen

Überempfindlichkeit gegenüber Asenapin oder einem der sonstigen Bestandteile.

4.15 Beratung bei der Abgabe von Lithium

4.15.1 Wirkungsweise

Lithium ist ein Alkalimetall, genauso wie Kalium und Natrium. Es tritt in Wechselwirkung mit Ionenkanälen und beeinflusst den Noradrenalin-, Dopamin- und Serotonin-Stoffwechsel. Dadurch steigt die Konzentration von Noradrenalin und Serotonin im synaptischen Spalt. Allerdings ist der genaue Wirkmechanismus noch nicht bekannt.

💬 Ihr verordnetes Arzneimittel beeinflusst die Botenstoffe für die Signalübertragung. Das vorhandene Ungleichgewicht wird wieder normalisiert und durch die weitere Einnahme kann eine erneute Episode verhindert werden.

4.15.2 Handelspräparate und Indikationen

Hypnorex® retard ist eine weiße bikonvexe Retardtablette mit einer Bruchrille auf einer Seite. Sie enthält 400 mg Lithiumcarbonat, dies entspricht 10,8 mmol Lithium. Lithiofor® ist eine weiße, längliche und teilbare Retardtablette. Sie enthält 660 mg wasserfreies Lithiumsulfat, dies entspricht 12 mmol Lithium. Quilonum® retard ist eine weiße bis cremefarbige, längliche Retardtablette mit einer Bruchrille auf beiden Seiten. Sie enthält 450 mg Lithiumcarbonat, dies entspricht 12,2 mmol Lithium. Die Lithiumsalze unterscheiden sich in ihrer Bioverfügbarkeit. Bei einem Wechsel innerhalb der Präparate muss der Patient hinsichtlich der Serumlithiumtherapie wöchentlich überwacht werden.

💬 Der Arzt hat Ihnen ein Medikament in einer Retardform verschrieben. Dies bedeutet, dass der Wirkstoff nach und nach freigesetzt wird. Zur individuellen Dosierung sind diese Tabletten teilbar.

Tab. 4.25 Fertigarzneimittel mit Lithium

Handelspräparat®	Wirkstoff	Indikation
Hypnorex® retard	Lithiumcarbonat	Zur Prophylaxe der bipolaren affektiven Störung und Episoden einer Major Depression. Bei bestimmten akuten Depressionen, z. B. bei Therapieresistenz oder Unverträglichkeit von Antidepressiva. Therapie der manischen Episode.
Lithiofor®	Lithiumsulfat	Prophylaxe manisch-depressiver Erkrankungen (auch im Rahmen schizoaffektiver Psychosen) und endogener Depressionen. Behandlung manischer und hypomanischer Zustände, ggf. in Kombination mit Neuroleptika.
Quilonum® retard	Lithiumcarbonat	Zur Prophylaxe der bipolaren affektiven Störung (auch im Rahmen schizoaffektiver Psychosen) und Episoden einer Major Depression. Behandlung der manischen Episode, ggf. in Kombination mit Neuroleptika. Behandlung bestimmter akuter Depressionen, z. B. bei Therapieresistenz oder Unverträglichkeit von Antidepressiva, bei Verdacht auf Umschlag in eine Manie, ggf. in Kombination mit Antidepressiva. Anfallsweise oder chronisch auftretender Cluster-Kopfschmerz.

Zur Therapie einer akuten Manie kann Lithium in Kombination mit Neuroleptika eingesetzt werden.

> **Suizidrisiko**
>
> Depressive Erkrankungen werden begleitet von Suizidgedanken und Suiziden. Hinsichtlich dieser schwerwiegenden Problematik müssen die Patienten engmaschig überwacht werden.

4.15.3 Dosierung und Einnahmehinweise

Während der Therapie mit Lithium muss die geringe therapeutische Breite beachtet werden. Eine Konzentration von 0,5 bis 0,8 mmol/l ist bei der Anwendung von Lithium in der Rückfallprophylaxe ausreichend. Im Rahmen der Akuttherapie können die Serumlithiumspiegel bis zu 1,2 mmol/l betragen. Der Serumlithiumspiegel ist abhängig vom Erkrankungsstadium. In der akuten manischen Episode steigt die Lithiumtoleranz und die Dosierung muss erhöht werden. Umgekehrt muss beim Abklingen der manischen Symptome durch die sinkende Toleranz die Dosierung gesenkt werden. Daher kontrolliert der Arzt regelmäßig den Serumlithiumspiegel. In den ersten vier Wochen wöchentlich, dann ein halbes Jahr lang monatlich und danach alle drei Monate. Der Serumlithiumspiegel wird genau zwölf Stunden nach der letzten Einnahme durchgeführt. In der Regel werden die Tabletten morgens und abends eingenommen. Daher empfiehlt sich die morgendliche Kontrolle vor der nächsten Anwendung. Die Therapie mit Lithium erfolgt zu Beginn einschleichend und am Ende der Therapie muss die Dosis schrittweise reduziert werden. Jeder Patient erhält eine individuelle Dosierung die in Abhängigkeit vom Serumlithiumspiegel und der Wirksamkeit festgelegt wird.

Die Einnahme der Lithium-Retardtabletten erfolgt unzerkaut mit reichlich Flüssigkeit in zwei Einzelgaben am Morgen und am Abend. Alternativ kann die gesamte Dosis auch als Einzelgabe am Abend vor dem Schlafengehen eingenommen werden. Der Einnahmezeitpunkt sollte immer gleich sein. Eine einmal vergessene Arzneimittelgabe wird nicht nachgeholt. Für die individuelle Dosierung sind diese Fertigarzneimittel teilbar. Es kann manchmal recht lange dauern bis die Wirksamkeit sich voll einstellt, teilweise bis zu sechs oder zwölf Monate. Ein Therapieabbruch führt meist recht schnell zu einem Rückfall.

Bei Patienten mit eingeschränkter Nierenfunktion werden geringere Anfangsdosen und ein langsameres Aufdosieren empfohlen. Für ältere Patienten und leichte Patienten (< 50 kg KG) sind niedrigere Serumlithiumspiegel ausreichend.

🗩 Ihr Medikament ist nur in ganz bestimmten Konzentrationen gut wirksam. Es darf nicht zu niedrig dosiert sein, denn dann wird die Gefahr eines Rückfalls größer. Allerdings darf es auch nicht zu hoch dosiert sein, da es dann nicht mehr vertragen wird. Deshalb überprüft Ihr behandelnder Arzt regelmäßig Ihre Wirkspiegel im Blut.

🗩 Sie nehmen die Tabletten unzerkaut mit einem großen Glas Wasser morgens und abends ein. Es ist auch möglich die gesamte Tagesdosis abends vor dem Schlafengehen einzunehmen. Bitte legen Sie sich nach der Einnahme nicht direkt hin. Sie dürfen die Therapie nicht plötzlich Abbrechen. Dann ist die Rückfallgefahr sehr groß. Am Ende der Therapie wird der Arzt Ihre Dosis langsam vermindern.

Tab. 4.26 Lithium: Dosierungen für Erwachsene und Kinder

Handelspräparat®	Dosis Erwachsene	Dosis Kinder
Hypnorex® retard	1.–3. Tag: 1 x 1 Tbl. 4.–7. Tag: 2 x 1 Tbl., dann Lithium- und Wirksamkeitskontrolle	Keine Anwendung bei Kindern unter 12 Jahren.
Lithiofor®	1.–2. Tag: 1 x ½ Tbl. 3.–4. Tag: 2 x ½ Tbl. 5.–6. Tag: 1 x ½ Tbl. und 1 x 1 Tbl., danach: 2 x 1 Tbl.	
Quilonum® retard	Einzeldosis: ½ bis 1 ½ Tbl. Tagesdosis: 1 ½ bis 3 Tbl., verteilt auf 2 Gaben	

💬 Sie dosieren Ihr Lithiumpräparat zu Beginn der Therapie nach ärztlicher Anweisung niedrig und steigern dann langsam die Dosierung. Innerhalb einer Woche erreichen Sie wirksame Konzentrationen. Diese wird der Arzt regelmäßig kontrollieren und damit Ihre individuelle Dosierung festlegen.

Praxistipp

Lithium darf nicht zusammen mit Alkohol eingenommen werden. In Verbindung mit einer kochsalzarmen Diät wird das fehlende Natrium durch Lithium ersetzt und damit werden höhere Lithiumspiegel erreicht. Daher sollte während der Therapie die Ernährung hinsichtlich des Natriumgehalts gleich bleiben.

💬 Bitte achten Sie während Ihrer Therapie auf eine ausreichende Kochsalz- und Flüssigkeitszufuhr.

Reaktionsvermögen

Durch die auftretenden Nebenwirkungen wie zum Beispiel Müdigkeit und Schwindel kann die Reaktionsbereitschaft beeinträchtigt sein. Daher ist bei der aktiven Teilnahme im Straßenverkehr und beim Bedienen von Maschinen Vorsicht geboten.

💬 Das Medikament kann Ihre Reaktion beeinträchtigen. Sie sollten beim Führen von Fahrzeugen und beim Bedienen von Maschinen vorsichtig sein.

4.15.4 Neben-, Wechselwirkungen und Kontraindikationen

Nebenwirkungen

— Zu Beginn der Behandlung treten ein feinschlägiger Tremor, Polyurie, Polydipsie und Übelkeit auf. Diese unerwünschten Wirkungen werden jedoch mit dem Therapiefortschritt weniger. Der auftretende Tremor kann mit einem Betablocker z. B. Propranolol behandelt werden. Allerdings kann die Betablockergabe eine Vergiftung maskieren.

💬 Zu Beginn Ihrer Therapie können einige unerwünschte Wirkungen auftreten. Diese verschwinden mit dem Fortschreiten der Therapie wieder.

💬 Zur Verhinderung einer Gewichtszunahme sollten Sie während der Lithiumtherapie auf kalorienreiches Essen und Trinken verzichten.

— Innerhalb der ersten zwei Therapiejahre kommt es häufig, abhängig von der Dosierung, zu einer Gewichtszunahme. Daher sollten die Patienten während der Therapie den Genuss von kalorienreichen Speisen und Getränken meiden und ihr Gewicht im Therapieverlauf kontrollieren.

— Bei einer Lithiumintoxikation können folgende Warnhinweise auftreten: Polyurie, Polydipsie oder Diarrhö, Dehydratation, neurologische Störungen wie zum Beispiel Muskelschwäche, Muskelzuckungen, verminderte Sehnenreflexe, Müdigkeit, Konzentrationsstörungen, Tremor, Verwirrtheit und Schwindel. Bei höheren Lithiumspiegeln kommt es zum Tinnitus, Ataxie, Apathie, verschwommenen Sehen, kardiovaskuläre Störungen (QT-Verlängerung) und renale Störungen (Nierenversagen). Schwerste Vergiftungen führen zu Anfällen, zum Koma und zum Tod.

Wechselwirkungen

💬 Ihr neu verordnetes Medikament verträgt sich mit einigen anderen Arzneimitteln nicht. Nehmen Sie noch andere Arzneimittel ein? Wenn ja, dann überprüfen wir jetzt die Verträglichkeit untereinander.

— In Kombination mit Metronidazol, NSAR, ACE-Hemmern oder AT_2-Rezeptor-Antagonisten kann die Lithiumkonzentration steigen und zu einer Toxizität führen.

— Diuretika wie zum Beispiel Hydrochlorothiazid, Amilorid, Triamteren, Furosemid, Pirtanid, Torasemid und Xipamid vermindern die renale Ausscheidung von Lithium und somit steigt dessen Konzentration an.

— Eine Erhöhung der Neurotoxizität erfolgt zum Beispiel in Kombination mit Antiepileptika (Phenytoin, Carbamazepin), Methyldopa, TZA, Neuroleptika (Clozapin, Haloperidol).

— In Kombination mit Kaliumjodid stört Lithium die Aufnahme und den Einbau des Jodids. Die Kaliumjodid-Dosierung muss bei gleichzeitiger Lithiumtherapie angepasst werden.

Kontraindikationen

— Überempfindlichkeit gegenüber Lithium oder einem der sonstigen Bestandteile.

— Keine Einnahme bei akutem Nierenversagen, bei akutem Herzinfarkt und/oder bei ausgeprägter Hyponatriämie.

4.16   Beratung bei der Abgabe von Antiepileptika

4.16.1   Wirkungsweise

💬 Dieser Wirkstoff beeinflusst Ihre Erkrankung positiv. Allerdings ist noch nicht ganz klar wie diese Wirkung zustande kommt.

Die Antiepileptika **Carbamazepin**, **Valproinsäure** und **Lamotrigin** blockieren spannungsabhängige Natriumkanäle und hemmen so die synaptische Signalübertragung. Damit reduzieren sie die Weiterleitung von konvulsiven Impulsen. Carbamazepin und Lamotrigin greifen auch an spannungsabhängigen Calciumkanälen an. Die Valproinsäure bzw. ihr Salz das Valproat erhöhen die Konzentration der GABA im synaptischen Spalt. Der Wirkmechanismus für die Anwendung bei bipolaren Störungen ist noch nicht vollständig geklärt. Es muss eine Reaktion ausgelöst werden, die die Konzentration der Neurotransmitter wie Noradrenalin, Dopamin und Serotonin beeinflusst.

4.16.2 Handelspräparate und Indikationen

Die Hauptindikation für diese Wirkstoffe ist die Anwendung bei Epilepsie. Nicht jedes auf dem deutschen Markt befindliche Fertigarzneimittel mit Carbamazepin, Valproinsäure oder Lamotrigin ist auch für die Behandlung von bipolaren Störungen zugelassen.

🔊 Dieses Arzneimittel wird hauptsächlich eingesetzt bei epileptischen Erkrankungen, aber auch bei bipolaren Erkrankungen.

Tab. 4.27 Fertigarzneimittel mit Antiepileptika

Handelspräparat®	Wirkstoff	Indikation
Tegretal® 200 mg, Tegretal® 200 mg/400 mg retard, Carbamazepin Aristo® 200 mg/400 mg Retardtabletten, Carbamazepin 200/400 retard Heumann	Carbamazepin	Neben anderen Indikationen auch zur Prophylaxe manisch-depressiver Phasen, wenn die Therapie mit Lithium versagt hat bzw. wenn Patienten unter Lithium schnelle Phasenwechsel erlebten, und wenn mit Lithium nicht behandelt werden darf.
Ergenyl® chrono 300 mg/500 mg, Ergenyl® Chronosphere® Retardgranulat, Orfiril® long, Valproat Heumann chrono 300 mg/500 mg Retardtabletten	Natriumvalproat/ Valproinsäure	Neben anderen Indikationen auch zur Behandlung von akuten Manien und zur Prophylaxe von bipolaren Störungen.
Valproinsäure-ratiopharm® chrono 300/ 500 Retardtabletten		Neben anderen Indikationen auch zur Behandlung manischer Episoden einer bipolaren Störung, wenn Lithium kontraindiziert ist oder nicht vertragen wird. Eine weiterführende Behandlung nach einer manischen Episode kann bei solchen Patienten erwogen werden, die auf eine Valproattherapie bei akuter Manie angesprochen haben.
Lamictal® 2 mg/5 mg/25 mg/50 mg/100 mg/ 200 mg Tabletten zur Herstellung einer Suspension zum Einnehmen bzw. Kautabletten, Lamotrigin-ratiopharm® Tabletten, Lamotrigin Sandoz®	Lamotrigin	Neben anderen Indikationen auch zur Prävention depressiver Episoden bei Patienten mit Bipolar-I-Störung und überwiegend depressiven Episoden. Keine Indikation für die Akuttherapie manischer und depressiver Episoden.
Lamotrigin Aristo® 25 mg/50 mg/100 mg/ 200 mg Tabletten zur Herstellung einer Suspension zum Einnehmen		Neben anderen Indikationen auch für Erwachsene zur Prävention depressiver Episoden bei Patienten mit bipolaren Störungen.

Patienten mit hanchinesischer oder thailändischer Abstammung sollten aufgrund einer möglichen Genvariante (HLA-B 1502) vor der Therapie mit Carbamazepin diesbezüglich untersucht werden. Das Risiko der Nebenwirkung Steven-Johnson-Syndrom ist bei vorhandensein dieses Gens erhöht.

Valproinsäure sollte nur in Ausnahmefällen nach strenger Nutzen-Risiko-Abwägung bei Kleinkindern eingesetzt werden.

Reaktionsvermögen

Aufgrund der möglichen Nebenwirkungen wie Müdigkeit, Schwindel und Benommenheit kann das Reaktionsvermögen beeinträchtigt sein. Diese Gefahr besteht vor allem am Anfang der Behandlung, bei höheren Dosierungen und in Verbindung mit Alkohol. Bei einer aktiven Teilnahme am Straßenverkehr und beim Bedienen von Maschinen muss dies beachtet werden.

🗩 Es kann sein, dass dieses Medikament Ihr Reaktionsvermögen beeinträchtigt. Sie müssen die Reaktionen Ihres Körpers beobachten. Danach können Sie einschätzen, ob Sie wieder selbst ein Fahrzeug führen oder auch Maschinen bedienen können.

4.16.3 Dosierung und Einnahmehinweise

Alle beispielhaft aufgeführten **Carbamazepin** Tabletten und Retardtabletten sind zur individuellen Dosierung teilbar. Sie werden während oder nach dem Essen mit einem Glas Wasser eingenommen. Die Retardtabletten von Heumann kann man in etwas Wasser suspendieren. Die Retardwirkung bleibt nur für eine kurze Zeit nach dem Suspendieren erhalten. Deshalb muss die Suspension direkt eingenommen werden. In der Regel entspricht die Anfangsdosis auch der Erhaltungsdosis. Bei vorliegen von Grundleiden wie schwere Herz-Kreislauf-Erkrankungen, Leber- und Nierenerkrankungen sowie bei älteren Patienten ist eine niedrigere Dosierung angezeigt. Die Therapiedauer wird individuell vom Arzt festgelegt. Grundsätzlich ist die Anwendung zur Prophylaxe manisch-depressiver Phasen eine Langzeittherapie. Der Patient darf seine Medikation nicht einfach absetzen.

🗩 Ihre Tabletten haben eine Bruchkerbe und sie sind teilbar. Sie nehmen Ihre Tabletten während oder nach dem Essen mit einem Glas Wasser ein. Die Einnahme in Verbindung mit einer Mahlzeit sorgt für eine bessere Verträglichkeit.

Alle beispielhaft erwähnten Retardtabletten mit **Valproinsäure** sind teilbar. Die Einnahme des Wirkstoffs zusammen mit dem Essen verzögert die Resorption. Dies ist besonders bei den magensaftresistenten Arzneiformen ausgeprägt. Deshalb lautet die allgemeine Einnahmeempfehlung möglichst eine Stunde vor dem Essen. Nach der Anfangsdosis wird die individuelle Erhaltungsdosis ermittelt. Die Langzeittherapie zur Prophylaxe von Manien erfolgt mit der niedrigsten noch wirksamen Dosis. Die Einnahme der **Ergenyl® chrono 300 mg/ 500 mg Retardtabletten** erfolgt eine Stunde vor dem Essen oder morgens nüchtern. Die Tabletten werden dann unzerkaut mit einem nicht kohlensäurehaltigen Wasser geschluckt. Der Wirkstoff wird aus der Tablettenmatrix im Darm herausgelöst. Gelegentlich kann der Patient das Gerüst als weißen Rückstand im Stuhl entdecken. Dies bedeutet keine Verminderung der Wirkung. Das **Ergenyl® Chronosphere® Retardgranulat** ist geschmacklos. Es kann

🗩 Sie nehmen Ihr Arzneimittel mit der Valproinsäure aufgrund der besonderen Form immer eine Stunde vor dem Essen bzw. morgens nüchtern ein.

🗩 Es kann sein, dass Sie weiße Rückstände in Ihrem Stuhl entdecken. Der Wirkstoff hat sich im Körper aus der Tablette herausgelöst und das nicht mehr gebrauchte Gerüst wird ausgeschieden.

auf weiche Nahrung wie beispielsweise Joghurt und Brei oder in ein kaltes bis zimmerwarmes Getränk wie zum Beispiel einen Saft gestreut werden. Die Zubereitung darf nicht stehen bleiben, sondern sie muss dann direkt eingenommen werden. Es ist darauf zu achten, dass keine Reste zurückbleiben, die dann nicht eingenommen werden. Am Glas haftende Rückstände sollten nochmals mit Wasser aufgenommen und getrunken werden. Eine Kombination mit warmen oder heißen Speisen und Getränken ist nicht möglich. Es ist auch möglich den Beutelinhalt direkt in den Mund zugeben und dann mit Hilfe eines kalten Getränks hinunterzuspülen. Das Granulat darf bei all diesen Einnahmemöglichkeiten nicht zerkaut werden. **Orfiril® long** ist als Hartkapseln und als Beutel mit Retard-Minitabletten im Handel. Die Einnahme erfolgt zum oder unabhängig vom Essen mit einem Glas Wasser. Bei Schluckschwierigkeiten ist es möglich die Hartkapseln zu öffnen. Die darin enthaltenen Retard-Minitabletten können in ein Getränk oder in weiche Nahrung eingestreut und direkt eingenommen werden. Damit der Retardeffekt erhalten bleibt dürfen die Minitabletten bei der Einnahme nicht zerkaut werden. Die Einnahme der Retard-Minitabletten aus dem Beutel erfolgt in gleiche Weise. Es ist möglich das unverdauliche Reste im Stuhl erscheinen. Die Wirkung wird dadurch jedoch nicht beeinträchtigt.

Alle beispielhaft erwähnten Tabletten mit dem Wirkstoff **Lamotrigin** können zur Herstellung einer Lösung zum Einnehmen oder als Kautablette verwendet werden. Die Tabletten können gekaut werden, als Ganzes mit Wasser

💬 Sie können diese Kapseln öffnen. Die darin enthaltenen Mini-Tabletten geben Sie dann in ein Getränk und trinken dieses direkt. Sie dürfen dabei die kleinen Tabletten nicht zerkauen.

💬 Sie haben verschiedene Möglichkeiten diese Tabletten einzunehmen. Sie können die Tabletten zerkauen, Sie können sie als Ganzes schlucken und Sie können sie mit wenig Wasser auflösen und dann trinken. Ich empfehle Ihnen die Einnahme immer zur gleichen Tageszeit. Sie haben die Möglichkeit die Tabletten vor oder nach dem Essen zu nehmen. Egal wie Sie es tun, Sie sollten es nur immer gleich tun.

Tab. 4.28 Antiepileptika: Dosierung für Erwachsene und Kinder bei depressiven Erkrankungen

Wirkstoff	Dosis Erwachsene	Dosis Kinder
Carbamazepin	Anfangsdosis: 1–2 x 200 mg, ggf. Erhöhung auf 3–4 x 200 mg	Anwendung bei Kindern unter 6 Jahren nur nach strenger Nutzen-Risiko-Abwägung.
Natriumvalproat	Anfangsdosis: 20 mg/kg KG Erhaltungsdosis: 1000–2000 mg/Tag	Anwendung bei Kindern nur nach strenger Nutzen-Risiko-Abwägung.
Lamotrigin	Monotherapie: 1.–2. Woche: 1 x 25 mg 3.–4. Woche: 2 x 25 mg oder 1 x 50 mg 5. Woche: 2 x 50 mg oder 1 x 100 mg Erhaltungsdosis: 2 x 100 mg oder 1 x 200 mg	Keine Anwendung bei Kindern und Jugendlichen unter 18 Jahren.

geschluckt oder in etwas Wasser aufgelöst und dann getrunken werden. Die Einnahme sollte vor oder nach dem Essen möglichst immer zur gleichen Tageszeit erfolgen. Zu Beginn der Therapie erfolgt die Dosierung einschleichend. In der Tabelle ist beispielhaft die Dosierung als Monotherapie angegeben. In Abhängigkeit von der Komedikation, ob mit oder ohne Valproat, oder ob mit oder ohne Induktoren der Glucuronidierung von Lamotrigin, variiert die eingesetzte Dosis. Am Ende der Therapie ist keine schrittweise Dosisreduktion erforderlich.

4.16.4 Neben-, Wechselwirkungen und Kontraindikationen

Carbamazepin
Nebenwirkungen

💬 Ihr verordnetes Arzneimittel besitzt neben der Wirkung auch Nebenwirkungen. Diese treten zu Beginn der Anwendung auf und verschwinden dann wieder.

— Gerade zu Beginn der Behandlung treten dosisabhängig einige Nebenwirkungen gehäuft auf. Mit fortgesetzter Therapie und meist auch Dosisreduktion werden diese Nebenwirkungen wieder weniger.
— Sehr häufig ($\geq 1/10$): Leukopenie, Schwindel, Ataxie, Somnolenz, Sedierung, Schläfrigkeit, Erschöpfung, Übelkeit, Erbrechen, Anstieg der γ-GT-Werte, allergische Hautreaktionen mit und ohne Fieber.
— Häufig ($\geq 1/100$ bis $< 1/10$): Thrombozytopenie, Eosinophilie, Ödeme, Gewichtszunahme, Hyponatriämie, Kopfschmerzen, Doppelbilder, Akkommodationsstörungen, Appetitlosigkeit, Mundtrockenheit, Anstieg der alkalischen Phosphatase.
— Gelegentlich ($\geq 1/1000$ bis $< 1/100$): Überempfindlichkeitsreaktionen mit Fieber, Hautausschlag, Vaskulitis, Lymphknotenschwellung, Pseudolymphom, Gelenkschmerz, Verwirrtheitszustände, Agitation, unwillkürliche Bewegungen wie Tremor, Dystonie oder Ticks, Erregungsleitungsstörungen am Herzen, AV-Block, Diarrhö, Obstipation, Anstieg der Transaminasen, exfoliative Dermatitis, Erythrodermie, Nierenfunktionsstörungen.

💬 Ihr Medikament kann die Leberwerte verändern. Deshalb überprüft Ihr Arzt Ihre Leberwerte regelmäßig.

— Aufgrund der möglichen Nebenwirkungen an der Leber werden während der Therapie mit Carbamazepin die Leberwerte regelmäßig überwacht. Im ersten Therapiemonat erfolgt die Kontrolle wöchentlich, dann eine halbes Jahr lang monatlich und danach viertel- oder halbjährlich.

💬 Ihre Haut ist während der Therapie empfindlicher für die Sonne. Ich empfehle Ihnen einen guten Sonnenschutz, damit Ihre Haut nicht geschädigt wird.

— Patienten sollten sich aufgrund der möglichen Photosensibilisierung während der Behandlung mit Carbamazepin vor starker Sonnenbestrahlung schützen.

Wechselwirkungen

— Carbamazepin ist ein CYP3A4-Induktor und es wird über das Cytochrom P450-System metabolisiert. In Kombination mit Substanzen, die hauptsächlich über dieses Enzym metabolisiert werden beeinflusst der Induktor deren Wirksamkeit. Die anderen Wirkstoffe werden dadurch schneller abgebaut, ihre Konzentration sinkt und ihre Wirkung lässt nach. Betroffen ist eine

Vielzahl von Substanzen wie zum Beispiel Phenytoin, Valproinsäure, Lamotrigin, Alprazolam, Corticoide, Ciclosporin A, Digoxin, Tetracycline, Nifedipin-Analoga, orale Kontrazeptiva, Topiramat, Neuroleptika, TZA, Methadon, L-Thyroxin, Theophyllin, orale Antikoagulanzien.

- Auch Carbamazepin könnte durch andere CYP3A4-Induktoren beschleunigt abgebaut werden. Hier kommen als Substanzen in Betracht Phenytoin und Rifampicin.
- Carbamazepin wird durch CYP3A4-Inhibitoren langsamer abgebaut. Dies bewirken die Substanzen Erythromycin, Clarithromycin, Ketoconazol, Itraconazol, Fluconazol, Cimetidin, Diltiazem, Verapamil, Ritonavir. Dadurch werden die Nebenwirkungen wie Schwindel, Müdigkeit und Doppelbilder verstärkt.
- Die gleichzeitige Anwendung von Carbamazepin und Lithium oder Metoclopramid einerseits und Haloperidol andererseits kann das Risiko für neurologische Nebenwirkungen erhöhen.
- Bei der Einnahme oraler Kontrazeptiva können zusätzlich zur Wirkungsabschwächung noch Zwischenblutungen auftreten. Deshalb sollte der Ethinylestradiolgehalt mindestens 50 µg betragen oder es sollten andere nicht hormonelle Verhütungsmethoden in Erwägung gezogen werden.

Kontraindikationen

- Überempfindlichkeit gegenüber Carbamazepin oder einem der sonstigen Bestandteile.
- Vorliegen einer Knochenmarksschädigung oder Knochenmarksdepression.
- AV-Block oder hepatische Porphyrie.
- Gleichzeitige Behandlung mit MAO-Hemmern oder mit Voriconazol. Eine Behandlung mit MAO-Hemmern muss mindestens zwei Wochen vor dem Beginn der Therapie mit Carbamazepin beendet sein.

Valproinsäure

Nebenwirkungen

- Sehr häufig (≥ 1/10): Isolierte, mäßige Hyperammonämie ohne Veränderung der Leberfunktionswerte.
- Während der Therapie überwacht der Arzt die Laborparameter und das klinische Erscheinungsbild der Patienten in regelmäßigen Abständen, damit schädigende Wirkungen zum Beispiel hinsichtlich der Leber früh genug erkannt werden.
- Häufig (≥ 1/100 bis < 1/10): Thrombozytopenie oder Leukopenie (beide sind nach Absetzen des Wirkstoffs, aber auch unter Therapiefortsetzung vollständig reversibel), dosisabhängige Gewichtszu- oder -abnahme, gesteigerter Appetit oder Appetitlosigkeit, dosisabhängige Benommenheit, Tremor, Parästhesien, vorübergehender Haarausfall.

> 💬 Ihr Arzneimittel tritt mit vielen anderen Medikamenten in Wechselwirkung. Nehmen Sie noch andere Medikamente ein? Wenn ja, dann überprüfen wir jetzt, ob diese sich alle miteinander vertragen.

> 💬 Die verhütende Wirkung Ihrer »Pille« kann durch die Einnahme dieses Medikaments vermindert sein. Sie sollten wenn Zwischenblutungen auftreten mit Ihrem Arzt über andere Verhütungsmöglichkeiten sprechen.

> 💬 Ihr verordnetes Medikament besitzt neben seiner Wirkung auch unerwünschte Nebenwirkung. Diese treten häufig nur zu Beginn der Therapie in Erscheinung und bilden sich dann wieder zurück.

— Gelegentlich ($\geq 1/1000$ bis $< 1/100$): Periphere Ödeme, Blutungen, Reizbarkeit, Hyperaktivität, Verwirrtheit (besonders zu Beginn der Behandlung), Kopfschmerzen, Spastik, Ataxien, Enzephalopathien (nach Absetzen der Medikation reversibel), Stupor, übermäßige Speichelbildung, Diarrhö, gastrointestinale Beschwerden wie Übelkeit und Magenschmerzen (besonders zu Beginn der Therapie, abklingen innerhalb weniger Tage bei Therapiefortsetzung), schwere Leberfunktionsstörungen.

Wechselwirkungen

In Verbindung mit anderen Medikamenten kann es zu Unverträglichkeiten hinsichtlich der Kombination kommen. Nehmen Sie noch andere Medikamente ein? Wenn ja, dann überprüfen wir jetzt die Verträglichkeit untereinander.

— In Kombination mit enzyminduzierenden Antiepileptika (wie Phenytoin und Carbamazepin), mit Mefloquin oder mit einem Carbapenem wird die Valproinsäure-Ausscheidung erhöht und somit sinkt die Wirksamkeit. Gegebenenfalls muss bei einer notwendigen Komedikation die Arzneimitteldosis angepasst werden.

— In Kombination mit Felbamat wird dosisabhängig die Serumkonzentration von freier Valproinsäure erhöht.

— In Kombination mit ASS, Codein, oralen Antikoagulanzien, Phenytoin und Phenobarbital kommt es zur deren Verdrängung aus der Plasmaproteinbindung durch die Valproinsäure. Solche Kombinationen sollten vermieden werden. Hierauf muss vor allem im OTC-Bereich beim Verkauf von Acetylsalicylsäure geachtet werden.

— Valproinsäure kann bei gleichzeitiger Gabe mit Phenobarbital oder Phenytoin, deren Konzentration steigen lassen. Dadurch wird die Nebenwirkungsrate erhöht.

— In Kombination mit Lamotrigin hemmt Valproinsäure dessen Metabolisierung. Durch eine Dosisreduktion von Lamotrigin kann man diese Wechselwirkung beeinflussen. In der Kombinationstherapie ist das Risiko von schweren und lang anhaltenden Hautreaktionen erhöht.

— Bei gleichzeitiger Anwendung mit Sedativa, Hypnotika, Opiaten, Alkohol und anderen zentral dämpfenden Substanzen verstärkt sich die sedierende Wirkung.

— In Kombination mit anderen potentiell hepatotoxischen Stoffen und auch Alkohol ist die Gefahr der lebertoxischen Wirkung der Valproinsäure erhöht.

Kontraindikationen

— Überempfindlichkeit gegenüber Valproinsäure oder einen der sonstigen Bestandteile.

— Eigene Lebererkrankungen oder auch in der Familienanamnese.

— Hepatische Porphyrie und Blutgerinnungsstörungen.

— Kein Einsatz in der Schwangerschaft wegen erhöhtem Missbildungsrisiko.

Lamotrigin

Nebenwirkungen

- Sehr häufig (≥ 1/10): Kopfschmerzen, Hautausschlag.
- Häufig (≥ 1/100 bis < 1/10): Aggressivität, Agitiertheit, Reizbarkeit, Somnolenz, Tremor, Schwindel, Insomnie, Übelkeit, Erbrechen, Diarrhö, Müdigkeit, Mundtrockenheit, Arthralgie, Schmerzen, Rückenschmerzen.
- Gelegentlich (≥ 1/1000 bis < 1/100): Ataxie, Diplopie, Verschwommensehen.

💬 Ihr verordnetes Medikament hat neben seiner Wirkung auch unerwünschte Wirkungen. Am häufigsten treten Kopfschmerzen auf.

Wechselwirkungen

- Lamotrigin tritt in Wechselwirkung mit anderen Antiepileptika. Valproat hemmt die Glucuronidierung von Lamotrigin, damit steigt die Lamotrigin-Konzentration an. Die Wirkstoffe Phenytoin, Carbamazepin, Phenobarbital, Rifampicin, Lopinavir/Ritonavir, Atazanavir/Ritonavir und Ethinylestradiol/Levonorgestrel induzieren die Glucuronidierung und sorgen so für den beschleunigten Abbau von Lamotrigin. Das Behandlungsschema muss jeweils angepasst werden.
- Lamotrigin tritt in Wechselwirkung mit hormonellen Kontrazeptiva. Eine Dosisanpassung im Rahmen der Erhaltungstherapie mit Lamotrigin ist bei Beginn und Ende einer oralen Kontrazeption erforderlich.

💬 Nehmen Sie noch andere Medikamente ein? Wenn ja, dann prüfen wir jetzt die Verträglichkeit mit Ihrem neuen Medikament.

Kontraindikationen

Überempfindlichkeit gegenüber Lamotrigin oder einen der sonstigen Bestandteile.

4.17 Medikamentöse Prophylaxe (RP)

4.17.1 Erhaltungstherapie

Im Anschluss an die Akuttherapie folgt die Erhaltungstherapie. Die Medikation mit dem wirksamen Antidepressivum und/oder die Psychotherapie werden beibehalten. Mit dieser monatelangen Erhaltungstherapie wird versucht einem Rückfall, dem Wiederauftreten von depressiven Symptomen vorzubeugen. Das Ziel dieser Behandlung ist die Remission, dass heißt den Zustand von vor der Erkrankung ganz oder weitestgehend wieder herzustellen und zu erhalten.

💬 Sie müssen nun Ihr Medikament noch einige Monate lang weiternehmen. Ihre Erkrankung hat sich durch die Therapie stabilisiert. Das Rückfallrisiko ist aber noch sehr hoch. Sie müssen Ihren Körper noch länger in der stabilen Phase halten.

4.17.2 Rezidivprophylaxe

Im Anschluss an die Erhaltungstherapie folgt die Rezidivprophylaxe bei Patienten mit einer hohen Rückfallwahrscheinlichkeit oder mit bereits zwei oder mehreren Episoden (depressiven bei unipolaren Störungen, manische und depressive bei bipolaren Störungen) in der Vergangenheit. Die Medikation mit dem wirksamen Antidepressivum und/oder die Psychotherapie werden beibehalten. In einigen Fällen ist die Dosierung des Medikaments etwas niedri-

💬 Leider mussten Sie schon mal erleben, dass Ihre Erkrankung wieder zurückgekommen ist.

💬 Um die Wiedererkrankung diesmal zu verhindern, müssen Sie Ihr Medikament nun noch über einige Jahre hinweg einnehmen. Über die Dosierung und die Einnahmedauer entscheidet Ihr Arzt.

ger als in der Akuttherapie. Es wird die niedrigste noch wirksame Dosis eingesetzt. Mit dieser über Jahre dauernden Rezidivprophylaxe wird versucht den Zustand der vollständigen Genesung zu erreichen und eine Wiedererkrankung zu verhindern.

5 Nichtmedikamentöse Therapiemaßnahmen

Die nichtmedikamentösen Therapiemaßnahmen spielen in der Therapie der Depressionen eine ergänzende und eine eigenständige Rolle. Patienten, die unter einer leichten oder mittelgradigen Depression leiden, können auch nur mit einer Psychotherapie alleine behandelt werden. Bei schweren Depressionen werden mit der Kombination aus medikamentöser Therapie und Psychotherapie die besten Erfolge erzielt. Dies gilt auch bei Dysthymie, Double Depression und chronischen Depressionen. Manchmal sind die nichtmedikamentösen Therapien auch noch eine Alternative, wenn die Depression auf alle anderen medikamentösen Versuche nicht anspricht. Ebenfalls zu diesen Therapiemaßnahmen zählen die Wiedereingliederung in das gesellschaftliche Leben nach der Erkrankung.

5.1 Elektrokonvulsive Therapie

Die elektrokonvulsive Therapie wird auch Elektrokrampftherapie (EKT) oder auch »Elektroschock« genannt. In der Regel wird diese, meist nur stationär durchzuführende Maßnahme, als Behandlungsalternative bei schweren therapieresistenten Depressionen eingesetzt. Bei den Patienten erfolgt unter Kurzzeitnarkose und Muskelrelaxation mit kurzen elektrischen Reizen des Gehirns die Auslösung eines künstlich erzeugten generalisierten Krampfanfalls. Was dabei genau passiert ist bisher noch unklar. Man nimmt an, dass sich die Neurotransmittersysteme dadurch neu organisieren. Im Rahmen der Akuttherapie findet die Durchführung zwei- bis dreimal pro Woche statt und später in der Erhaltungstherapie einmal wöchentlich bis einmal im Monat. Patienten sind oftmals vor der EKT sehr skeptisch, aber nach der Anwendung zufrieden mit dem Erfolg. Mehr als 50 Prozent sprechen innerhalb der ersten vier Wochen auf die Therapie an. Die Rückfallquote ohne Erhaltungstherapie ist jedoch mit 50 bis 95 Prozent nach sechs Monaten sehr hoch. Daher muss nach der Akutbehandlung zur Rückfallprophylaxe eine medikamentöse Therapie eingeleitet werden oder die EKT wird als Erhaltungstherapie fortgeführt. Für die elektrokonvulsive Therapie gibt es einige Kontraindikationen, wie zum Beispiel ein akutes Glaukom, ein Aneurysma oder der Zustand nach einen akuten Herz- oder Hirninfarkt. Wie bei allen anderen Therapien können auch bei der EKT

> Bei der Elektrokrampftherapie wird Ihr Gehirn, unter Narkose und Muskelentspannung, elektrischen Reizen ausgesetzt. Dabei wird ein Krampfanfall ausgelöst. Diese Behandlung findet anfangs zwei- bis dreimal wöchentlich und später einmal wöchentlich und seltener statt. Durch diese Therapiemaßnahme bessern sich Ihre antidepressiven Symptome.

Nebenwirkungen auftreten. Hier ist die vorübergehende retrograde Amnesie zu nennen.

5.2 Schlafentzugstherapie

📢 Bei der Wachtherapie wird Ihnen im Schlaflabor der Nachtschlaf ganz oder teilweise entzogen. Ein Erfolg der Therapie ist bereits nach der ersten durchwachten Nacht spürbar. Allerdings müssen noch viele Behandlungen folgen, um den Erfolg zu stabilisieren. Eine Kombination mit Ihrer Arzneimitteltherapie ist möglich.

Die Schlafentzugstherapie wird auch Wachtherapie genannt. Sie wird in der Regel stationär unter ärztlicher Kontrolle in einem Schlaflabor durchgeführt. Die Wachtherapie wird als Zusatztherapie zu einer medikamentösen Behandlung empfohlen, wenn ein schnelles, wenn auch nicht anhaltendes Ansprechen gewünscht ist. Die Patienten werden dabei von 7 Uhr am ersten Tag bis um 19 Uhr am zweiten Tag wach gehalten. Nach diesen 36 Stunden Schlafentzug ist die stimmungsaufhellende und positive Wirkung bereits spürbar. Dieser antidepressive Effekt ist jedoch meist nicht anhaltend. Bereits nach der ersten Erholungsnacht mit zwölf Stunden Schlaf kann es zum Rückfall kommen. Innerhalb einer Woche können drei solche Zyklen erfolgen. Durch den wiederholten Schlafentzug wird der Therapieerfolg stabilisiert. Anstatt eines vollständigen Schlafentzugs kann auch ein partieller Schlafentzug in der zweiten Nachthälfte durchgeführt werden. Die Schlafentzugstherapie kann auch mit anderen Therapien kombiniert werden. Als Kontraindikationen gelten bestehende Krampfleiden, wahnhafte Depressionen oder akut suizidgefährdete Patienten.

5.3 Lichttherapie

📢 Ihre nun über Jahre hinweg bestehende Winterdepression können Sie mit Hilfe der Lichttherapie behandeln. Dazu setzen Sie sich täglich vor eine ärztlich angewiesene Lichtquelle. Sie können diese Therapie den ganzen Winter hinweg durchführen.

Die Lichttherapie kann auch als Phototherapie bezeichnet werden. Sie wird eingesetzt zur Behandlung der sogenannten Winterdepression. Diese saisonal abhängige Depression tritt rezidivierend über mehrere Jahre auf. Die Lichttherapie erfolgt zu Hause beim Patienten morgens direkt nach dem Aufwachen. Dabei setzt sich der Patient 50 bis 80 Zentimeter mit geöffneten, ungeschützten Augen vor eine Lichtquelle. Diese gibt weißes, fluoreszidierendes Licht (ohne UV-Anteil) ab. Bei einer Lichtintensität von mindestens 2500 Lux beträgt die Anwendungsdauer zwei Stunden pro Tag. Mit einer Intensität von 10000 Lux lässt sich die tägliche Anwendung auf 30 bis 40 Minuten reduzieren. Bis zum Ansprechen auf die Therapie dauert es in der Regel ein bis zwei Wochen. Patienten, die auf diese Lichttherapie gut ansprechen können diese über den ganzen Erkrankungszeitraum (in der Regel von Oktober bis Februar) fortsetzen. Das Verhindern einer Winterdepression durch eine präventive Lichttherapie wird diskutiert. Es gibt keine Kontraindikation für die Durchführung der Lichttherapie. Allerdings wird vor Therapiebeginn eine augenärztliche Kontrolle empfohlen. Mögliche Nebenwirkungen sind überanstrengte Augen, Sehstörungen und Kopfschmerzen. Diese sind aber mild und meist nur vorübergehend. Der Therapieerfolg kann durch die Kombination mit einem Antidepressivum erhöht werden. Hierbei sind aber photosensibilisierende Substanzen wie zum

Beispiel Johanniskraut zu vermeiden oder entsprechende Schutzmaßnahmen zu treffen.

5.4   Körperliches Training

Das körperliche Training beziehungsweise die sportliche Betätigung zeigt auch bei depressiv erkrankten Personen positive Auswirkungen hinsichtlich des allgemeinen Wohlbefindens und der verminderten depressiven Symptomatik. Allerdings müssen hierbei die Patienten individuell hinsichtlich Alter, anderen Grunderkrankungen und bestehende Fitness beraten werden.

Sport und Bewegung kann sich positiv auf Ihre Erkrankung auswirken. Ihr Wohlbefinden wird dadurch gefördert.

5.5   Repetitive Transkranielle Magnetstimulation

Bei der repetitiven Transkraniellen Magnetstimulation (rTMS) werden nicht-invasiv, durch magnetische Induktion, kortikale Neurone stimuliert. Über zwei Wochen lang wird wiederholt die rTMS durchgeführt. Antidepressive Effekte sind meist von kurzer Dauer und wenig ausgeprägt. Diese Methode findet bei den Patienten eine hohe Toleranz. Allerdings liegen noch zu wenige Erfahrungen vor, um die zu erwartenden Risiken und Nebenwirkungen heute schon abschließend im Verhältnis zum Nutzen einzuschätzen.

Mit Hilfe dieser Therapiemaßnahme wird Ihr Körper einer Magnetstimulation ausgesetzt. Die genauen Erfolge dieser Therapie sind noch abzuwarten.

5.6   Vagus-Nerv-Stimulation

Bei der Vagus-Nerv-Stimulation (VNS) erfolgt eine indirekte Gehirnstimulation durch die Implantation eines Schrittmachers. Diese Therapie findet schon länger Anwendung in der Behandlung von therapieresistenten Epilepsiepatienten. Allerdings liegen auch hier noch zu wenige Erfahrungen vor, um die zu erwartenden Risiken und Nebenwirkungen heute schon abschließend im Verhältnis zum Nutzen einzuschätzen.

Dieses Verfahren ist noch recht neu. Man nutzt hier Erfahrungen aus der Therapie von Epileptikern. Die genauen Erfolge dieser Therapiemaßnahme sind noch abzuwarten.

5.7   Ergotherapie

Das Ziel der Ergotherapie ist die Wiederherstellung und das Erhalten von Handlungsfähigkeit, Teilnahme und Lebensqualität im patientenbezogenen individuellen Umfeld. Gemeint sind hier zum Beispiel die Selbstversorgung, die selbstständige Haushaltsführung, die Ausübung eines Berufs zur wirtschaftlichen Unabhängigkeit. Diese Ziele führen zu einer hohen Patienten- und Angehörigen-Zufriedenheit, da die Patienten wieder früher belastbar und arbeitsfähig sind.

Die Ergotherapie hilft Ihnen wieder früher belastbar zu werden. Somit können Sie Ihren Alltag schnell wieder selbstständig organisieren und Ihren Beruf wieder ausüben.

5.8 Psycho- und Soziotherapie

Die **Psychotherapie** ist in der Behandlung von Depressionen sowohl alleine als auch in Kombination mit Arzneimittel anwendbar. Zusammen mit Ihrem Therapeuten finden Sie einen Weg aus der Depression heraus. Sie können neue Verhaltensweisen erlernen, die Sie dann bei zukünftigen Problemen anwenden können. Es kann auch sein, dass sie schon lange bestehende Ereignisse mit dem Therapeuten neu aufarbeiten. Beide Behandlungsformen sind erfolgreich.

Auch im Rahmen der Psychotherapie folgt nach der Akuttherapie die Erhaltungstherapie. Ihre Gespräche mit dem Therapeuten finden dann in größeren zeitlichen Abständen statt.

Mit Hilfe der Soziotherapie erhalten Sie Unterstützung, damit Sie die Ihnen zustehenden Therapien und Leistungen auch selbstständig in die Wege leiten und auch durchführen können.

Mit Hilfe eines vor Ort organisierten Versorgungsangebots können Sie in Ihrem gewohnten sozialen Umfeld bleiben. Sie erhalten Unterstützung im täglichen Leben.

Die **Psychotherapie** ist eine der vier Säulen in der Behandlung der depressiven Erkrankungen (siehe Abb. 2.7). Diese Gesprächstherapie kann sowohl ambulant als auch stationär eingesetzt werden. In der ambulanten Behandlung gibt es zwei psychotherapeutische Verfahren, die von der GKV übernommen werden. Dies sind zum einen die Verhaltenstherapie und zum anderen die tiefenpsychologische Therapie. Die **kognitive Verhaltenstherapie** gibt eine Unterstützung zur Selbsthilfe. Der Therapeut analysiert gemeinsam mit dem depressiv Erkrankten das patientenbezogene erlernte Fehlverhalten und sie entwickeln zusammen neue Verhaltensweisen. Der depressiv erkrankte Patient muss nun seine Reaktion auf entstehende Situationen neu erlernen, damit er sich wieder entsprechend und angepasst verhält. Er muss falsche Verhaltensweisen ablegen und kann sich damit aus der Depression befreien. Nach der Verhaltenstherapie kann der ehemalige Patient dann mit zukünftig entstehenden Situationen alleine zurechtkommen, ohne in eine Depression zu verfallen. Mit Hilfe der **tiefenpsychologischen Therapie** wird die Vergangenheit des Patienten hinsichtlich verdrängter und nicht verarbeiteter Erlebnisse beim Therapeuten aufgearbeitet. Durch die Verarbeitung dieser Probleme und mit Hilfe von neuen Lösungswegen bewegt der Patient sich aus seiner Depression heraus.

In der Pharmakotherapie folgt nach der Akuttherapie die Erhaltungstherapie. Dies ist im Rahmen der Psychotherapie genauso. Die Gespräche sollten auch nach dem Therapieerfolg der akuten Phase zur Stabilisierung weitergeführt werden. Dabei kann der Abstand zwischen den Therapiesitzungen größer werden.

Mit Hilfe der **Soziotherapie** soll der chronisch psychisch Erkrankte lernen psychosoziale Defizite abzubauen. Diesen Patienten stehen ärztliche Hilfen und andere Leistungen zu, die sie in Anspruch nehmen könnten. Jedoch sind sie durch die Erkrankung nicht in der Lage, diese selbstständig in Anspruch zu nehmen. Die Patienten erhalten mit der Soziotherapie Handlungsanleitungen und Unterstützungen, damit sie selbst die Hilfen und Leistungen einfordern lernen.

Mit Hilfe der **häuslichen psychiatrischen Krankenpflege** (HKP) gibt es ein gemeindeorientiertes Versorgungsangebot. Somit ermöglicht man den psychisch Erkrankten ein würdiges, eigenständiges Leben im gewohnten sozialen Umfeld. Die Patienten werden hinsichtlich der Compliance betreut und oftmals können so belastende Klinikaufenthalte vermieden werden.

5.9 Arzt- bzw. Therapeuten-Patienten-Verhältnis

Ein gutes Verhältnis von dem Patienten zu seinem Arzt und/oder zu seinem Therapeuten ist die Basis für eine erfolgreiche Therapie. Das gegenseitige Vertrauen darf zu keinem Zeitpunkt schwinden. Der Patient muss immer offen und aufrichtig zu seinem Helfer sein. Er muss sich in seiner Gegenwart wohl fühlen und verstanden fühlen. Ansonsten kann die Therapie nicht zum Erfolg führen.

5.10 Einbeziehung von Angehörigen

Individuell und situationsbezogen ist es auch schon mal notwendig, dass der Therapeut die Angehörigen (Partner oder Familie) mit in die Behandlung einbezieht. Auch die Angehörigen müssen lernen mit der Depression des Erkrankten umzugehen. Sie können aber auch für den Erkrankten eine gute Stütze für die Wiedereingliederung in das soziale Umfeld sein. In manchen Fällen sind die Angehörigen auch eine Ursache für die Entstehung der Depression. Dann müssen gemeinsame Wege aus der Situation gefunden werden.

💬 Sie müssen zu Ihrem behandelnden Arzt/Ihrem Therapeuten vollstes Vertrauen haben. Falls dies nicht der Fall ist, müssen Sie mit ihm das Gespräch suchen und gegebenenfalls den Arzt/Therapeuten wechseln.

💬 Es kann sein, dass Ihre Angehörigen mit in die Therapie eingebunden werden. Dafür gibt es verschiedene Gründe. Oftmals sind die Angehörigen selbst mit der Erkrankung überfordert. Es kann aber auch sein, dass Sie mit ein Grund für die Erkrankung sind. Für die Durchführung der Therapie sind Ihr Partner und Ihre Familie eine wunderbare vertraute Hilfe.

6 Pharmazeutische Dienstleistungen

Pharmazeutische Dienstleistungen sind ein Serviceplus für den Patienten zur Abgabe und Beratung in der Apotheke. Der Patient muss optimal pharmazeutisch betreut werden und sollte stets Informationen, Tipps und Zusatzangebote erhalten, die über den allgemeinen Standard hinausgehen.

6.1   Broschüren

🗩 Ich habe hier eine interessante Broschüre für Sie. Diese können Sie mit nach Hause nehmen und sich dort noch weiter informieren.

Mit Hilfe von den Arzneimittelherstellern, Fachgesellschaften und Organisationen sehr gut und übersichtlich gestalteten Informationsbroschüren über Depressionen kann die Apotheke den Patienten mit wertvollen Informationen versorgen. Während des Beratungsgesprächs können diese Broschüren hinzugezogen werden und dem Erkrankten oder den Familienangehörigen schon einmal die eine oder andere Abbildung oder Tabelle als Verständnishilfe gezeigt werden. In der Regel nimmt der Patient diese Informationen zu Hause wieder in die Hand und erinnert sich an das gute Beratungsgespräch in der Apotheke.

6.2   Tagebücher

🗩 Sie können mit Hilfe dieses Stimmungstagebuch Ihre tägliche Stimmungslage in Abhängigkeit vom Tagesverlauf festhalten. Kleine Erfolge und Besonderheiten notieren Sie ebenfalls. Diese Aufzeichnungen schauen Sie sich dann im Rahmen der Therapiekontrolle mit Ihrem Arzt zusammen an.

Mit Hilfe eines Stimmungstagebuchs kann der depressiv Erkrankte seine Stimmungslage während der Therapie beurteilen und dokumentieren. Nicht nur die Stimmungslage auch kleine Erfolge, positive Erlebnisse und Besonderheiten können täglich festgehalten werden. Mit den gesammelten Aufzeichnungen können der Arzt und der Patient gemeinsam den Therapieverlauf einschätzen. Auch kleine Erfolge werden so viel schneller sichtbar, da sie notiert werden.

6.3 Tipps und Regeln

6.3.1 Für die Betroffenen

Depression annehmen

Die Patienten müssen im ersten und wichtigsten Schritt ihre Depression als Erkrankung akzeptieren. Das Auftreten von Depressionen ist kein Anzeichen von individueller Schwäche, sondern eine ernste, aber behandelbare Erkrankung. Erst dann haben sie die Möglichkeit mit Hilfe verschiedener Therapien den Erfolgsweg zur vollständigen Gesundung zu gehen.

> 💬 Sie müssen Ihre Depression als Erkrankung annehmen.

Arzneimitteltherapie einhalten

Die Patienten müssen ihre verordneten Medikamente regelmäßig einnehmen. Dabei müssen sie das Therapieregime des Arztes über Wochen und Monate einhalten. Sie dürfen ohne Arztrücksprache weder die Dosierung ändern, noch das Arzneimittel einfach weglassen. Die durch Arzt und Apotheker informierten Patienten wissen, dass die Wirkung ihres Medikaments erst nach zwei bis drei Wochen spürbar wird. Nur die regelmäßige Einnahme ist der Erfolgsweg für den Patienten zur vollständigen Gesundung.

> 💬 Sie müssen Ihre Medikamente regelmäßig einnehmen. Bevor Sie die Dosierung ändern oder das Medikament absetzen sprechen Sie bitte mit Ihrem Arzt.

Rückfälle meistern

Die Patienten müssen lernen auch nach Rückfällen nicht vom Erfolgsweg abzukommen. Leider können auch bei bester Compliance Rückfälle nicht vermieden werden. Sie gehören zum Krankheitsverlauf dazu. Die Patienten haben auch nach ein oder mehreren Rückfällen eine realistische Chance auf vollständige Gesundung.

> 💬 Sie dürfen sich durch diesen Rückfall nicht entmutigen lassen. Trotz des Rückfalls können Sie gesund werden.

Verhältnis zu Arzt oder Therapeut

Die Patienten müssen ihrem behandelnden Arzt bzw. Therapeuten vertrauen. Über alle Veränderungen, Vorkommnisse, Probleme und Unsicherheiten muss offen gesprochen werden. Gerade ein gutes Verhältnis ist die Grundlage für den Erfolgsweg.

> 💬 Es ist sehr wichtig, dass Sie Ihrem Arzt oder Therapeuten alles anvertrauen können.

Verhältnis zu Angehörigen oder Freunden

Die Patienten müssen lernen über ihre Erkrankung mit Angehörigen und Freunden zu sprechen. Sie müssen sich jemanden anvertrauen. Mit dieser Offenheit braucht der Patient sich nicht ständig zu verstecken und zu verstellen. Sie können so viel besser ihren Alltag mit geplanten Routine- und Freizeitaktivitäten organisieren. Diese Lebensweise lässt den Patienten auf seinem Erfolgsweg zur vollständigen Genesung vorankommen.

> 💬 Sie sollten Ihren Angehörigen und/oder Freunden von der Erkrankung erzählen.

Gleichbleibende Tagesplanung

🗨 Sie sollten einen gleich-
bleibenden Tagesablauf planen.
Legen Sie sich beispielsweise
eine feste Aufstehzeit fest. Diese
sollten Sie auch am Wochenende
beibehalten.

Die Patienten müssen ihren Alltag strukturieren. Eine gleich bleibende Tages-
gestaltung unterstützt den Patienten während des Therapieverlaufs. Aber auch
nach der Genesung hilft dies einer erneuten Erkrankung vorzubeugen. Die
Patienten legen sich beispielsweise feste Aufstehzeiten fest und sollten diese
auch am Wochenende beibehalten, damit die Routine erhalten bleibt.

Gesunde Lebensweise

🗨 Sie können Ihre Genesung
durch eine gesunde Ernährung,
Bewegung an der frischen Luft
und durch die Vermeidung von
Alkohol und Drogen unterstützen.

Die Patienten müssen sich gesund und ausgewogen ernähren. Sie dürfen für ihre
Probleme nicht die Zuflucht in Alkohol und Drogen suchen. Die Gefahr des
Arzneimittelmissbrauchs und der resultierenden Abhängigkeit ist einfach zu
groß. Durch regelmäßige Bewegung an der frische Luft oder auch nur durch den
Aufenthalt in der Sonne wird das körperliche Wohlbefinden gesteigert. Eine
gesunde Lebensweise unterstützt die Patienten auf dem Erfolgsweg zur vollständigen Gesundung.

Realistische Ziele setzen

🗨 Sie sollten realistische Ziele
planen. Schon kleine Erfolge wie
das Gelingen des täglichen Ein-
kaufs ist ein Therapiefortschritt.

Die Patienten müssen auch kleine Ziele und Fortschritte als Teile des Erfolgs-
wegs erkennen lernen. Jegliche Überbelastung, Überanstrengung und Stress
verlängern den Weg bis zur Gesundung. Mit bewusst eingebauten Pausen
und erlernten Entspannungstechniken gewinnt der Patient neue Kraft und
Energie für seine Therapie.

6.3.2   Für die Angehörigen

Depression annehmen

🗨 Sie müssen als Angehöriger
verstehen, dass die Depression
eine Erkrankung ist. Ihr Partner
stellt sich nicht an, sondern er ist
ernsthaft krank.

Auch die Angehörigen müssen die Depression als Erkrankung akzeptieren. Mit
Aussagen wie zum Beispiel »Stell dich nicht so an« oder »Nun reiß dich mal
zusammen« kann man den Betroffenen nicht helfen. Erst wenn die Depression
als Krankheit gesehen wird, können die Angehörigen den Erkrankten unterstützen. Die Depression ist die Ursache für die momentane Situation (negativ
Stimmung, abweisendes Verhalten) und nicht der Patient.

Unterstützung geben

🗨 Sie sollten Ihren Partner im
alltäglichen Leben unterstützen
und ihm auch die eine oder andere Aufgabe (zumindest anfangs) abnehmen. Achten Sie
auch darauf, dass die Medikamente regelmäßig eingenommen werden und erinnern Sie
gegebenenfalls daran.

Die Angehörigen können die Patienten im Therapieverlauf unterstützen. Sie
können die Erkrankten beispielsweise an die Medikamenteneinnahme erinnern
und auch im ganz normalen Alltag helfen. Selbst kleine Entscheidungen beim
Anziehen oder Einkaufen können schwer fallen. Falls die Patienten nicht die
Kraft haben einen Arztbesuch zu vereinbaren, sollten die Angehörigen dies
übernehmen.

Vor Veränderungen und Entscheidungen schützen

Angehörige sollten wissen, dass die Patienten während der Erkrankung keine wichtigen Entscheidungen (große finanzielle Anschaffungen, berufliche und familiäre Veränderungen) fällen sollen. Leider ist auch ein Ortswechsel durch Umzug oder Urlaub keine therapieunterstützende Maßnahme. Beides wäre eine Flucht vor der jetzigen Situation und durch das Herausnehmen aus dem gewohnten Tagesablauf eine gesundungsverzögernde Maßnahme.

> Während der Therapie ist der betroffene Patient nicht dazu in der Lage schwerwiegende Veränderungen zu entscheiden.

Erfolge loben

Die Angehörigen sollten auch kleine Fortschritte erkennen und loben. Wenn die Erkrankten normale alltägliche Dinge wie beispielsweise Einkäufe wieder selbst erledigen, sollten sie von den Angehörigen gelobt werden. Dieses Verhalten motiviert den Patienten zum Weitermachen, zum Durchhalten auf seinem Erfolgsweg.

> Motivieren Sie den Betroffenen indem Sie auch kleine Erfolge loben.

Gemeinsamkeiten planen

Die Angehörigen sollten mit den Patienten gemeinsame Aktivitäten planen. Im Bezug auf die Bewegung an der frischen Luft können sie die Erkrankten zum Beispiel bei Spaziergängen begleiten. Auch andere Freizeitaktivitäten wie Museumsbesuche oder Konzerte können geplant werden. Wichtig ist, dass auch diese Aktivitäten für den Patienten nicht stressig werden und ihn nicht überfordern.

> Gemeinsam mit Ihnen fällt es Ihrem Angehörigen bestimmt leichter sich an der frische Luft zu bewegen oder andere Freizeitaktivitäten zu unternehmen. Allerdings sollten diese Aktivitäten den Betroffenen nicht belasten oder sogar überfordern.

Suizidgefahr

Die Angehörigen müssen lernen mit diesem schwierigen Thema umzugehen. Es ist nicht einfach die Anzeichen für Suizidgedanken zu erkennen und es ist vor allen Dingen schwer mit dem Patienten darüber zu sprechen. Hilfreich ist hier oft das Gespräch mit dem Arzt bzw. Therapeuten.

> Das Thema Suizid und Suizidgedanken ist sehr schwierig, aber es gehört zu der Erkrankung Depression hinzu. Sprechen Sie mit dem behandelnden Arzt oder Therapeuten darüber.

7 Der depressive Kunde im HV

Mit Hilfe der folgenden Beratungsgespräche aus der Praxis soll dem pharmazeutischen Personal der Apotheke die Weitergabe der beschriebenen Informationen erleichtert werden. Das Apothekenteam muss sein Wissen patientengerecht weitergeben, aktiv die Beratung lenken und die vom Patienten erhaltenen Hinweise immer wieder hinterfragen.

7.1 »Gibt es denn da auch etwas Pflanzliches?«

Eine Stammkundin, deren Mann vor kurzem verstorben ist, betritt langsam die Apotheke.

Apotheker: Guten Tag, Frau Müller!

Kundin: Guten Tag!

Apotheker: Wie geht es Ihnen?

Kundin: Es geht mir im Moment nicht so gut. Das Alleinsein fällt mir so schwer. Ich gehe seit einiger Zeit wieder arbeiten. Das macht mir Spaß und tut mir auch gut.

Apotheker: Es ist schön, dass Ihnen das Arbeiten gut tut. Dort finden Sie bestimmt viel Ablenkung und haben dann nicht so viel Zeit zum Grübeln.

Kundin: Aber, wenn ich danach nach Hause komme fühle ich mich so leer und traurig. Ich fühle mich müde, aber ich kann nicht gut schlafen.

Apotheker: Ich kann gut verstehen, dass Ihnen zu Hause das Alleinsein schwer fällt. Gibt es denn Freundinnen mit denen Sie sich treffen könnten? Sie haben doch auch sonst immer so gerne gelesen.

Kundin: Ich habe zu nichts Lust. Mir fehlt einfach die Kraft meine Freundinnen anzurufen. Weder Fernsehen, noch Bücher interessieren mich im Moment.

◗ Mögliche Trauerreaktion

Apotheker: Es kann sehr gut sein, dass Ihre Beschwerden noch mit Ihrer Trauer zusammenhängen. Sie wissen, dass jeder seine eigene Zeit braucht um solche traurigen Ereignisse zu bewältigen.

Kundin: Haben Sie denn nicht etwas Pflanzliches für mich, das mir helfen kann?

◗ Empfehlung von Johanniskraut

Apotheker: Ich empfehle Ihnen ein Johanniskrautpräparat. Mit Hilfe dieses pflanzlichen Medikaments hellt sich Ihre Stimmung wieder auf. Sie werden dadurch wieder mehr positive Gedanken haben und in der Nacht finden Sie wieder Ihren Schlaf.

Kundin: Das hört sich doch gut an. Wie oft muss ich das Präparat denn nehmen?

Apotheker: Sie nehmen dieses Arzneimittel einmal täglich nach dem Frühstück mit einem Glas Wasser ein. Ich gebe Ihnen zuerst einmal eine kleine Packung mit. Damit können wir testen wie Sie das Präparat vertragen. Die Wirkung beginnt erst nach zwei bis drei Wochen. Bei guter Wirkung sollten Sie das Medikament über mehrere Wochen einnehmen. Es gibt auch Menschen, die nicht darauf ansprechen. Falls sich Ihre Beschwerden nicht bessern oder noch schlimmer werden, sollten Sie auf alle Fälle mit Ihrem Hausarzt sprechen.

Hinweis auf verzögerten Wirkungseintritt

Abgrenzung zum Arztbesuch

Kundin: Muss ich sonst noch was beachten?

Apotheker: Ja, das Johanniskraut lässt Ihre Haut empfindlicher auf die Sonne reagieren. Sie müssen Ihre Haut bei intensiver Sonneneinstrahlung mit Kleidung, mit Sonnenschutzmitteln und durch den Aufenthalt im Schatten schützen. Mit Ihrem Medikament für die Schilddrüse gibt es keine Wechselwirkungen.

Erhöhung der Sonnenempfindlichkeit

Kundin: Gut, dann werde ich das Johanniskrautmittel mitnehmen und Ihnen von der Wirkung berichten. Ich danke Ihnen.

7.2 »Wie schnell wirken die Tabletten?«

Ein Mann betritt die Apotheke.

PTA: Guten Morgen!

Kunde: Guten Morgen!

PTA: Was kann ich für Sie tun?

Kunde: Ich möchte gerne dieses Rezept hier einlösen.

PTA: Gerne. Einen Moment bitte, ich hole Ihnen Ihr Medikament … Der Arzt hat Ihnen von diesen Tabletten nur eine kleine Packung aufgeschrieben. Ist das Mittel neu für Sie?

Kunde: Ja, ich habe bisher noch kein Medikament eingenommen.

PTA: Mit der kleinen Packung kann der Arzt testen wie Sie das Medikament vertragen und welche Wirkung Sie verspüren. Ihnen geht es im Moment nicht so gut?

Erstverordnung

Kunde: Richtig. Ich habe im Moment sehr viel Stress und kann dadurch schlecht schlafen. Wie schnell wirken die Tabletten?

PTA: Mit Hilfe dieses Medikaments wird es Ihnen bald wieder besser gehen. Durch die Einnahme wird ein bestimmter Stoff in Ihrem Gehirn wieder erhöht, der momentan zu niedrig ist. Es dauert allerdings zwei bis drei Wochen bis Sie die volle Wirkung spüren. Genauso wie diese Situation langsam entstanden ist, braucht der Körper jetzt ein paar Tage Zeit um dies wieder zu ändern. Wichtig ist, dass Sie Ihre Tabletten so wie vorgeschrieben regelmäßig einnehmen. Die ersten kleinen Erfolge werden Sie bereits nach wenigen Tagen spüren. Sie

Hinweis auf verzögerten Wirkungseintritt

Bald kleine Erfolge

werden beispielsweise wieder besser schlafen können. Dadurch haben Sie am nächsten Tag wieder mehr Kraft für ihre Tätigkeit.

Kunde: Ich muss die Tabletten also erst mal zwei Wochen regelmäßig einnehmen, damit ich eine Wirkung verspüre.

⊃ Motivation zum Durchhalten

PTA: Genau, Sie dürfen nicht zu früh aufgeben. Halten Sie durch bis zum nächsten Arzttermin und dann besprechen Sie mit Ihrem Arzt die Verbesserungen.

7.3 »Wenn all diese Nebenwirkungen eintreten, dann geht es mir ja noch schlechter.«

Eine junge Frau betritt die Apotheke.

Apotheker: Guten Tag!

Kundin: Guten Tag!

Apotheker: Wie kann ich Ihnen helfen?

⊃ Angst vor den Nebenwirkungen

Kundin: Der Arzt hat mir ein Rezept ausgestellt mit einem Antidepressivum. Ich bin mir noch nicht sicher, ob ich es einlösen will. Ich habe von so vielen Nebenwirkungen gehört.

Apotheker: Der Arzt hat Sie sicherlich schon über die zu erwartenden Nebenwirkungen aufgeklärt. Es ist richtig, dass gerade am Anfang der Therapie unerwünschte Wirkungen auftreten.

Kundin: Mit welchen Nebenwirkungen muss ich denn rechnen?

⊃ Nebenwirkungen nicht verschweigen

Apotheker: In den ersten zwei Wochen der Therapie treten häufig Kopfschmerzen, Schwindel, Mundtrockenheit und Verstopfung auf.

Kundin: Wenn all diese Nebenwirkungen eintreten, dann geht es mir ja noch schlechter als jetzt.

⊃ Mit Einsetzen der Wirkung treten die Nebenwirkungen in den Hintergrund

Apotheker: Allerdings werden mit dem Einsetzen der Wirkung diese aufgetretenen Nebenwirkung wieder geringer und verschwinden sogar wieder. Die Nebenwirkungen sind ein Hinweis für die etwas verzögert eintretende Wirkung. Wenn Sie Ihre Medikation nach Plan regelmäßig einnehmen und fortsetzen, geht es Ihnen bald besser als jetzt. Wichtig ist, dass Sie auf das vorübergehende Auftreten der Nebenwirkungen vorbereitet sind.

Kundin: Sie meinen also, dass ich das Medikament trotz der Nebenwirkungen einnehmen soll?

⊃ Motivation zum Durchhalten

Apotheker: Ja, dies meine ich. Denn Sie werden von der guten Wirkung des Medikaments profitieren. Sie haben mit der Therapie die Möglichkeit wieder so wie früher zu werden. Der Weg dorthin wird nicht immer einfach sein, aber wenn er erfolgreich beendet wird, sind Sie froh über die heutige Entscheidung.

7.4 »Seit einer Woche habe ich so einen trockenen Mund.«

Ein Mann betritt die Apotheke.
PTA: Guten Tag!
Kunde: Guten Tag!
PTA: Was kann ich für Sie tun?
Kunde: Ich habe seit einer Woche so einen trockenen Mund. Das ist mir so unangenehm. Kann ich dafür was zum Lutschen haben?

Mundtrockenheit

PTA: Ist denn seit einer Woche etwas anders als sonst? Nehmen Sie vielleicht ein neues Medikament ein?
Kunde: Ja, mein Hausarzt hat mir etwas für meine Nerven aufgeschrieben, damit ich mich wieder besser fühle. Er hat mir auch erzählt, dass so etwas Auftreten kann.

Nebenwirkung eines Antidepressivums

PTA: Bei vielen Medikamenten treten trotz einer guten Wirkung leider oftmals auch Nebenwirkungen auf. Meist verschwinden diese Nebenwirkungen mit der Zeit. Ich kann Ihnen etwas zum Lutschen anbieten, dadurch können Sie Ihre Mundschleimhaut wieder befeuchten. Allerdings müssen Sie beachten, dass durch das ständige Lutschen Ihre Zähne angegriffen werden können. Eine andere Möglichkeit zur Linderung Ihrer Beschwerden ist die Anwendung von diesem Hals- und Rachenspray. Das können Sie dann bei Bedarf in den Mund sprühen, auch in der Nacht.

Lutschen kann die Zähne angreifen

Hals- und Rachenspray als andere Möglichkeit

Kunde: Ich werde beides ausprobieren. Vielleicht sind die Beschwerden ja auch bald vorbei.
PTA: Genau. Häufig müssen Sie nur am Therapieanfang mit diesen Beschwerden rechnen und dann verschwinden diese wieder.

7.5 »Muss ich diese Tabletten jetzt für immer nehmen?«

Eine Frau betritt die Apotheke.
Apotheker: Guten Morgen!
Kundin: Guten Morgen!
Apotheker: Was kann ich für Sie tun?
Kundin: Ich möchte gerne dieses Rezept einlösen.
Apotheker: Einen Moment bitte, ich hole Ihnen Ihr Medikament.
Kundin: Danke schön.
Apotheker: Hier sind Ihre Tabletten. Kennen Sie das Medikament?
Kundin: Ja, ich nehme es jetzt schon eine ganze Weile.
Apotheker: Vertragen Sie es gut und sind Sie mit der Wirkung zufrieden?
Kundin: Mir geht es seit Kurzem wieder sehr gut. Mein Arzt meint allerdings, dass ich die Tabletten noch weiter einnehmen muss. Muss ich diese Tabletten jetzt für immer nehmen?

Wiederholungsverordnung von Antidepressivum

◖◗ Aufklärung über Therapiedauer

Apotheker: Die Therapie mit diesem Medikament dauert viele Monate und manchmal sogar auch Jahre. Über die Therapiedauer entscheiden Sie zusammen mit Ihrem Arzt. Leider kommt es häufig zu Erkrankungsrückfällen, wenn das Medikament zu früh wieder abgesetzt wird. Der Körper braucht eine lange Zeit um den wieder erlangten Zustand auch zu stabilisieren. Sie sollten zur Stabilisierung das Medikament noch einige Zeit nehmen. Allerdings brauchen Sie keine Bedenken zu haben. Das Medikament macht nicht abhängig und Ihr

◖◗ Motivation zum Durchhalten

Körper gewöhnt sich nicht an die Einnahme. Zusammen mit Ihrem Arzt können Sie den richtigen Zeitpunkt für das Therapieende besprechen. Sie müssen das Medikament also nicht für immer nehmen.

Kundin: Das heißt also, damit ich ganz gesund werde, sollte ich die Tabletten noch einige Zeit nehmen.

Apotheker: Genau. Und am Ende der Therapie wird der Arzt Ihre Dosierung Schritt für Schritt reduzieren.

8 Adressen und Links

8.1 Selbsthilfegruppen

BAG Selbsthilfe e. V.
www.bag-selbsthilfe.de

Deutsche Arbeitsgemeinschaft Selbsthilfegruppen
www.dag-selbsthilfegruppen.de

Nationale Kontakt- und Informationsstelle zur Anregung und Unterstützung von Selbsthilfegruppen (NAKOS)
www.nakos.de

Deutsches Bündnis gegen Depressionen e. V., Leipzig
www.buendnis-depression.de

8.2 Bezugsquellen

Arbeitsgemeinschaft der Wissenschaftlichen Medizinischen Fachgesellschaften (AWMF)
www.awmf-online.de

Arzneimittelkommission der deutschen Ärzteschaft (AkdÄ)
www.akdae.de

Berufsverband der Fachärzte für Psychosomatische Medizin und Psychotherapie Deutschlands (BPM)
www.bpm-ev.de

Bundesverband der Vertragspsychotherapeuten (BVVP)
www.bvvp.de

Berufsverband Deutscher Nervenärzte (BVDN)
www.bv-nervenarzt.de

Berufsverband Deutscher Psychiater (BVDP)
www.bv-psychiater.de

Berufsverband Deutscher Psychologinnen und Psychologen (BDP)
www.bdp-verband.org

Bundesärztekammer (BÄK)
www.baek.de

Bundesdirektorenkonferenz psychiatrischer Krankenhäuser und Arbeitskreis Depressionsstationen (BDK)
www.bdk-deutschland.de

Bundespsychotherapeutenkammer (BPtK)
www.bptk.de

Bundesverband der Angehörigen psychisch Kranker (BApK)
www.bapk.de

Chefarztkonferenz psychosomatisch-psychotherapeutischer Krankenhäuser und Abteilungen
www.cpka.de

Deutsche Ärztliche Gesellschaft für Verhaltenstherapie (DÄVT)
www.daevt.de

Deutsche Fachgesellschaft für tiefenpsychologisch fundierte Psychotherapie (DFT)
www.dft-online.de

Deutsche Gesellschaft für bipolare Störungen
www.dgbs.de

Deutsche Gesellschaft für Allgemeinmedizin und Familienmedizin (DEGAM)
www.degam.de

Deutsche Gesellschaft für Gerontopsychiatrie und -psychotherapie (DGGPP)
www.dggpp.de

Deutsche Gesellschaft für Psychiatrie, Psychotherapie und Nervenheilkunde (DGPPN)
www.dgppn.de

Deutsche Gesellschaft für Psychoanalyse, Psychotherapie, Psychosomatik und Tiefenpsychologie (DGPT)
www.dgpt.de

Deutsche Gesellschaft für Psychologie (DGPs)
www.dgps.de

Deutsche Gesellschaft für Psychosomatische Medizin und Ärztliche Psychotherapie (DGPM)
www.dgpm.de

Deutsche Gesellschaft für Rehabilitationswissenschaften (DGRW)
www.rehabilitationswissenschaften.de

Deutsche Gesellschaft für Verhaltenstherapie (DGVT)
www.dgvt.de

Deutsche Psychoanalytische Gesellschaft (DPG)
www.dpg-psa.de

Deutsche Psychoanalytische Vereinigung (DPV)
www.dpv-psa.de

Deutsche Psychotherapeutenvereinigung (DPtV)
www. dptv.de

Deutscher Fachverband für Verhaltenstherapie (DVT)
www.verhaltenstherapie.de

Deutscher Hausärzteverband
www.hausarzt-bda.de

Gesellschaft für wissenschaftliche Gesprächspsychotherapie (GwG)
www.gwg-ev.org

Hexal
www.hexal.de

Institut für Qualität und Wirtschaftlichkeit im Gesundheitswesen
www.iqwig.de

Kassenärztliche Bundesvereinigung (KBV)
www.kbv.de

Kompetenznetz Depression, Suizidalität (KND)
www.kompetenznetz-depression.de

S 3-Leitlinie/Nationale VersorgungsLeitlinie Unipolare Depression, Langfassung, Version 1.1, Dezember 2009
www.versorgungsleitlinien.de

9 Literatur

9.1 Allgemeine Literatur

Deutsche Apotheker Zeitung, Jahrgang 2010 und Januar/Februar 2011

Fink E. Ernährung und Diätetik für die Kitteltasche. 2. Aufl., Wissenschaftliche Verlagsgesellschaft, Stuttgart 2008

Framm J, Anschütz M, Framm A, Heydel E, Mehrwald A, Schomacker G, Stranz D. Arzneimittelprofile für die Kitteltasche. 4. Aufl., Wissenschaftliche Verlagsgesellschaft, Stuttgart 2009

Gehe Akademie 2010, Depressionen, Referentin Juliane von Meding

Gehrmann B, Koch WG, Tschirch CO, Brinkmann H. Arzneidrogenprofile für die Kitteltasche. Wissenschaftliche Verlagsgesellschaft, Stuttgart 2000

Gröber U. Mikronährstoffe für die Kitteltasche. 2. Aufl., Wissenschaftliche Verlagsgesellschaft, Stuttgart 2006

Hedlung JK, Vieweg BW. The Hamilton Rating Scale for Depression. Journal of Operational Psychiatry 10 (2): 149-165, 1979

Homöopathisches Repetitorium. Deutsche Homöopathische-Union, Karlsruhe Ausgabe Januar 2009

Kircher W. Arzneiformen richtig anwenden. 3. Aufl., Deutscher Apotheker Verlag, Stuttgart 2007

Krauß J, Müller P, Unterreitmeier D. Arzneimitteleinnahme für die Kitteltasche. 2. Aufl., Wissenschaftliche Verlagsgesellschaft, Stuttgart 2005

Lennecke K, Hagel K, Przondziono K. Selbstmedikation für die Kitteltasche. 4. Aufl., Wissenschaftliche Verlagsgesellschaft, Stuttgart 2011

Mutschler E, Geisslinger G, Kroemer HK, Ruth P, Schäfer-Korting M. Mutschler Arzneimittelwirkungen. 9. Aufl., Wissenschaftliche Verlagsgesellschaft, Stuttgart 2008

Ziegelmeier M, Hein T. Interaktionen für die Kitteltasche. Wissenschaftliche Verlagsgesellschaft, Stuttgart 2003

9.2 Fachinformationen

ABILIFY® 1 mg/ml Lösung zum Einnehmen, Fachinformation, Bristol-Myers Squibb GmbH & Co. KGaA, München, Januar 2011

ABILIFY® Schmelztabletten, Fachinformation, Bristol-Myers Squibb GmbH & Co. KGaA, München, Januar 2011

ABILIFY® Tabletten, Fachinformation, Bristol-Myers Squibb GmbH & Co. KGaA, München, Januar 2011

Allunapret®, Fachinformation, BIONORICA AG, Neumarkt, Januar 2010

Alprazolam-ratiopharm® 0,25 mg Tabletten, Fachinformation, ratiopharm GmbH, Ulm, März 2010

Alprazolam-ratiopharm® 0,5 mg Tabletten, Fachinformation, ratiopharm GmbH, Ulm, Juli 2009

Aminsulprid-STADA® 100 mg/-200 mg Tabletten, -400 mg Filmtabletten, Fachinformation, STADApharm GmbH, Bad Vilbel, September 2010

Amitriptylin-CT Tabletten, Fachinformation, CT Arzneimittel GmbH, Berlin, Januar 2009

Anafranil®, Fachinformation, DOLORGIET GmbH & Co. KG, St. Augustin/Bonn, März 2009

Aponal® 5/ Aponal® 10/ Aponal® 25, Fachinformation, Cheplapharm Arzneimittel GmbH, Mesekenhagen, März 2009

Aponal® 50, Fachinformation, Cheplapharm Arzneimittel GmbH, Mesekenhagen, März 2009

Aponal® 100, Fachinformation, Cheplapharm Arzneimittel GmbH, Mesekenhagen, März 2009

Aponal®Tropfen, Fachinformation, Cheplapharm Arzneimittel GmbH, Mesekenhagen, März 2009

Ardeydorm®, Fachinformation, Ardeypharm GmbH, Herdecke, April 2010

Aurorix® 150, Fachinformation, MEDA Pharma GmbH & Co. KG, Bad Homburg, November 2008

Aurorix® 300, Fachinformation, MEDA Pharma GmbH & Co. KG, Bad Homburg, November 2008

BALDRIAN-ratiopharm® 450 mg, Fachinformation, ratiopharm GmbH, Ulm, Oktober 2009

Bromazep-CT 6 mg Tabletten, Fachinformation, CT Arzneimittel GmbH, Berlin, September 2008

Carbamazepin 200 retard Heumann, Fachinformation, Heumann Pharma GmbH & Co . Generica KG, Nürnberg, Februar 2010

Carbamazepin 200 retard Heumann, Fachinformation, Heumann Pharma GmbH & Co . Generica KG, Nürnberg, Februar 2010

Carbamazepin Aristo® 200/400 mg Retardtabletten, Fachinformation, Aristo Pharma GmbH, Berlin, Juni 2010

Cipralex®, Fachinformation, Lundbeck GmbH, Hamburg, September 2010

Cipramil® 20 mg/40 mg Filmtabletten, Fachinformation, Lundbeck GmbH, Hamburg, Juni 2010

Citalopram dura® 10 mg/- 20 mg/- 40 mg Filmtabletten, Fachinformation, Mylan dura GmbH, Darmstadt, Mai 2010

Citalopram Sandoz® Filmtabletten, Fachinformation, Sandoz Pharmaceuticals GmbH, Holzkirchen, Juni 2010

Clomipramin-ratiopharm®, Fachinformation, ratiopharm GmbH, Ulm, Dezember 2010

CYMBALTA®, Fachinformation, Lilly Deutschland GmbH, Bad Homburg, Juli 2010

Diacard®, Fachinformation, MADAUS GmbH, Köln, November 2008

Dogmatil®, Fachinformation, Sanofi-Aventis Deutschland GmbH, Frankfurt am Main, Juni 2010

Doxepin-ratiopharm® Filmtabletten, Fachinformation, ratiopharm GmbH, Ulm, Dezember 2010

Doxepin STADA® 50 mg/100 mg Filmtabletten, Fachinformation, STADApharm GmbH, Bad Vilbel, Juli 2010

Edronax® 4 mg Tabletten, Fachinformation, PFIZER PHARMA GmbH, Berlin, Mai 2010

Elontril® 150 mg/300 mg Tabletten mit verändertet Wirkstofffreisetzung, Fachinformation, GlaxoSmithKline GmbH & Co. KG, München, Juli 2010

Ergenyl® chrono 300 mg/500 mg, Fachinformation, Sanofi-Aventis Deutschland GmbH, Frankfurt am Main, Januar 2010

Ergenyl® Chronosphere® Retardgranulat, Fachinformation, Sanofi-Aventis Deutschland GmbH, Frankfurt am Main, Februar 2009

Fevarin® 50 mg/100 mg, Fachinformation, Solvay Arzneimittel GmbH, Hannover, Februar 2008

Fluctin 20 mg Hartkapseln, Fachinformation, Lilly Deutschland GmbH, Gießen, Juli 2010

Fluctin® Tabletten, Fachinformation, Lilly Deutschland GmbH, Gießen, Juli 2010

Fluoxetin-ratiopharm®, Fachinformation, ratiopharm GmbH, Ulm, April 2008

Fluoxetin-ratiopharm® 20 mg Tabletten, Fachinformation, ratiopharm GmbH, Ulm, Juni 2008

Fluoxetin STADA® 20 mg Hartkapseln, Fachinformation, STADApharm GmbH, Bad Vilbel, August 2009

Fluoxetin STADA® 20 mg Tabletten, Fachinformation, STADApharm GmbH, Bad Vilbel, August 2010

Fluvoxamin-ratiopharm® Filmtabletten, Fachinformation, ratiopharm GmbH, Ulm, Dezember 2010

Fluvoxamin-TEVA® 50 mg/-100 mg Filmtabletten, Fachinformation, TEVA GmbH, Radebeul, August 2010

Helarium® 425 mg, Fachinformation, BIONORICA AG, Neumarkt, Januar 2009

Helarium® forte 600 mg, Fachinformation, BIONORICA AG, Neumarkt, Juli 2008

Hoggar® Balance, Fachinformation, STADA GmbH, Bad Vilbel, Mai 2008

Hypnorex® retard, Fachinformation, Sanofi-Aventis Deutschland GmbH, Frankfurt am Main, Juli 2010

Insidon®, Fachinformation, Novartis Pharma GmbH, Nürnberg, Juni 2008

Jarsin® 300 mg, Fachinformation, Cassella-med GmbH & Co. KG, Köln, Juli 2008

Jarsin® 450 mg, Fachinformation, Cassella-med GmbH & Co. KG, Köln, Juli 2008

Jarsin® 750 mg, Fachinformation, Cassella-med GmbH & Co. KG, Köln, Februar 2010

Jarsin® RX 300 mg, Fachinformation, Cassella-med GmbH & Co. KG, Köln, September 2008

Jatrosom® N, Fachinformation, Aristo Pharma GmbH, Berlin, Juli 2010

Jatrosom® 20 mg Filmtabletten, Fachinformation, Aristo Pharma GmbH, Berlin, Dezember 2010

Kytta-Sedativum® Dragees, Fachinformation, Merck Selbstmedikation GmbH, Darmstadt, Oktober 2009

Kytta-Sedativum® für den Tag, Fachinformation, Merck Selbstmedikation GmbH, Darmstadt, Juni 2007

Lamictal®, Fachinformation, GlaxoSmithKline GmbH & Co. KG, München, Juni 2010

Lamotrigin Aristo® 25 mg/50 mg/100 mg/200 mg Tabletten zur Herstellung einer Suspension zum Einnehmen, Fachinformation, Aristo Pharma GmbH, Berlin, August 2009

Lamotrigin-ratiopharm® Tabletten, Fachinformation, ratiopharm GmbH, Ulm, Januar 2010

Lamotrigin Sandoz®, Fachinformation, Sandoz Pharmaceuticals GmbH, Holzkirchen, März 2010

Lasea®, Fachinformation, W. Spitzner Arzneimittelfabrik GmbH, Ettlingen, September 2010

Lexotanil® 6 mg, Fachinformation, Roche Pharma AG, Grenzach-Wyhlen, Dezember 2008

Lithiofor®, Fachinformation, Vifor Pharma Deutschland GmbH, München, Oktober 2009

Lorazepam dura®, Fachinformation, Mylan dura GmbH, Darmstadt, Dezember 2010

L-Tryptophan-ratiopharm® 500 mg, Fachinformation, ratiopharm GmbH, Ulm, Dezember 2007

Ludiomil® 25 mg/50 mg/75 mg Filmtabletten, Fachinformation, DOLORGIET GmbH & Co. KG, St. Augustin/Bonn, März 2009

Maprotilin-ratiopharm® Filmtabletten, Fachinformation, ratiopharm GmbH, Ulm, April 2008

Maprotilin-TEVA® 25 mg/50 mg/75 mg Filmtabletten, Fachinformation, TEVA Generics GmbH, Kirchzarten, April 2009

Meresa® forte, Fachinformation, DOLORGIET GmbH & Co. KG, St. Augustin/Bonn, Februar 2010

Mianserin-CT Filmtabletten, Fachinformation, CT Arzneimittel GmbH, Berlin, April 2008

Mianserin-ratiopharm® Filmtabletten, Fachinformation, ratiopharm GmbH, Ulm, Juni 2009

Mianserin-TEVA® 10 mg/- 30 mg Filmtabletten, Fachinformation, TEVA Generics GmbH, Kirchzarten, Februar 2008

Mirtazapin STADA®, Fachinformation, STADApharm GmbH, Bad Vilbel, November 2009

Mirtazapin STADA® 15 mg/- 30 mg/- 45 mg Schmelztabletten, Fachinformation, STADApharm GmbH, Bad Vilbel, Januar 2009

Moclobemid-ratiopharm® Filmtabletten, Fachinformation, ratiopharm GmbH, Ulm, September 2008

Moclobemid STADA® 150 mg/-300 mg Filmtabletten, Fachinformation, STADApharm GmbH, Bad Vilbel, September 2008

Nortrilen® Dragees 10 mg/25 mg, Fachinformation, Lundbeck GmbH, Hamburg, Mai 2010

Opipramol-CT Filmtabletten, Fachinformation, CT Arzneimittel GmbH, Berlin, April 2010

Opipramol Heumann 50 mg/100 mg Filmtabletten, Fachinformation, Heumann Pharma GmbH & Co. Generica KG, Nürnberg, November 2010

Orfiril® long, Fachinformation, DESITIN ARZNEIMITTEL GMBH, Hamburg, August 2010

Paroxetin AbZ 20 mg Filmtabletten, Fachinformation, AbZ-Pharma GmbH, Blaubeuren, Oktober 2010

Paroxetin Heumann 20 mg Filmtabletten, Fachinformation, Heumann Pharma GmbH & Co. Generica KG, Nürnberg, Oktober 2009

Quilonum® retard, Fachinformation, GlaxoSmithKline GmbH & Co. KG, München, Oktober 2010

Remergil® 15 mg/ml Lösung zum Einnehmen, Fachinformation, Essex Pharma GmbH, München, September 2008

Remergil SolTab® 15 mg/30 mg/45 mg Schmelztabletten, Fachinformation, Essex Pharma GmbH, München, September 2008

Risperdal®, Fachinformation, JANSSEN-CILAG GmbH, Neuss, Januar 2011

Risperidon-CT 1 mg/ml Lösung zum Einnehmen, Fachinformation, CT Arzneimittel GmbH, Berlin, März 2010

Risperidon-CT Filmtabletten, Fachinformation, CT Arzneimittel GmbH, Berlin, März 2010

Risperidon-CT Schmelztabletten, Fachinformation, CT Arzneimittel GmbH, Berlin, Januar 2010

Risperidon-TEVA® Filmtabletten, Fachinformation, TEVA Generics GmbH, Radebeul, Februar 2010

Risperidon-TEVA® 2/3/4/6 mg Schmelztabletten, Fachinformation, TEVA Generics GmbH, Radebeul, März 2010

Saroten® retard Tabs 75 mg, Fachinformation, Bayer Vital GmbH, Leverkusen, März 2008

Saroten® Tabs 50 mg, Fachinformation, Bayer Vital GmbH, Leverkusen, März 2006

Sedacur® forte Beruhigungsdragees, Fachinformation, Schaper & Brümmer GmbH & Co. KG, Salzgitter, November 2008

Sedariston® Konzentrat, Fachinformation, Steiner & Co. Deutsche Arzneimittelgesellschaft mbH & Co. KG, Berlin, September 2008

Sedariston® Tropfen plus, Fachinformation, Steiner Arzneimittel, Berlin, Januar 2003

Sedonium® 300 mg, Fachinformation, Cassella-med GmbH & Co. KG, Köln, Dezember 2008

Seroquel® Filmtabletten, Fachinformation, Astra Zeneca GmbH, Wedel, Dezember 2010

Seroquel Prolong® Retardtabletten, Fachinformation, Astra Zeneca GmbH, Wedel, Dezember 2010

Seroxat® 20 mg Filmtabletten, Fachinformation, GlaxoSmithKline GmbH & Co. KG, München, April 2010

Seroxat® 2 mg/ml Suspension zum Einnehmen, Fachinformation, GlaxoSmithKline GmbH & Co. KG, München, April 2010

Sertralin Aristo® 50 mg/100 mg Filmtabletten, Fachinformation, Aristo Pharma GmbH, Berlin, August 2009

Sertralin-CT Filmtabletten, Fachinformation, CT Arzneimittel GmbH, Berlin, August 2010

Solian®, Fachinformation, Sanofi-Aventis Deutschland GmbH, Frankfurt am Main, April 2010

Solvex® 4 mg Tabletten, Fachinformation, Merz Pharmaceuticals GmbH, Frankfurt, Juni 2010

Stangyl®, Fachinformation, Sanofi-Aventis Deutschland GmbH, Frankfurt am Main, Juni 2010

Sulpirid-ratiopharm® 50/200 mg Tabletten, Fachinformation, ratiopharm GmbH, Ulm, Februar 2010

Sycrest® 5 mg Sublingualtabletten, Fachinformation, N.V. Organon, AB Oss/Niederlande, September 2010

Sycrest® 10 mg Sublingualtabletten, Fachinformation, N.V. Organon, AB Oss/Niederlande, September 2010

Tafil® 0,5 mg/-1,0 mg, Fachinformation, PFIZER PHARMA GmbH, Berlin, September 2008

Tavor®, Fachinformation, PFIZER PHARMA GmbH, Berlin, Februar 2010

Tavor®Expidet®, Fachinformation', PFIZER PHARMA GmbH, Berlin, Januar 2010

Tegretal® 200 mg, Fachinformation, Novartis Pharma GmbH, Nürnberg, Januar 2010

Tegretal® 200 mg retard, Fachinformation, Novartis Pharma GmbH, Nürnberg, Januar 2010

Tegretal® 400 mg retard, Fachinformation, Novartis Pharma GmbH, Nürnberg, Januar 2010

Tofranil® 25, Fachinformation, DOLORGIET GmbH & Co. KG, St. Augustin/Bonn, Mai 2009

Trevilor® retard, Fachinformation, PFIZER PHARMA GmbH, Berlin, Februar 2010

Trimipramin AWD® 100 mg, Fachinformation, AWD.pharma GmbH & Co. KG, Radebeul, August 2009

Trimipramin Sandoz® 25 mg Tabletten, Fachinformation, Sandoz Pharmaceuticals GmbH, Holzkirchen, Juni 2009

Trimipramin Sandoz® 50 mg Tabletten, Fachinformation, Sandoz Pharmaceuticals GmbH, Holzkirchen, Juni 2009

Trimipramin Sandoz® 100 mg Filmtabletten, Fachinformation, Sandoz Pharmaceuticals GmbH, Holzkirchen, Oktober 2009

Valdoxan® 25 mg, Fachinformation, Servier Deutschland GmbH, München, August 2010

Valproat Heumann chrono 300 mg/500 mg Retardtabletten, Fachinformation, HEUMANN PHARMA GmbH & Co. Generica KG, Nürnberg, Januar 2009

Valproinsäure-ratiopharm® chrono 300/500 Retardtabletten, Fachinformation, ratiopharm GmbH, Ulm, Juli 2010

Venlafaxin-ratiopharm® 37,5 mg Tabletten, Fachinformation, ratiopharm GmbH, Ulm, August 2010

Venlafaxin-ratiopharm® Hartkapseln, Fachinformation, ratiopharm GmbH, Ulm, August 2010

Venlafaxin-ratiopharm® Retardtabletten, Fachinformation, ratiopharm GmbH, Ulm, August 2010

ZELDOX® Hartkapseln, Fachinformation, Pfizer Pharma GmbH, Berlin, August 2010

ZELDOX®10 mg/ml Suspension zum Einnehmen, Fachinformation, Pfizer Pharma GmbH, Berlin, August 2010

Zoloft® 50/100 mg Filmtabletten, Fachinformation, Pfizer Pharma GmbH, Berlin, Juni 2010

Zoloft® 20 mg/ml Konzentrat zur Herstellung einer Lösung zum Einnehmen, Fachinformation, Pfizer Pharma GmbH, Berlin, Juni 2010

ZYPREXA, Fachinformation, LILLY Deutschland GmbH, Bad Homburg, November 2010

ZYPREXA VELOTAB, Fachinformation, LILLY Deutschland GmbH, Bad Homburg, November 2010

Sachregister

Die Autorin

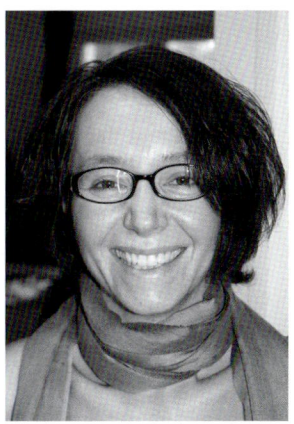

Jutta Lehnen

Nach dem Abitur PTA-Ausbildung in Trier. Seit 1992 PTA mit dreijähriger Tätigkeit in einer Apotheke. Anschließend Studium der Pharmazie in Bonn mit Approbation 2000. Seit 2000 angestellte Apothekerin in Bonn. Seit 2001 Zertifikat für die Pharmazeutische Betreuung diabetische Patienten, seit 2003 Referentin im Bereich der Altenpflege. 2006 und 2009 Fortbildungszertifikat für Apotheker. Seit 2006 Fachapothekerin für Offizin-Pharmazie und Hausapotheke, seit 2008 Auditorin für das QM-System der Apothekerkammer Nordrhein.

Sicherheit in der Anwendung gewährleisten

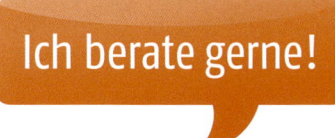

Ich berate gerne!

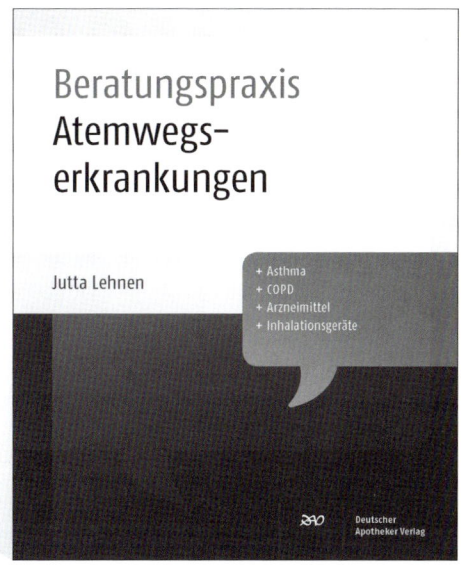

Gerade bei Asthma oder COPD können die verordneten Arzneimittel nur dann optimal wirken, wenn die Wirkstoffe auch an den Wirkort gelangen. Nutzen Sie die Möglichkeit, Fachkompetenz zu zeigen!

Beratungspraxis Atemwegserkrankungen gibt Ihnen Hilfestellung, wie Sie Ihre Kunden gezielt ansprechen und beraten können:

- Patientengerecht zu Asthma und COPD informieren
- Kompetent zu Arzneimitteln beraten
- Inhalationsgeräte und Asthmasprays richtig anwenden

Tragen Sie zur Compliance Ihrer Patienten bei!

Jutta Lehnen
Atemwegserkrankungen
176 Seiten. 16 farbige Abbildungen,
55 farbige Tabellen.
Format 17 x 21,5 cm. Kartoniert.
ISBN 978-3-7692-5116-6

Deutscher Apotheker Verlag
Postfach 10 10 61 · 70009 Stuttgart
E-Mail: service@deutscher-apotheker-verlag.de
Internet: www.deutscher-apotheker-verlag.de

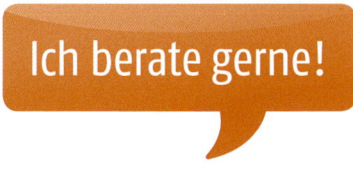
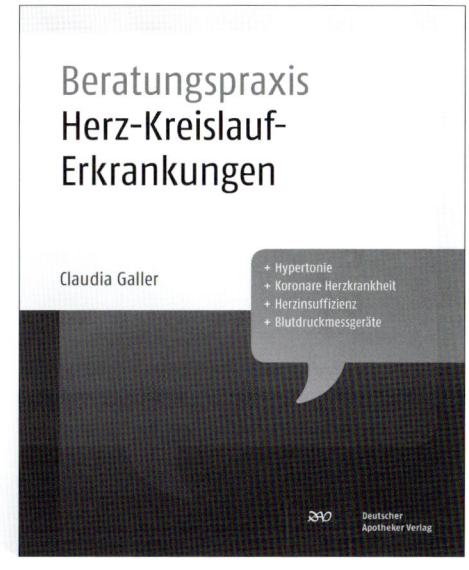
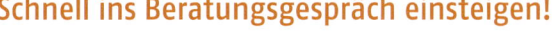